BODYBUILDING
ANATOMY

[보디빌딩 아나토미]

푸른솔

BODYBUILDING Second Edition
[보디빌딩 아나토미] 개정판

2016년 3월 22일 1쇄 발행
2024년 10월 28일 5쇄 발행

저자 / 닉 에반스
역자 / 창용찬

발행자 / 박흥주
발행처 / 도서출판 푸른솔
편집부 / 715-2493
영업부 / 704-2571
팩스 / 3273-4649
디자인 / 여백커뮤니케이션, 이산
주소 / 서울시 마포구 삼개로 20 근신빌딩 별관 302호
등록번호 / 제 1-825

값 / 25,000원

ISBN 978-89-93596-60-1 (93510)

BODYBUILDING
ANATOMY

보디빌딩 아나토미   신체 기능학적으로 배우는
웨이트트레이닝

SECOND EDITION 개정판

닉 에반스 지음
창용찬 옮김

푸른솔

C O N T E N T S

서문

요즘 어느 피트니스클럽이든지 걸어 들어가 보면 보디빌더들에게는 디즈니랜드와 같다. 몸의 온갖 근육을 단련시키는 데 쓰이는 운동용 머신 및 프리 웨이트가 즐비할 것이다. 그러면 당신에게 도전은 머신과 웨이트로 되어 있는 미로를 통과하고, 당신이 필요로 하는 운동을 선택하며, 피트니스클럽을 가로질러 결승선으로 재빨리 움직이는 것이다. 이러한 피트니스클럽을 잘 이용하는 사람은 원하는 대로 몸을 만들어 걸어 나간다. 그러나 거기에는 지침도, 단서도, 안내도, 규칙도 없다. 안내가 없으니 분명 비행기가 착륙을 대기하면서 계속 공중을 맴돌듯이 피트니스클럽을 떠돌게 된다. 그러다가 어느 운 좋은 날에 순간 정신이 번뜩 뜨여 당신은 퍼즐의 한 조각이 빠져 있다는 사실을 깨닫는다.

  오늘이 바로 당신에게 그 운 좋은 날이다. 당신은 빠져 있던 조각을 발견한 것이다. 피트니스클럽에서 하는 온갖 운동을 위한 지침서인 ≪보디빌딩 아나토미≫ 말이다. 이 책을 스스로 살펴보라. 책을 딱 펼쳐 한 페이지를 골라라(당신이 원하는 어느 페이지라도 좋다). 자, 이제 뭘 얻는지 보자. 백문이 불여일견이라고 각각의 운동이 놀라울 정도로 상세하게 그림으로 표현되어 있어 피부 아래의 해부구조, 즉 운동 중 작용하는 주요 근육들과 보조 근육들을 드러낸다. 그림과 함께 단계적인 설명이 있어 운동 테크닉을 완성하는 방법에 관해 알려준다. 더욱이 일련의 정교한 기법이 설명되어 있어 운동을 변경시켜 최대의 효과를 얻는 데 도움이 된다. 그립을 조정하는 방법, 발을 위치시키는 곳, 그리고 몸 자세를 잡는 방법을 배우게 된다. 또한 목표 근육의 서로 다른 부위를 강조하기 위해 동작 궤도와 운동 범위를 조정하는 방법에 관해 알게 된다. 피트니스클럽에서 어떠한 선택에 직면하더라도 (바벨 또는 덤벨, 프리 웨이트 또는 머신, 넓은 그립 또는 좁은 그립, 인클라인 또는 디클라인, 앉아서 또는 서서), 당신이 필요로 하는 모든 도움을 받을 것이다. 나는 그러한 도움을 주려고 백방으로 노력했다.

운동에서 얻고자 하는 것은 비밀이 아니다. 그건 바로 원하는 대로 만들어진 몸이다. 그러나 당신이 보이는 모습을 변화시키기 위해서는 인체의 해부구조를 변경시켜야 한다. 그저 분별없이 살을 찌우기 위해서가 아니라 몸을 빚어내기 위해서는 웨이트를 능숙하게 사용해야 한다. 진짜 비밀은 해부구조를 변화시키기 위해서는 먼저 해부구조를 '알아야' 한다는 것이다.

≪보디빌딩 아나토미≫는 전문적인 설명이 상세하게 소개되어 있고 해부학적으로 정확한 그림이 실려 있는 최상의 참고도서이다. 이 책은 근육군들로 체계적으로 구성되어 있어, 어느 근육을 만들고자 할 때 필요로 하는 운동을 찾기가 쉽다. 더욱이 각각의 근육군은 목표 부위들로 한층 더 세분화되어 있어, 당신의 체형에서 목표로 하기가 힘든 부위들을 목표로 하기 위해 당신이 필요로 하는 특정 운동을 선택할 수 있도록 해준다.

제1장은 어깨, 즉 멋진 체형의 기초가 되는 둥근 돌 같은 어깨를 소개한다. 근육의 해부구조를 알게 되고 삼각근을 불룩 튀어나오게 하는 전략을 개발하게 된다. 쇼울더 프레스에서 그저 플레이트를 추가하는 것으로는 충분하지 않다. 어깨의 해부구조를 알면 당신은 삼각근의 세 부위 각각이 서로 다른 운동을 요구한다는 점을 깨달을 것이다. 또한 이 장에서는 강하고 부상을 쉽게 입지 않는 회전근개를 만드는 비밀도 밝혀준다.

제2장에서는 가슴을 단련시켜 윤곽을 만드는 방법에 관해 알게 된다. 당신은 해부구조를 분석하고, 흉근을 불룩하게 만들기 위해 당신이 필요로 하는 운동을 평가할 것이다. 가슴을 빚어내기 위해 모든 각도로 운동하고, 그립을 변화시키며, 움직임을 조정할 것이다. 이와 같이 테크닉 면에서 정확한 가슴 운동을 통해 어느 검투사도 자랑스러워할 갑옷 같은 가슴을 만들게 된다.

제3장은 등을 살펴본다. 3개의 평평한 근육이 등을 덮고 있다. 광배근만 훈련시키면 등 운동은 불완전하다. 등 상부를 가로질러 근육을 더 두텁게 하기 위해서는 승모근을 목표로 해야 한다. 등 하부에서 근력의 토대를 마련하기 위해서는 척추기립근을 단련시켜야 한

다. 그리고 광배근의 경우에 이 장은 풀다운을 완벽하게 하고 로우를 개선시켜 하는 방법을 보여주어 운동선수에서처럼 폭이 점점 좁아지는 V자 모습의 등을 만들게 해준다.

제4장에서는 팔을 한 쌍의 주요 근육으로 무장시킬 준비를 하라. 상완삼두근은 상완에서 근량의 3분의 2를 차지한다. 이 장은 상완삼두근을 더욱 키우고 상완이두근을 강화하기 위해 필요로 하는, 근육의 성장을 구축하는 모든 테크닉을 제공한다. 또한 반소매 셔츠를 입으면 전완에서 드러나는 10개의 밧줄 같은 근육도 이해하게 된다.

제5장은 다리를 다룬다. 당신이 즐거워하는 것이 무엇이든(그것이 대퇴사두근의 내측광근이나 외측광근, 더 두툼한 햄스트링, 더 큰 종아리 근육, 혹은 더 탄탄한 둔근이든), 이장은 자신의 요구에 맞도록 다리 운동을 적용시키는 방법에 관해 가르쳐준다.

제6장은 경이로운 복근을 발달시키는 것에 할애한다. 이 장은 몸의 중간부에서 상부 복직근, 하부 복직근, 복사근 등 세 부위에 대한 해부학적 보물지도를 제공한다. 각각의 근육 부위는 서로 다른 조합의 운동들을 요한다. 이 장에서는 흥미를 끄는 식스팩을 빚어내기 위해 필요로 하는 모든 유형의 크런치, 레이즈, 트위스트 및 턴을 소개한다.

모든 장의 서두에서는 각각의 근육군을 소개한다. 해부학적 설명과 풀 컬러 그림을 통해 근육들과 그들이 뼈 골격에 부착된 부위를 알려준다. 책 전체에 걸쳐 주요 그림들은 색깔로 표시하여 각각의 운동에서 작용하는 주동근육과 이차근육을 식별하게 해준다. 또한 보디빌딩 대회에서 사용되는 여러 자세에서 근육들이 어떻게 보이는지도 알게 된다.

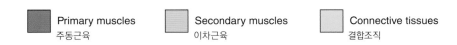

진지한 보디빌더라면 누구에게나 해부학 지식이 핵심이라는 점을 믿는 게 좋을 것이다. 근육 비율 및 균형은 우연이 아니라 지혜로운 운동 선택에 의해 이루어진다. 당신이 얼마나 많은 운동 경험을 가지고 있는지는 중요하지 않다. 이 책이 보디빌딩에 숙련된 전문가의 기술로 당신의 몸을 맞춤화하도록 도움을 주게 된다. 이 책을 읽은 후 헬스클럽에 발을 들여놓을 때 당신은 일련의 새로운 운동 규칙을 갖게 될 것이다. 그리고 보디빌딩에서 어림 짐작을 배제함으로써 피트니스클럽에서 당신의 노력은 더 생산적이고 효율적일 것이다. 즉 최소의 시간으로 최대의 결과를 얻게 된다.

당신이 운동하고 있는 수백만 명 중의 한 사람이라면 이 책은 없어서는 안 될 필독서이다. 각각의 운동에서 신체를 엑스레이로 촬영하는 것처럼 ≪보디빌딩 아나토미≫는 신체 내부에서 작용하는 근육의 모습을 제공한다. 이러한 최고의 보디빌딩 참고도서에는 모든 주요 근육군을 목표로 하는 운동들의 해부학적 그림이 상세하게 실려 있다. 이 책을 통해 특정 근육을 구분 훈련시키는 정교한 기법 및 변형 기법을 구비하면 당신은 자신의 테크닉을 약간 변경해 체형을 미세하게 조정할 수 있을 것이다. 이 책은 당신의 피트니스클럽용 가방에 지참해야 할 필수품이다.

모든 사람들의 최대 관심사는 건강한 삶일 것이다. 건강을 유지하기 위해서는 체력을 증진시키고 자신의 신체 적성에 맞는 적합한 운동을 규칙적으로 실시해야 한다. 일상생활에서 스트레스와 무절제한 고열량 음식물 섭취로 인한 과체중과 비만은 현대인들에게 성인병을 유발하여 개인 건강에 중요한 문제를 야기하고 국민건강보험료를 증가시키고 있다.

오늘날 많은 사람들이 생활스포츠로 헬스운동, 등산, 테니스, 마라톤, 수영 등 다양한 운동을 즐긴다. 건강관리를 위해 운동을 규칙적으로 하는 이들도 늘어나는 추세이고, 몸짱 열풍에 전국적으로 보디빌딩 인구도 폭발적으로 늘어나고 있다. 보디빌딩은 모든 스포츠를 수행함에 있어 전문 체력을 향상시키기 위해 가장 먼저 해야 할 운동이며, 자신의 몸을 아름답고 기능적으로 가꾸기 위해서는 필수로 선택해야 하는 운동이다. 근육을 증가시키면서 체지방을 감소시키고 근육의 불균형 발달을 방지하기 위해 적절한 유산소 운동과 함께 웨이트트레이닝이 장려되어야 한다. 균형 잡히고 잘 발달된 근육을 갖고 있으면 체력도 월등하다는 것을 알 수 있다.

저자 닉 에반스(Nick Evans) 박사는 스포츠의학을 전문으로 하는 정형외과 의사이며, 근력훈련, 영양 및 근골격 해부학 전문가로 지금까지 많은 관련 서적을 출간하였다.

≪보디빌딩 아나토미≫는 웨이트트레이닝을 심도 있게 연구하려는 이들에게 꼭 필요한 책이다. 보디빌딩을 좀 더 체계적으로 하기 위해서는 신체 각 부위별 'Exercise Anatomy'를 바탕으로 'Muscle Action'을 상세하게 이해할 필요가 있다.

≪보디빌딩 아나토미≫는 각각의 골격근을 강화하기 위해 인체 해부학적으로 근육 작용을 사실적으로 묘사하고 있으며, 부위별로 저항운동을 할 때 근육이 어떻게 작용하는 지,

어떠한 효과가 있는 지 상세하게 설명하고 있다. 웨이트트레이닝의 핵심은 골격근의 수축과 이완을 통해 근육의 성장을 일으키는 것이다. 튼튼하게 형성된 역동적인 신체 근육은 우리에게 건강과 에너지를 준다.

근육 부위별로 상세하게 설명되어 있는 운동방법, 주의사항, 근육 부상의 예방, 명확한 해설, 그리고 사실에 입각한 근육의 해부학적 일러스트를 특징으로 하는 ≪보디빌딩 아나토미≫는 지금까지 접할 수 없었던 웨이트트레이닝 지도서로 초보자부터 피트니스 전문가까지 꼭 필요한 책이다.

≪보디빌딩 아나토미≫는 스포츠 지도자는 물론이고 사회체육을 전공하는 대학생, 보디빌더, 보디피트니스 선수, 퍼스널 트레이너, 그리고 야구, 축구 등 각 종목 체력담당 트레이너들이 선택해야 할 필독서이다.

부록에는 2015년도부터 문화체육관광부에서 개정·시행하는 1·2급 생활스포츠지도사, 전문스포츠지도사 시험 대비 보디빌딩 실기 및 구술시험 가이드를 수록하였다. 아무쪼록 수험생들도 이 책을 통해 합격의 기쁨을 누리기 바랍니다.

– 2016년 2월 **창용찬**

CHAPTER 1
어깨

SHOULDERS

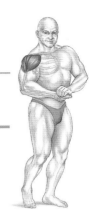

어깨관절은 상완골(위팔뼈)과 견갑골(어깨뼈) 사이에 있는 볼-소켓관절(ball-and-socket joint)이다. 어깨관절에서는 여섯 가지 주요 동작이 일어난다: 굴곡(flexion), 신전 (extension), 외전(abduction), 내전(adduction), 내회전(internal rotation)과 외회전(external rotation). 어깨 굴곡에서는 팔이 얼굴 쪽으로 올라가며, 어깨 신전에서는 팔이 몸의 뒤쪽으로 움직인다. 외전에서는 팔이 몸의 측면으로 올라가며, 내전에서는 팔이 몸의 측면을 향해 안으로 당겨진다. 한편 수평 외전 및 내전(horizontal abduction and adduction)은 체스트 플라이 또는 리어 델토이드 플라이에서처럼 팔이 어깨 높이에서 수평면으로 몸의 정중선 반대쪽이나 정중선 쪽으로 움직이는 동작을 말한다.

어깨의 삼각근(deltoid, 그림 1-1)은 세 부분(갈래, head)으로 나뉘며, 각 부분은 팔을 서로 다른 방향으로 움직일 수 있다. 어깨관절 위의 넓은 건 부착부에서 기시한 삼각근의 세 갈래는 하나의 건으로 합쳐져 상완골의 삼각근 조면(deltoid tuberosity)에 부착된다.

앞쪽의 전면삼각근(anterior deltoid, 전삼각근이라고도 한다)은 쇄골에 부착되어 있고 팔을 몸의 앞쪽으로 올린다(어깨 굴곡). 옆쪽의 중간삼각근(lateral deltoid, 중삼각근, 측면삼각근이라고도 한다)은 견갑골의 견봉(acromion, 어깨 꼭대기의 볼록한 부분)에 부착되어 있고 팔을 몸의 측면으로 들어 올린다(어깨 외전). 뒤쪽의 후면삼각근(posterior deltoid,

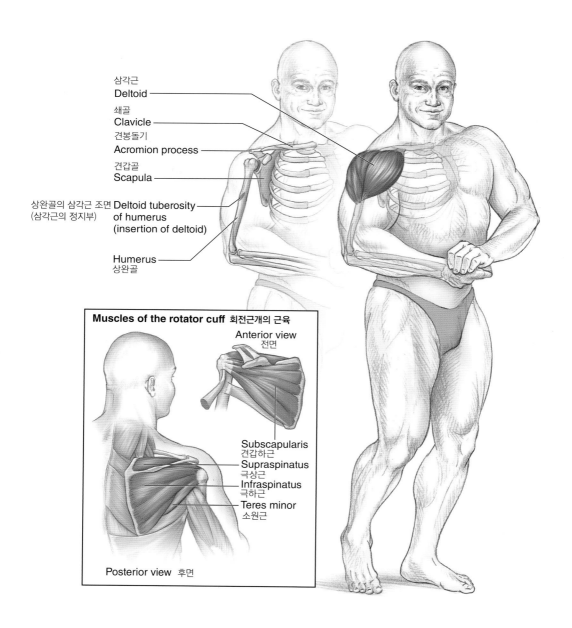

삼각근
Deltoid

쇄골
Clavicle

견봉돌기
Acromion process

견갑골
Scapula

상완골의 삼각근 조면 Deltoid tuberosity
(삼각근의 정지부) of humerus
(insertion of deltoid)

Humerus
상완골

Muscles of the rotator cuff 회전근개의 근육

Anterior view
전면

Subscapularis
견갑하근
Supraspinatus
극상근
Infraspinatus
극하근
Teres minor
소원근

Posterior view 후면

그림 1–1. 어깨의 해부구조와 근육

후삼각근이라고도 한다)은 견갑골의 후방면에 있는 견갑극(scapular spine)에 부착되어 있고 팔을 몸의 뒤쪽으로 움직인다(어깨 신전).

회전근개(rotator cuff)는 거의 눈에 띄지 않지만 어깨관절의 주위를 덮어 보호하고 안정화하는 근육군으로, 견갑하근(subscapularis), 극상근(supraspinatus), 극하근(infraspinatus), 소원근(teres minor) 등 4개의 근육으로 이루어져 있다. 그 이름이 의미하듯이 회전근개의 주요 작용은 상완골의 회전이나, 회전근개는 어깨 안정성 및 근력에 필수적이다. 4개의 근육은 모두 견갑골에서 기시하여 어깨관절을 지나 상완골의 골두(상완골두)에 부착되는데, 견갑하근은 견갑골의 앞쪽에서 기시하고 기타 3개 근육은 대부분 견갑골의 뒤쪽에서 기시한다.

견갑하근은 어깨관절의 앞쪽에 위치하고 팔짱을 낄 때처럼 팔을 안쪽으로 회전시킨다. 극상근은 어깨관절의 위쪽에 놓여 있고 택시를 부를 때처럼 팔을 옆으로 들어 올린다(외전시킨다). 극하근과 소원근은 어깨관절의 뒤쪽에 위치하고 히치하이킹을 할 때처럼 팔을 바깥쪽으로 회전시키는 작용을 한다.

바벨 쇼울더 프레스
Barbell Shoulder Press
(밀리터리 프레스 Military Press)

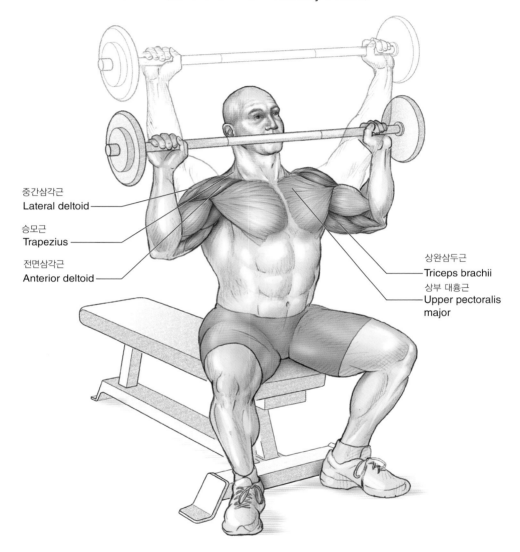

중간삼각근
Lateral deltoid

승모근
Trapezius

전면삼각근
Anterior deltoid

상완삼두근
Triceps brachii

상부 대흉근
Upper pectoralis
major

운동

1. 벤치에 앉아 손바닥이 앞쪽으로 향한 상태에서 바를 어깨너비 그립으로 잡는다.

2. 바를 천천히 앞으로 내려 가슴 상부에 닿도록 한다.

3. 수직으로 밀어 올려 팔꿈치가 완전히 펴지도록 한다.

관련근육

주동근육: 전면삼각근

이차근육: 중간삼각근, 상완삼두근, 승모근, 상부 대흉근

아나토미 포커스

양손 간격: 전면삼각근을 목표로 하려면 가급적 바를 어깨너비 그립으로 잡는다. 그보다 더 넓으면 상완삼두근의 작
용을 최소화하나, 그립이 더 넓어질수록 어깨 부상의 위험이 증가한다.

운동범위: 팔을 완전히 펴기 바로 전에 프레스를 끝내기 보다 짧은 반복 동작을 하면 팔을 완전히 펼 때 동원되는 상
완삼두근의 작용을 감소시킴으로써 삼각근에 가해지는 긴장이 유지된다.

몸 자세: 앉아 상체를 똑바로 세운 채 운동을 수행하면 선 채 운동을 수행하는 경우보다 더 엄격한 운동이 되는데, 그
러면 바벨을 밀어 올리는 데 다리에서 생성되는 탄력을 이용하지 못하기 때문이다.

응용운동

비하인드-더-넥 프레스
Behind-the-Neck Press

이 응용운동은 어깨를 보다 외회전 상태로 둔다. 그러나 바벨을 목 뒤에서 들어 올릴 때에는 어깨 부상의 위험이 더
크다.

머신 쇼울더 프레스
Machine Shoulder Press

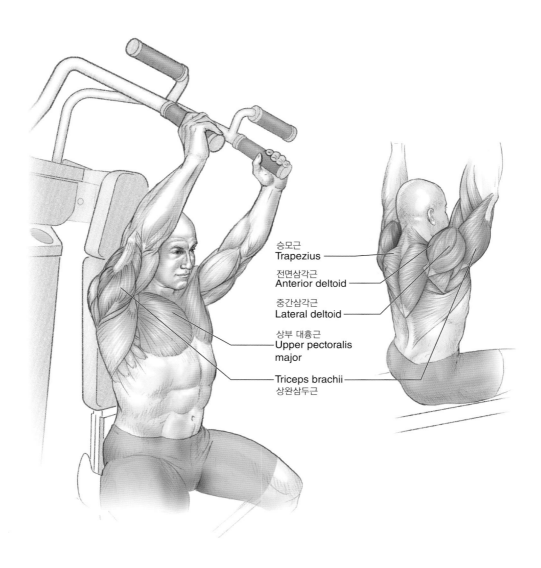

승모근
Trapezius

전면삼각근
Anterior deltoid

중간삼각근
Lateral deltoid

상부 대흉근
Upper pectoralis
major

Triceps brachii
상완삼두근

운동

1. 등을 곧게 편 채 머신에 앉는다. 핸들을 잡는다.
2. 핸들을 수직으로 밀어 올려 팔꿈치가 완전히 펴지도록 한다.
3. 핸들을 다시 천천히 어깨 높이로 내린다.

관련근육

주동근육: 전면삼각근
이차근육: 중간삼각근, 상완삼두근, 승모근, 상부 대흉근

아나토미 포커스

그립: 중립 그립(손바닥이 서로 마주하는 그립, neutral grip)은 회내 그립(pronated grip, 손바닥이 앞쪽으로 향하는 그립)보다 전면삼각근을 목표로 하기에 더 좋다.

운동범위: 팔을 완전히 펴기 바로 전에 프레스를 끝내는 보다 짧은 반복 동작을 하면 삼각근에 가해지는 긴장이 유지된다.

몸 자세: 머신에 따라서는 척추를 등받이로 받친 채 똑바로 앉아야 할 것이다.

덤벨 쇼울더 프레스
Dumbbell Shoulder Press

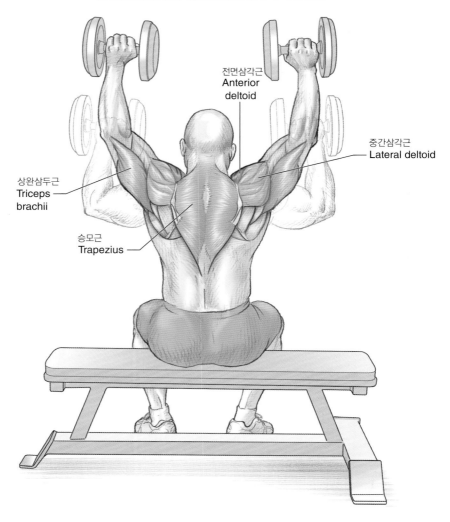

전면삼각근
Anterior
deltoid

중간삼각근
Lateral deltoid

상완삼두근
Triceps
brachii

승모근
Trapezius

운동

1. 벤치에 앉아 덤벨을 양손에 어깨 높이로 들고 손바닥이 앞쪽으로 향하게 한다.

2. 덤벨을 수직으로 밀어 올려 팔꿈치가 완전히 펴지도록 한다.

3. 덤벨을 내려 어깨에 닿도록 한다.

관련근육

주동근육: 전면삼각근

이차근육: 중간삼각근, 상완삼두근, 승모근, 상부 대흉근

아나토미 포커스

그립: 덤벨의 방향을 바꾸면 손 자세(그립)에 영향을 미친다. 손바닥이 앞쪽으로 향한 상태(회내 그립, pronated grip)
에서 덤벨을 밀어 올리면 전면삼각근과 중간삼각근이 모두 단련된다. 손바닥이 서로 마주하는 상태(중립 그립,
neutral grip)에서 덤벨을 밀어 올리면 전면삼각근이 더 강하게 작용하고 중간삼각근의 동원을 최소화한다. 손바닥
이 뒤쪽으로 향한 상태(회외 그립, supinated grip)로 덤벨을 들면 전면삼각근의 작용을 극대화한다.

몸 자세: 앉아서 상체를 똑바로 세운 채 운동을 수행하면 선 채 운동을 수행하는 경우보다 더 엄격한 운동이 되는데,
그러면 덤벨을 밀어 올리는 데 다리에서 생성되는 탄력을 이용하지 못하기 때문이다.

응용운동

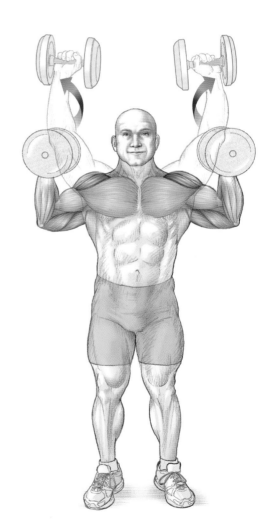

베리어블-그립 덤벨 프레스
Variable-Grip Dumbbell Press
이 응용운동은 반복 동작에서 3가지 서로 다른 손 자세를
사용한다. 손바닥을 뒤쪽으로 향하게 한 채(회외 그립) 덤
벨을 들어 운동을 시작한다. 프레스 도중 덤벨을 회전시켜
중간 지점에서 손바닥이 서로 마주하도록 한다(중립 그립).
팔을 완전히 편 지점에서 손바닥을 앞쪽으로 향하게 한 채
(회내 그립) 프레스를 끝낸다.

얼터네이팅 원암 덤벨 프레스
Alternating One-Arm Dumbbell Press
오른팔과 왼팔을 번갈아가면서 한 번에 하나의 덤벨을 밀
어 올려 운동을 실시한다.

덤벨 프런트 레이즈
Dumbbell Front Raise

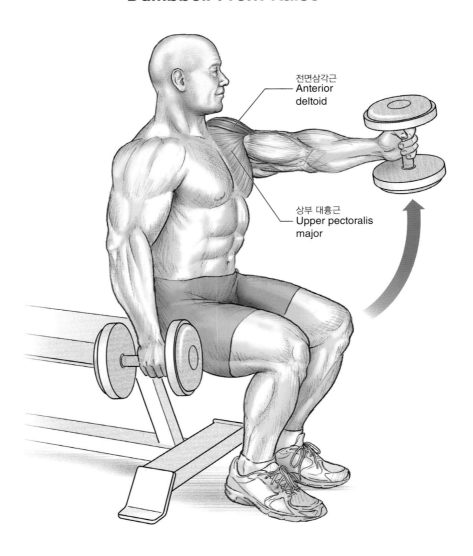

전면삼각근
Anterior
deltoid

상부 대흉근
Upper pectoralis
major

운동

1. 운동용 벤치의 끝에 똑바로 앉아 덤벨을 양손에 잡고 팔을 편 채 몸의 양옆으로 들고 엄지손가락이 앞쪽으로 향하게 한다.
2. 하나의 덤벨을 몸의 앞쪽으로 내어 어깨 높이로 들어 올리되, 팔꿈치를 곧게 편 상태를 유지한다.
3. 덤벨을 시작 자세로 내리고 다른 쪽 덤벨로 반복한다.

관련근육

주동근육: 전면삼각근

이차근육: 상부 대흉근, 승모근

아나토미 포커스

그립: 중립 그립(손바닥이 안쪽으로, 엄지손가락이 앞쪽으로 향하는 그립)은 전면삼각근을 강조한다. 회내 그립(손바닥이 아래쪽으로 향하는 그립)을 사용하면 중간삼각근이 보조할 수 있다.

응용운동

베리어블-그립 덤벨 프런트 레이즈
Variable-Grip Dumbbell Front Raise

중립 그립(엄지손가락이 앞쪽으로 향하는 그립)으로 시작한다. 들어 올리는 도중 덤벨을 90도 회전시켜 동작의 꼭대기에서 회내 그립(손바닥이 아래쪽으로 향하는 그립)이 되도록 한다.

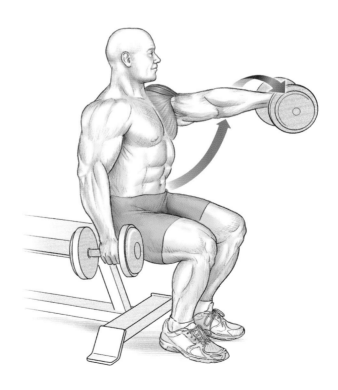

바벨 프런트 레이즈
Barbell Front Raise

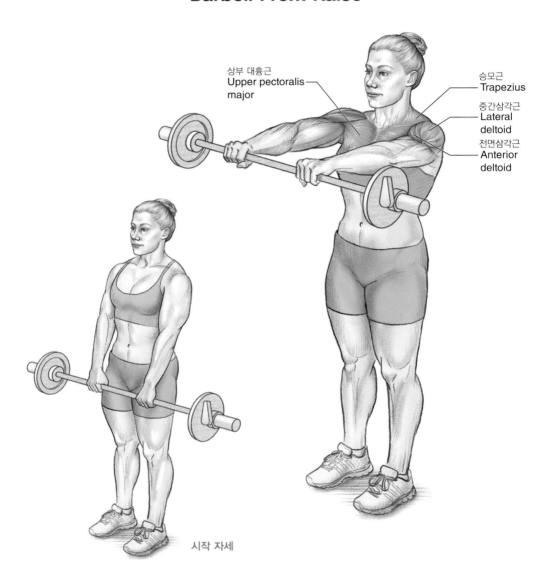

상부 대흉근
Upper pectoralis
major

승모근
Trapezius

중간삼각근
Lateral
deltoid

전면삼각근
Anterior
deltoid

시작 자세

운동

1. 오버핸드(손바닥이 아래쪽으로 향하는) 어깨너비 그립을 사용해 바벨을 넓적다리의 앞쪽에서 팔을 편 채 든다.

2. 바벨을 앞쪽 및 위쪽으로 어깨 높이로 올리되, 팔꿈치를 곧게 편 상태를 유지한다.

3. 바벨을 다시 넓적다리로 내린다.

관련근육

주동근육: 전면삼각근

이차근육: 중간삼각근, 승모근, 상부 대흉근

아나토미 포커스

양손 간격: 양손 간격이 좁으면 전면삼각근을 강조하는 반면, 그립이 더 넓으면 중간삼각근의 보조를 요한다.

응용운동

싱글 덤벨 프런트 레이즈
Single Dumbbell Front Raise

덤벨의 핸들 둘레로 양손 손가락을 깍지 껴서 잡는다. 이 응용운동에서 중립 그립(엄지손가락이 앞쪽으로 향하는 그립)과 좁은 양손 간격은 전면삼각근을 목표로 하고 중간삼각근의 동원을 최소화한다.

케이블 프런트 레이즈
Cable Front Raise

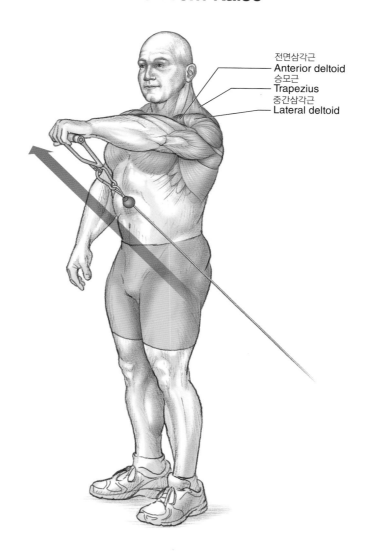

전면삼각근
Anterior deltoid
승모근
Trapezius
중간삼각근
Lateral deltoid

운동

1. 한 손으로 로우 풀리(low pulley, 아래쪽 도르래)에 연결된 D-핸들을 회내 그립(손바닥이 아래쪽으로 향하는 그립)을 사용해 잡는다.

2. 웨이트 스택(weight stack)을 등지고 서서 핸들을 위쪽으로 호(arc)를 그리면서 어깨 높이로 올리되, 팔꿈치를 곧게 편 상태를 유지한다.

3. 핸들을 다시 허리 높이로 내린다.

관련근육

주동근육: 전면삼각근

이차근육: 중간삼각근, 승모근, 상부 대흉근

아나토미 포커스

그립: 회내 오버핸드 그립은 전면삼각근과 중간삼각근을 단련시킨다.

응용운동

숏바 어태치먼트
Short-Bar Attachment

머신을 등지고 서서 케이블이 다리 사이로 나온 상태에서 어깨너비 오버핸드 그립을 사용해 양손으로 바를 잡는다.

로프 어태치먼트
Rope Attachment

머신을 등지고 서서 케이블이 다리 사이로 나온 상태에서 엄지손가락을 위쪽으로 향하게 한 채 양손으로 로프의 끝들을 잡는다.

덤벨 스탠딩 래터럴 레이즈
Dumbbell Standing Lateral Raise
(덤벨 사이드 래터럴 레이즈 Dumbbell Side Lateral Raise)

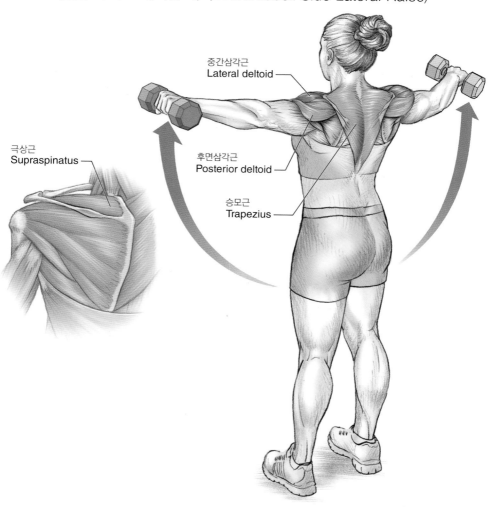

중간삼각근
Lateral deltoid

극상근
Supraspinatus

후면삼각근
Posterior deltoid

승모근
Trapezius

운동

1. 똑바로 서서 덤벨을 양손에 팔을 편 채 든다.
2. 팔을 측면으로 호를 그리면서 올려 덤벨이 어깨 높이에 이르도록 한다.
3. 덤벨을 다시 엉덩이로 내린다.

관련근육

주동근육: 중간삼각근

이차근육: 전면삼각근, 후면삼각근, 승모근, 극상근

아나토미 포커스

운동범위: 덤벨이 어깨 높이까지 올라가면서는 중간삼각근이 대부분의 작용을 수행한다. 덤벨이 그보다 더 높이 올라가면 승모근이 작용을 떠맡으므로, 팔을 올리는 단계를 어깨 높이에서 끝내면 삼각근에 가해지는 긴장이 유지된다.

그립: 덤벨을 바닥과 평행하게 들면 중간삼각근의 작용이 극대화된다. 엄지손가락이 위쪽으로 향하게 덤벨을 기울이면 어깨가 외회전되어 전면삼각근이 동작에 기여하는 반면, 엄지손가락이 아래쪽으로 향하게 덤벨을 기울이면 어깨가 내회전되어 후면삼각근이 보조할 수 있다.

동작 궤도: 덤벨을 정확히 옆쪽으로 들어 올리면 중간삼각근을 목표로 한다. 덤벨을 엉덩이의 앞에서 앞쪽으로 호를 그리면서 올리면 전면삼각근이 보조하게 된다. 호를 그리는 동작이 몸의 뒤쪽에서 일어나면 후면삼각근이 들어 올리는 동작에 기여한다.

저항: 덤벨에 가해지는 중력의 영향 때문에, 저항은 동작을 시작할 때 더 낮고 덤벨이 올라가면서 점차 증가해 어깨 높이에 이르면 최대로 된다.

응용운동

원암 덤벨 래터럴 레이즈
One-Arm Dumbbell Lateral Raise

앞의 운동을 한 번에 한쪽 팔을 사용해 수행하되, 다른 쪽 팔을 엉덩이에 대어 몸통을 안정시킨다.

덤벨 시티드 래터럴 레이즈
Dumbbell Seated Lateral Raise

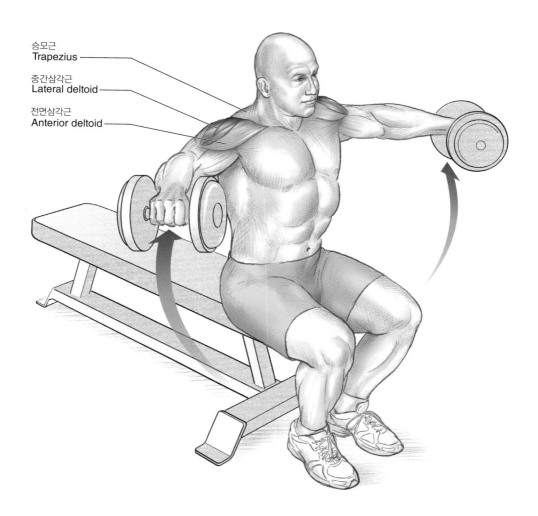

승모근
Trapezius

중간삼각근
Lateral deltoid

전면삼각근
Anterior deltoid

운동

1. 벤치에 똑바로 앉아 덤벨을 양손에 팔을 편 채 든다.

2. 팔을 측면으로 호를 그리면서 올려 덤벨이 어깨 높이에 이르도록 한다.

3. 덤벨을 시작 자세로 내린다.

관련근육

주동근육: 중간삼각근

이차근육: 전면삼각근, 후면삼각근, 승모근, 극상근

아나토미 포커스

몸 자세: 운동용 플랫 벤치에 앉아 덤벨 래터럴 레이즈를 수행하면 서서 이 운동을 수행하는 경우보다 더 엄격한 운동이 되는데, 그러면 덤벨을 들어 올리기 위한 탄력의 사용을 최소화하기 때문이다. 수직 등받이를 사용하면 몸통을 지지하고 등 하부에 가해지는 스트레스를 감소시킬 수 있다.

운동범위: 팔을 올리는 단계를 어깨 높이에서 끝내면 중간삼각근에 가해지는 긴장이 유지된다. 덤벨을 그보다 더 높이 올리면 승모근이 작용을 떠맡는다.

그립: 덤벨을 바닥과 평행하게 들면 중간삼각근의 작용이 극대화된다. 엄지손가락이 위쪽으로 향하게 덤벨을 기울이면 어깨가 외회전되어 전면삼각근이 동작에 기여하는 반면, 엄지손가락이 아래쪽으로 향하게 덤벨을 기울이면 어깨가 내회전되어 후면삼각근이 보조할 수 있다.

저항: 덤벨에 가해지는 중력의 영향 때문에, 저항은 동작을 시작할 때 더 낮고 덤벨이 올라가면서 점차 증가해 어깨 높이에 이르면 최대로 된다.

케이블 래터럴 레이즈
Cable Lateral Raise

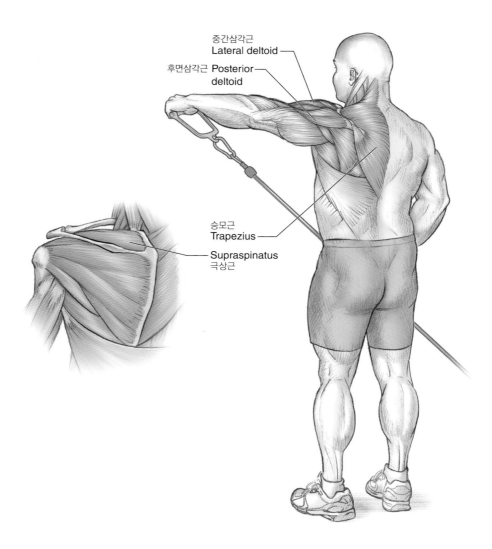

중간삼각근
Lateral deltoid

후면삼각근 Posterior deltoid

승모근
Trapezius

Supraspinatus
극상근

운동

1. 한손으로 로우 풀리에 연결된 D-핸들을 잡는다. 케이블 머신 옆으로 선다.

2. 손을 바깥쪽으로 넓은 호를 그리면서 어깨 높이로 올리되, 팔꿈치를 곧게 편 상태를 유지한다.

3. 핸들을 다시 허리 높이로 내린다.

관련근육

주동근육: 중간삼각근

이차근육: 전면삼각근, 후면삼각근, 승모근, 극상근

아나토미 포커스

운동범위: 팔을 올리는 단계를 어깨 높이에서 끝내면 중간삼각근에 가해지는 긴장이 유지된다. 핸들을 그보다 더 높이 올리면 승모근이 작용을 떠맡는다. 동작의 첫 30도 범위에서는 극상근이 중간삼각근을 보조한다. 손을 반대쪽 넓적다리의 앞에 두고 반복 동작을 시작하면 동작의 초기 단계를 확장시켜 운동범위가 증가할 수 있다.

동작 궤도: 손을 정확히 옆쪽으로 올리면 중간삼각근을 목표로 하기에 가장 좋다. 손을 몸의 앞쪽으로 올리면 전면삼각근이 활성화되는 반면, 손을 몸의 뒤쪽에서 올리면 후면삼각근이 활성화된다.

저항: 들어 올리는 동안 저항이 변하는 덤벨 래터럴 레이즈와 달리, 케이블 풀리는 동작 내내 일정한 저항을 제공한다.

머신 래터럴 레이즈
Machine Lateral Raise

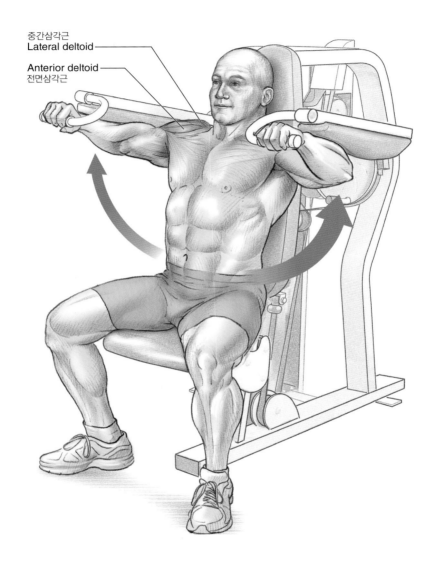

중간삼각근
Lateral deltoid

Anterior deltoid
전면삼각근

운동

1. 팔꿈치를 패드에 댄 채 머신에 앉는다. 핸들을 잡는다.

2. 팔꿈치를 올려 상완이 어깨 높이가 되고 바닥과 평행하도록 한다.

3. 팔꿈치를 다시 몸의 양옆으로 내린다.

관련근육

주동근육: 중간삼각근

이차근육: 전면삼각근, 후면삼각근, 승모근, 극상근

아나토미 포커스

운동범위: 머신은 동작 내내 일정한 저항을 제공한다. 극상근은 동작을 시작할 때 보조하며, 승모근은 팔꿈치를 어깨 높이 위로 올리며 보조한다.

그립: 회내 그립(손바닥이 아래쪽으로 향하는 그립)은 어깨를 내회전시키고 중간삼각근을 목표로 한다. 중립 그립(손바닥이 안쪽으로 향하는 그립) 또는 회외 그립(손바닥이 위쪽으로 향하는 그립)은 어깨를 외회전시키고 전면삼각근의 작용을 증가시킨다. 머신의 핸들을 잡지 않고 팔꿈치를 패드에 대면 어깨 회전의 변화가 더 쉬워진다.

동작 궤도: 들어 올리는 동작의 궤도를 변경시키면 삼각근의 부위들에 대한 상대적인 초점이 변화한다. 팔꿈치를 정확히 옆쪽으로 올리면 중간삼각근을 목표로 한다. 팔꿈치를 패드에서 앞쪽으로 위치시킨 채 올리면 전면삼각근이 보조하게 된다.

응용운동

원암 머신 래터럴 레이즈
One-Arm Machine Lateral Raise

앞의 운동을 한 번에 한쪽 팔을 사용해 수행하여 집중력과 구분 훈련(isolation)을 향상시킨다. 일부 머신은 몸이 머신을 향하도록 고안되어 있어, 몸통을 가슴 패드에 대어 안정시킨다.

바벨 업라이트 로우
Barbell Upright Row

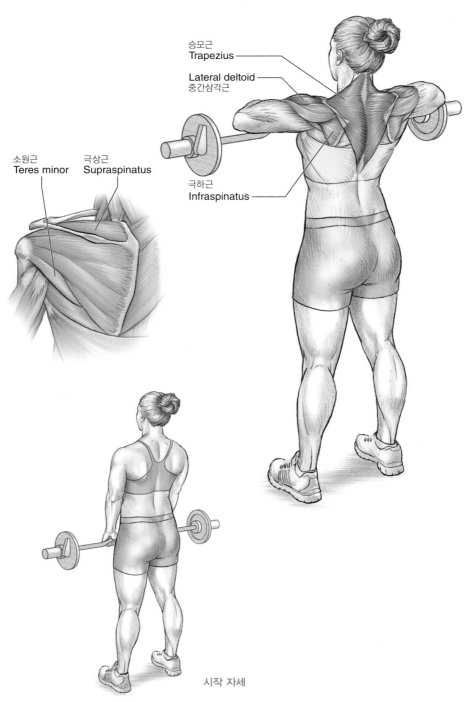

승모근
Trapezius

Lateral deltoid
중간삼각근

극하근
Infraspinatus

소원근
Teres minor

극상근
Supraspinatus

시작 자세

운동

1. 오버핸드 어깨너비 그립을 사용해 바벨을 팔을 편 채 든다.
2. 바를 수직으로 당겨 올리고 팔꿈치를 어깨 높이로 올린다.
3. 바를 천천히 시작 자세로 내리면서 팔을 신전시킨다.

관련근육

주동근육: 중간삼각근, 승모근
이차근육: 전면삼각근, 극상근, 극하근, 소원근

아나토미 포커스

양손 간격: 바를 어깨너비보다 더 넓게 잡는 그립은 삼각근을 목표로 하는 데 도움이 되는 반면, 더 좁게 잡는 그립은 승모근을 강조한다.

동작 궤도: 바벨을 몸 가까이 들어 올리면 중간삼각근을 목표로 하는 반면, 바를 몸에서 떨어트려 앞쪽으로 호를 그리면서 올리면 전면삼각근의 보조를 요한다.

운동범위: 팔꿈치를 어깨 높이 위로 올리면 승모근이 작용을 떠맡는다.

케이블 업라이트 로우
Cable Upright Row

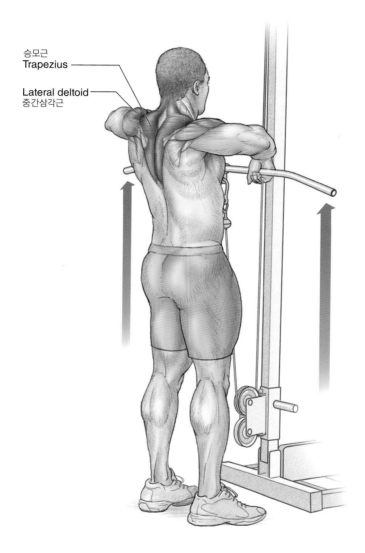

승모근
Trapezius

Lateral deltoid
중간삼각근

운동

1. 케이블 머신의 로우 풀리에 연결된 스트레이트 바를 잡는다. 오버핸드 어깨너비 그립으로 바를 팔을 편 채 든다.

2. 바를 수직으로 당겨 올리고 팔꿈치를 어깨 높이로 올린다.

3. 바를 천천히 시작 자세로 내리면서 팔을 신전시킨다.

관련근육

주동근육: 중간삼각근, 승모근
이차근육: 전면삼각근, 극상근

아나토미 포커스

양손 간격: 바를 어깨너비보다 더 넓게 잡는 그립은 삼각근을 목표로 하는 데 도움이 되는 반면, 더 좁게 잡는 그립은 승모근을 강조한다.

운동범위: 팔꿈치를 어깨 높이 위로 올리면 승모근이 작용을 떠맡는다.

몸 자세: 몸통을 똑바로 세운 상태에서는 중간삼각근에 집중된다. 몸통을 앞쪽으로 기울이면 후면삼각근이 동작을 보조한다.

응용운동

머신 업라이트 로우
Machine Upright Row

스미스 머신을 사용하면 운동이 단일의 평면을 따라 수직 동작으로 이루어져 노력을 집중시키는 데 도움이 될 수도 있다(제3장 '등 상부' 섹션 100페이지 참조).

덤벨 벤트-오버 레이즈
Dumbbell Bent-Over Raise
(덤벨 벤트-오버 래터럴 레이즈 Dumbbell Bent-Over Lateral Raise)

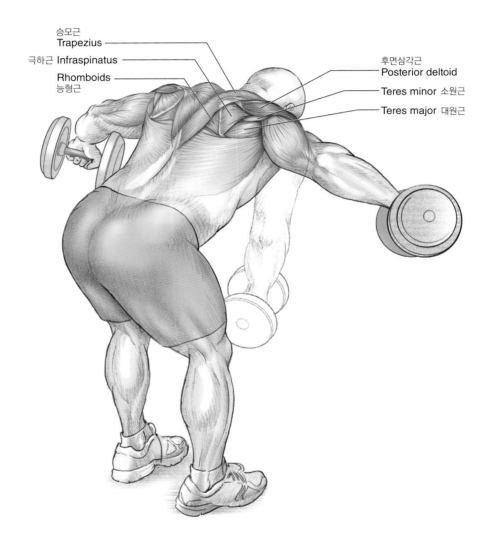

승모근
Trapezius

극하근 Infraspinatus

Rhomboids
능형근

후면삼각근
Posterior deltoid

Teres minor 소원근

Teres major 대원근

운동

1. 덤벨을 양손에 팔을 편 채 들고 상체를 앞쪽으로 구부리되, 등을 곧게 펴고 고개를 든 상태를 유지한다.

2. 손바닥이 서로 마주한 상태에서 덤벨을 귀 높이로 올리되, 팔꿈치를 약간 부린 상태를 유지한다.

3. 덤벨을 시작 자세로 내린다.

관련근육

주동근육: 후면삼각근

이차근육: 중간삼각근, 승모근, 능형근, 극하근, 소원근, 대원근

아나토미 포커스

그립: 덤벨을 잡는 방식은 어깨관절의 회전 정도에 영향을 미친다. 덤벨을 중립 그립(엄지손가락이 앞쪽으로 향하는 그립)을 사용해 잡으면 중간삼각근이 작용할 수 있다. 덤벨을 회내 그립(엄지손가락이 안쪽으로 향하는 그립)으로 잡으면 후면삼각근을 목표로 하는데, 그러면 어깨가 내회전되어 중간삼각근의 작용이 감소하기 때문이다.

저항: 덤벨에 가해지는 중력의 영향 때문에, 저항은 동작을 시작할 때 더 낮고 덤벨이 올라가면서 점차 증가해 귀 높이에 이르면 최대로 된다.

동작 궤도: 들어 올리는 동작의 궤도를 변경시키면 삼각근의 부위들에 대한 상대적인 초점이 변화한다. 몸통을 평평하게 그리고 바닥과 평행하게 한 상태에서는 강조점이 후면삼각근에 주어진다. 가슴을 똑바로 세운 채 몸통을 경사지게 하면 중간삼각근이 동작에 기여한다.

응용운동

헤드-서포티드 덤벨 레이즈
Head-Supported Dumbbell Raise

운동용 인클라인 벤치(incline bench, 상향 경사 벤치)의 뒤에서 벤치와 정렬해 선다. 상체를 앞쪽으로 구부려 머리가 등받이의 꼭대기에 닿도록 하는데, 등받이의 꼭대기는 몸통이 바닥과 거의 평행하게 해주는 높이로 설정되어야 한다. 머리를 지지하면 척추의 움직임이 제한되고 탄력을 사용하여 덤벨을 들어 올리지 않도록 한다.

덤벨 시티드 벤트-오버 레이즈
Dumbbell Seated Bent-Over Raise

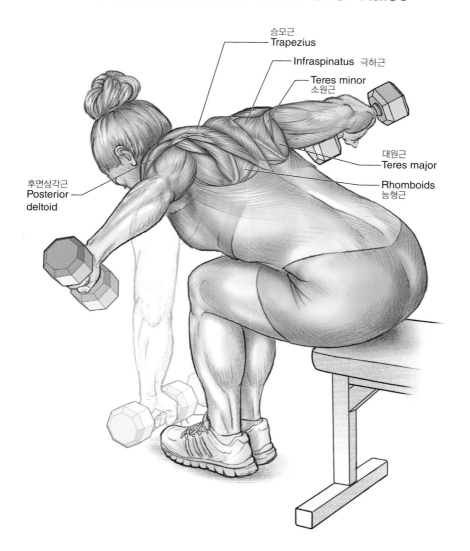

승모근
Trapezius

Infraspinatus 극하근

Teres minor
소원근

후면삼각근
Posterior
deltoid

대원근
Teres major

Rhomboids
능형근

운동

1. 덤벨을 양손에 팔을 편 채 들고 벤치의 끝에 앉는다. 상체를 앞쪽으로 구부리고 가슴을 넓적다리에 댄다.
2. 손바닥이 뒤쪽으로 향한(엄지손가락이 안쪽으로 향한) 상태에서 덤벨을 귀 높이로 올리되, 팔꿈치를 약간 구부린 상태를 유지한다.
3. 덤벨을 시작 자세로 내린다.

관련근육

주동근육: 후면삼각근

이차근육: 중간삼각근, 승모근, 능형근, 극하근, 소원근, 대원근

아나토미 포커스

그립: 덤벨을 잡는 방식은 어깨관절의 회전 정도에 영향을 미친다. 덤벨을 회내 그립(엄지손가락이 안쪽으로 향하는 그 립)으로 잡으면 후면삼각근을 목표로 하는데, 그러면 어깨가 내회전되어 중간삼각근의 작용이 감소하기 때문이다. 덤 벨을 중립 그립(엄지손가락이 앞쪽으로 향하는 그립)을 사용해 잡으면 운동에서 중간삼각근이 작용할 수 있다.

저항: 덤벨에 가해지는 중력의 영향 때문에, 저항은 동작을 시작할 때 더 낮고 덤벨이 올라가면서 점차 증가해 귀 높 이에 이르면 최대로 된다.

동작 궤도: 들어 올리는 동작의 궤도를 변경시키면 삼각근의 부위들에 대한 상대적인 초점이 변화한다. 몸통을 평평 하게 그리고 바닥과 평행하게 한 상태에서는 강조점이 후면삼각근에 주어진다. 가슴을 똑바로 세워 몸통을 경사지 게 하면 중간삼각근이 동작에 기여한다.

케이블 벤트-오버 레이즈
Cable Bent-Over Raise

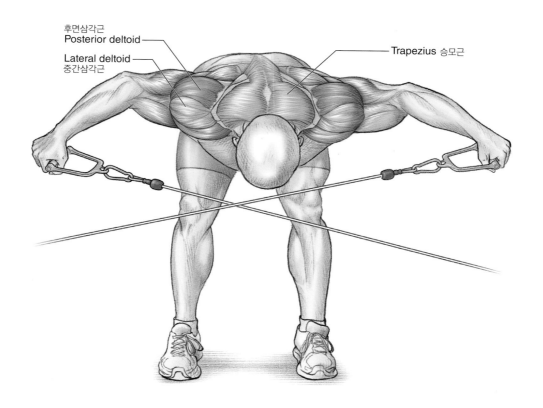

후면삼각근
Posterior deltoid

Lateral deltoid
중간삼각근

Trapezius 승모근

운동

1. 케이블 머신의 중앙에 서서 2개의 로우 풀리에 연결된 핸들을 잡는다. 좌측 핸들을 오른손으로, 우측 핸들을 왼손으로 잡는다. 상체를 앞쪽으로 구부리되, 등을 곧게 펴고 바닥과 평행하게 한다.

2. 양손을 어깨 높이로 호를 그리면서 올려 케이블이 서로 교차하도록 한다.

3. 핸들을 시작 자세로 내려 오른손을 왼쪽 발목의 바로 앞에, 왼손을 오른쪽 발목의 바로 앞에 두도록 한다.

관련근육

주동근육: 후면삼각근

이차근육: 중간삼각근, 승모근, 능형근, 극하근, 소원근, 대원근

아나토미 포커스

동작 궤도: 후면삼각근을 목표로 하기 위해서는 팔을 정확히 옆쪽으로 움직여야 한다. 손을 머리의 앞에서 앞쪽으로 호를 그리면서 올리면 승모근과 중간삼각근이 운동에 기여한다.

몸 자세: 몸통이 바닥과 평행하면 후면삼각근의 구분 훈련(isolation)이 더 잘되며, 가슴과 머리를 들어 몸통을 경사지게 하면 그렇지 않다.

운동범위: 핸들을 내리면서 양손이 교차되도록 하면(케이블이 교차되지 않도록 하면) 동작을 시작할 때 운동범위가 증가한다. 이에 따라 거리가 추가되고 근육 신장이 늘어나 후면삼각근이 더 강하게 작용한다.

저항: 들어 올리는 동안 저항이 변하는 덤벨 레이즈와 달리, 케이블 풀리는 동작 내내 일정한 저항을 제공한다.

그립: 케이블 핸들에서는 손 자세나 그립을 변화시킬 수 없다.

응용운동

원암 케이블 벤트-오버 레이즈
One-Arm Cable Bent-Over Raise

앞의 운동을 한 번에 한쪽 팔을 사용해 한다. 이러한 한쪽 팔 응용운동에서는 손을 더 높이 올리고 바닥에서 근육을 더 길게 신장시킬 수 있어, 후면삼각근에 더 많은 작용을 일으킨다. 반대쪽 손을 넓적다리에 대어 몸통을 안정시킨다.

케이블 리버스 크로스오버
Cable Reverse Crossover

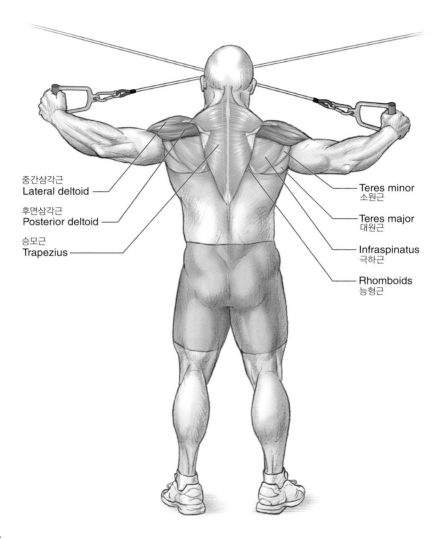

중간삼각근
Lateral deltoid

후면삼각근
Posterior deltoid

승모근
Trapezius

Teres minor
소원근

Teres major
대원근

Infraspinatus
극하근

Rhomboids
능형근

운동

1. 풀리를 마주하면서 케이블 머신의 중앙에 똑바로 선다. 엄지손가락이 위쪽으로 향하는 그립을 사용해 2개의 하이 풀리(위쪽 도르레)에 연결된 핸들을 잡는다. 좌측 핸들을 오른손으로, 우측 핸들을 왼손으로 잡는다.

2. 양손을 뒤로 그리고 약간 아래로 호를 그리면서 당기되, 팔이 바닥과 거의 평행하게 당겨 양손이 어깨와 정렬되어 T자를 형성하도록 한다.

3. 핸들을 시작 자세로 되돌려 오른손을 왼쪽 어깨의 바로 앞에, 왼손을 오른쪽 어깨의 바로 앞에 두도록 한다.

관련근육

주동근육: 후면삼각근

이차근육: 중간삼각근, 승모근, 능형근, 극하근, 소원근, 대원근

아나토미 포커스

동작 궤도: 후면삼각근을 목표로 하기 위해서는 팔이 바로 뒤와 약간 아래로 바닥과 거의 평행하게 움직여야 한다. 양손을 더 높은 호를 그리면서 어깨 높이 위로 올리면 승모근과 중간삼각근이 동작에 더 큰 기여를 한다.

몸 자세: 몸통을 너무 앞쪽으로 또는 뒤쪽으로 기울이지 않고 똑바로 세우면 후면삼각근을 목표로 하기에 가장 좋다.

운동범위: 시작 자세에서 양손을 서로 교차시키면 운동범위와 근육 신장이 증가하므로, 후면삼각근이 더 강하게 작용한다.

서포티드 케이블 리버스 크로스오버
Supported Cable Reverse Crossover

앞의 운동은 가슴을 운동용 인클라인 벤치의 등받이로 지지한 채 또는 가슴을 프리처 벤치(preacher bench)의 패드에 댄 채 앉거나 서서 해도 된다. 벤치를 두 케이블 풀리 사이의 중앙에 위치시킨다. 벤치에 앉든 서든 팔이 방해를 받지 않고 운동을 수행할 수 있을 정도로 높이 위치해야 한다. 풀리는 머리와 같은 높이이거나 머리보다 좀 더 높아야 한다. 이 응용운동에서는 등 하부가 보다 편하므로 삼각근의 단련에 집중할 수 있다.

머신 리어 델토이드 플라이
Machine Rear Deltoid Fly

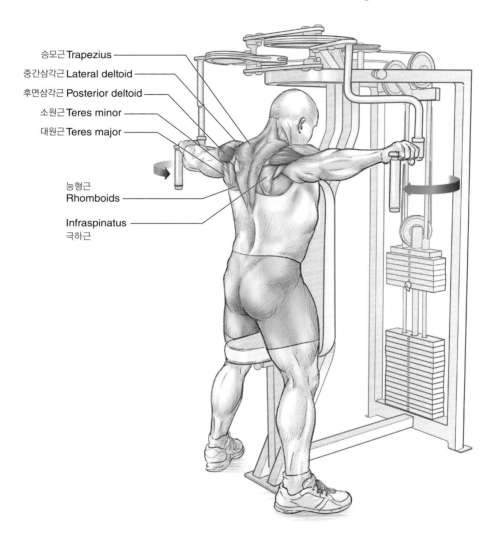

승모근 Trapezius

중간삼각근 Lateral deltoid

후면삼각근 Posterior deltoid

소원근 Teres minor

대원근 Teres major

능형근
Rhomboids

Infraspinatus
극하근

운동

1. 리어 델토이드 플라이 머신을 마주하고 서서 가슴을 등받이에 댄다. 팔을 어깨 높이로 내뻗어 핸들을 몸의 바로 앞 쪽에서 잡는다.

2. 핸들을 가능한 한 멀리 뒤쪽으로 호를 그리면서 당기되, 팔꿈치를 높이 들고 팔을 바닥과 평행하게 한 상태를 유지 한다.

3. 핸들을 몸의 바로 앞쪽으로 두는 시작 자세로 되돌린다.

관련근육

주동근육: 후면삼각근

이차근육: 승모근, 능형근, 중간삼각근, 극하근, 소원근, 대원근

아나토미 포커스

저항: 케이블 머신처럼 리어 델토이드 플라이 머신도 운동범위 내내 일정한 저항을 제공한다. 또한 이 머신은 후면 삼각근의 구분 훈련에 도움을 주기 위해 그립, 동작 궤도와 운동범위에 여러 가지 기술적 조정을 가하게 해준다.

그립: 대부분의 현대식 리어 델토이드 플라이 머신은 핸들을 선택하게 해주는데, 한 쌍의 수평 핸들과 한 쌍의 수직 핸들이 있다. 핸들을 어떻게 잡는지는 어깨관절의 회전 정도에 영향을 미친다. 회내 그립(손바닥이 아래쪽으로 향하는 그립)으로 수평 핸들을 사용하면 어깨가 내회전되기 때문에 후면삼각근의 구분 훈련에 가장 좋은 방법이다. 중립 그립(엄지손가락이 위쪽으로 향하는 그립)으로 수직 핸들을 사용하면 어깨가 외회전되기 때문에 중간삼각근 이 작용할 수 있다.

동작 궤도: 동작의 궤도를 변경시키면 근육에 대한 상대적인 초점이 변화한다. 핸들을 어깨 높이나 그 바로 아래로 잡고 팔을 바닥과 대략 평행하게 하면 후면삼각근의 단련에 가장 좋다. 자리가 너무 낮은 상태에서 핸들을 어깨 높이 위로 잡으면 승모근이 운동 중 작용의 더 많은 부분을 수행한다.

운동범위: 한 번에 한쪽 팔로 이 운동을 수행하면 운동범위를 증가시킬 수 있다(응용운동 참조).

응용운동

원암 머신 리어 델토이드 플라이
One-Arm Machine Rear Deltoid Fly

앞의 운동을 한 번에 한쪽 팔로 수행하면 승모근과 견갑골 후인근(scapular retractor muscles, 견갑골 뒤당김 근육) 의 상대적인 기여가 감소하므로, 후면삼각근의 구분 훈련에 도움이 된다. 또한 한팔 응용운동에서 머신에 앉은 자세 를 변화시키면 운동범위를 변경시킬 수 있다. 옆으로 앉아 안쪽 어깨를 등받이에 댄 채 바깥쪽 팔을 사용해 운동을 실시한다. 그러면 반대쪽 어깨 너머로 보다 먼 시작 지점에서 운동을 시작할 수 있어, 삼각근의 신장이 더 커지고 유 효 운동범위가 1/3만큼 증가한다.

익스터널 로테이션
External Rotation

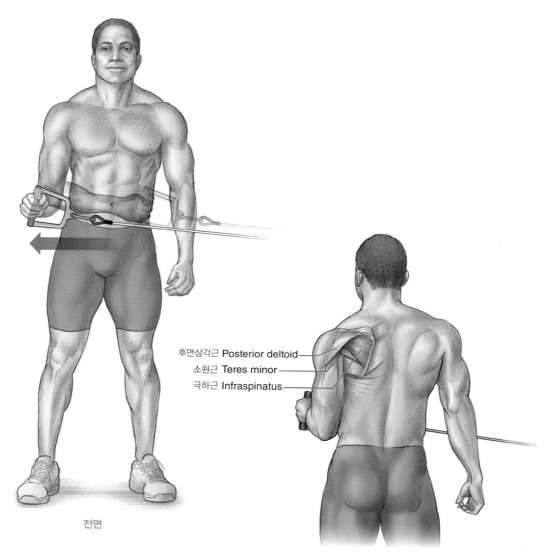

후면삼각근 Posterior deltoid
소원근 Teres minor
극하근 Infraspinatus

전면

운동

1. 허리 높이로 조정한 케이블 풀리 옆으로 선다. 바깥쪽 손으로 핸들을 잡되, 엄지손가락이 위쪽으로 향하게 한다.

2. 팔꿈치를 허리에 단단히 고정시킨 채 핸들을 바깥쪽으로 원을 그리면서 몸에서 멀어지게끔 움직이되, 전완이 바닥과 평행한 상태를 유지한다.

3. 천천히 핸들을 배꼽 앞쪽의 시작 자세로 되돌린다.

관련근육

주동근육: 극하근, 소원근
이차근육: 후면삼각근

아나토미 포커스

동작 궤도: 이 운동 중 외회전은 극하근과 소원근이 함께 작용해 어깨관절에서 일어난다. 손은 전완이 바닥과 평행한 채 수평으로 호를 그리면서 움직인다. 상완은 수직이며, 팔꿈치는 몸의 측면에 밀착되어 있다.

운동범위: 손은 시계 바늘이 10시에서 2시 사이를 움직이는 것처럼 약 90도의 호를 그리면서 움직인다.

저항: 이 운동은 똑바로 선 채 덤벨로 수행할 수 없는데, 중력이 회전근개에 저항을 제공하지 못하기 때문이다. 덤벨을 사용하기 위해서는 평평하게 눕거나 비스듬히 누워 중력이 회전근개가 기능하는 평면으로 작용하도록 해야 할 것이다(응용운동 참조).

응용운동

덤벨 익스터널 로테이션
Dumbbell External Rotation

운동용 플랫 벤치에 횡으로 눕되, 등 상부를 대고 팔꿈치를 벤치와 접촉시킨다. 덤벨을 한손으로 잡고 팔꿈치를 90도로 구부린 채 덤벨을 허리 쪽으로 내려 전완이 바닥과 대략 평행하게 위치시킨다. 팔꿈치를 벤치와 접촉시킨 상태를 유지하면서, 덤벨을 앞쪽으로 호를 그리면서 올려 전완이 바닥과 수직이 되도록 한다.

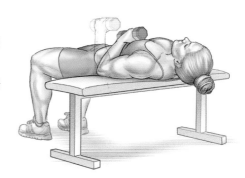

리클라이닝 덤벨 익스터널 로테이션
Reclining Dumbbell External Rotation

바닥 또는 운동용 플랫 벤치에 옆으로 눕고 위쪽 손으로 덤벨을 잡는다. 몸 자세는 곧 소개하는 인클라인 사이드 레이즈(54페이지)에서 설명하는 몸 자세와 비슷하다.

인터널 로테이션
Internal Rotation

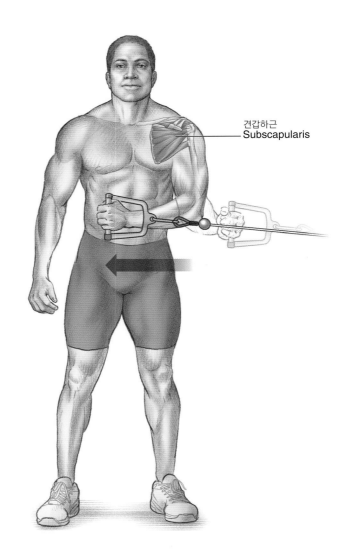

견갑하근
Subscapularis

운동

1. 허리 높이로 조정한 케이블 풀리 옆으로 선다. 풀리 쪽 손으로 핸들을 잡되, 엄지손가락이 위쪽으로 향하게 한다.

2. 팔꿈치를 허리에 단단히 고정시킨 채 핸들을 안쪽으로 몸의 앞쪽을 가로질러 당기되, 전완이 바닥과 평행한 상태를 유지한다.

3. 천천히 핸들을 시작 자세로 되돌린다.

관련근육

주동근육: 견갑하근

이차근육: 대흉근

아나토미 포커스

동작 궤도: 이 동작 중에는 견갑하근이 작용해 어깨관절의 내회전을 일으킨다. 손은 수평으로 호를 그리면서 몸통의 앞쪽을 가로질러 움직이며, 전완은 바닥과 평행한 상태를 유지한다. 팔꿈치와 상완은 몸의 측면에 밀착된 상태로 유지된다.

운동범위: 손은 시계 바늘이 10시에서 2시 사이를 움직이는 것처럼 90도의 호를 그리면서 움직인다.

저항: 이 운동은 똑바로 선 채 덤벨로 수행할 수 없는데, 중력이 회전근개에 저항을 제공하지 못하기 때문이다. 덤벨을 사용하기 위해서는 평평하게 누워 중력이 회전근개가 기능하는 평면으로 작용하도록 해야 할 것이다(응용운동 참조).

덤벨 인터널 로테이션
Dumbbell Internal Rotation

운동용 플랫 벤치에 횡으로 눕되, 등 상부를 대고 팔꿈치를 벤치와 접촉시킨다. 덤벨을 한손으로 잡고 전완을 측면으로 내어 바닥과 거의 평행하게 위치시킨다. 팔꿈치를 90도로 구부리고 벤치와 접촉시킨 상태를 유지하면서, 덤벨을 앞쪽으로 호를 그리면서 올려 전완이 바닥과 수직이 되도록 한다.

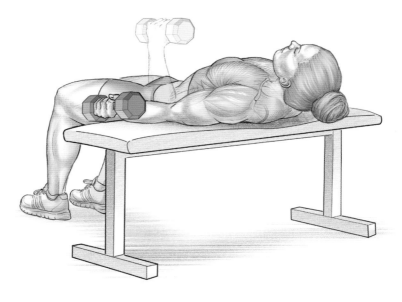

인클라인 사이드 레이즈
Incline Side Raise

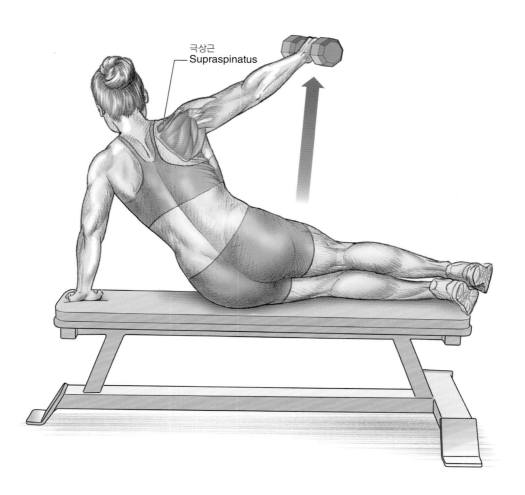

극상근
Supraspinatus

운동

1. 벤치에 옆으로 누워 몸통을 45도 경사시키고 아래쪽 팔로 지지한다. 다른 쪽 손으로 덤벨을 오버핸드 그립으로 잡는다.
2. 덤벨을 머리 높이로 올리되, 팔꿈치를 곧게 편 상태를 유지한다.
3. 덤벨을 다시 허리 높이로 내린다.

관련근육

주동근육: 극상근

이차근육: 중간삼각근, 전면삼각근

아나토미 포커스

운동범위: 극상근은 팔을 올리는 동작을 시작하게 하여 외전이 일어나는 첫 15~20도 각도 범위에서 주동근육으로 작용한다. 경사된 자세에서 덤벨에 가해지는 중력으로 인해 올리는 동작의 초기 단계에서 저항이 가장 높아 극상근에 작용이 집중된다.

동작 궤도: 덤벨을 엉덩이의 앞쪽으로부터 올리면 극상근의 구분 훈련이 가장 잘 된다.

그립: 회내 그립(손바닥이 아래쪽으로 향하는 그립)을 사용하면 가장 효과적이다.

응용운동

케이블 래터럴 레이즈
Cable Lateral Raise

이 장에서 앞서 소개한 케이블 래터럴 레이즈(32페이지)는 인클라인 사이드 레이즈의 좋은 응용운동이다. 극상근이 팔을 올리는 동작을 시작하게 하고 첫 60도의 동작 중에 작용한다. 회전근개 근육에 초점을 두려면 손이 가슴 높이에 이를 때 상향 단계를 끝낸다.

덤벨 래터럴 레이즈
Dumbbell Lateral Raise

이 장에서 앞서 소개한 덤벨 래터럴 레이즈(앉거나 서서, 28 및 30페이지)는 인클라인 사이드 레이즈의 좋은 응용운동이다. 한 번에 한쪽 팔을 사용하거나 양팔을 동시에 사용해도 된다.

CHAPTER 2
가슴

CHEST

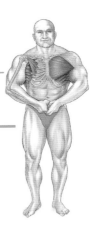

대흉근(pectoralis major, 그림 2-1)은 부채 모양의 근육이고 해부학적으로 두 부분으로 이루어져 있다. 상부의 쇄골두(clavicular head)는 쇄골(빗장뼈)에서 기시하고 하부의 흉골두(sternal head)는 흉골(복장뼈)에서 기시한다. 이 두 부분은 흉벽을 가로질러 바깥쪽으로 지나가 하나의 건으로 합쳐져 상완골에 부착된다. 이 근육은 상완골에서 정지하면서 건이 비틀어져 상부의 쇄골두가 하부의 흉골두 아래에 부착된다. 대흉근이 수축하면 동작이 어깨관절에서 일어난다. 대흉근은 팔의 내전, 굴곡 및 내회전을 일으키므로, 푸시업이나 베어 허그(bear hug, 힘찬 포옹)와 같은 동작을 할 때 팔을 앞쪽으로 가슴을 가로질러 움직이게 한다.

대흉근은 해부학적으로 두 부분으로만 나누어지지만, 기능적으로는 팔이 움직이는 각도에 따라 세 부분(상부, 중부, 하부)으로 이루어져 있는 것으로 생각될 수도 있다. 어깨관절의 자세가 변화하면서, 가슴 근육의 특정 섬유들이 동작을 일으키는 데 더 나은 물리적이점을 보인다. 가슴 근육의 기타 섬유들은 여전히 활성화되지만 어깨의 자세 때문에 그리 많이 수축할 수 없다.

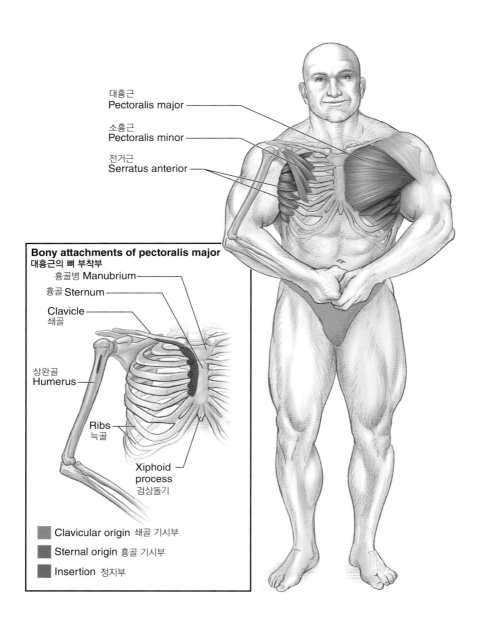

대흉근
Pectoralis major

소흉근
Pectoralis minor

전거근
Serratus anterior

Bony attachments of pectoralis major
대흉근의 뼈 부착부

흉골병 Manubrium
흉골 Sternum
Clavicle
쇄골

상완골
Humerus

Ribs
늑골

Xiphoid
process
검상돌기

■ Clavicular origin 쇄골 기시부
■ Sternal origin 흉골 기시부
■ Insertion 정지부

그림 2-1. 가슴의 해부구조와 근육

가슴의 측벽은 전거근(serratus anterior)에 의해 형성된다. 이 근육은 상위 8개 늑골의 외측면에서 기시해 흉벽을 돌아 후방으로 지나가 척주에 인접한 견갑골의 내측연에 부착된다. 이 근육에서 톱니 모양을 한 가장자리는 대흉근의 외측연 아래에서 나타난다. 전거근은 견갑골을 앞쪽으로 당겨(전인, 내밈) 흉곽에 밀착시켜 견갑골을 안정화한다. 이 근육의 주요 작용은 견갑골을 외전시키는 것이나, 견갑골의 상방 회전과 하강(하부 섬유)도 일으킨다. 전거근은 대부분의 가슴 운동에서 활성화되고 푸시업이나 벤치 프레스를 할 때 팔을 완전히 펴는 단계에서 특히 강하게 작용한다.

　소흉근(pectoralis minor)은 대흉근 밑에 깊이 놓여 있다. 소흉근은 경미한 기능만 하고 가슴의 크기에 기여하지 않는다.

바벨 인클라인 프레스
Barbell Incline Press

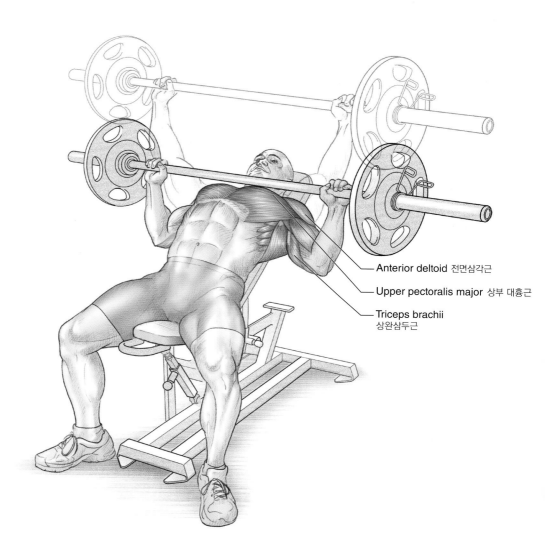

Anterior deltoid 전면삼각근

Upper pectoralis major 상부 대흉근

Triceps brachii
상완삼두근

운동

1. 인클라인 벤치(incline bench, 상향 경사 벤치)에 앉아 바벨을 어깨너비 오버핸드 그립으로 잡는다.

2. 바벨을 천천히 내려 바가 상흉부에 닿도록 한다.

3. 바를 곧장 밀어 올려 팔꿈치를 완전히 편다.

관련근육

주동근육: 상부 대흉근

이차근육: 전면삼각근, 상완삼두근

아나토미 포커스

동작 궤도: 경사의 각도에 따라 동작의 궤도가 결정된다. 등받이를 올려 경사가 증가하면서 초점은 대흉근에서 위로 점진적으로 더 높이 옮겨간다. 등받이를 바닥과 30~45도로 경사지게 하면 상부 대흉근을 목표로 하기에 가장 좋다. 60도 이상의 더 가파른 경사는 초점을 전면삼각근으로 옮긴다.

양손 간격: 어깨너비 또는 그보다 약간 더 넓은 그립은 상부 대흉근의 모든 부위를 목표로 한다. 좁은 양손 간격은 가슴의 안쪽 중앙 부분을 강조하고 상완삼두근의 작용을 더 많이 요한다. 더 넓은 그립은 더 큰 근육 신장을 제공하고, 근육의 바깥쪽 부분을 목표로 하며, 상완삼두근의 작용을 최소화한다. 그러나 양손 간격이 증가하면서 부상의 위험도 커진다.

운동범위: 대흉근의 작용을 극대화하기 위해서는 바벨을 내리면서 팔꿈치를 넓게 벌린다. 팔을 완전히 펴기 바로 전에 프레스를 끝내는 보다 짧은 반복 동작을 하면 대흉근에 가해지는 긴장이 유지되고 상완삼두근의 보조가 감소한다.

응용운동

머신 인클라인 프레스
Machine Incline Press

이 응용운동은 표준 바벨 인클라인 프레스의 경우보다 더 나은 안정성 및 안전성을 제공한다. 많은 머신이 그립을 선택하게 한다. 중립 그립(엄지손가락이 위쪽으로 향하고 손바닥이 서로 마주하는 그립)은 회내 그립(손바닥이 앞쪽으로 향하는 그립)보다 대흉근을 더 강조한다.

덤벨 인클라인 프레스
Dumbbell Incline Press

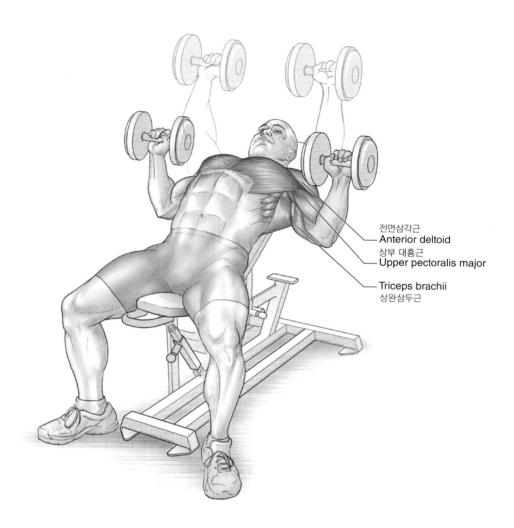

전면삼각근
Anterior deltoid
상부 대흉근
Upper pectoralis major
Triceps brachii
상완삼두근

운동

1. 인클라인 벤치에 앉는다. 덤벨을 양손에 가슴 높이로 들되, 손바닥이 앞쪽으로 향하게 한다.

2. 덤벨을 수직으로 밀어 올려 팔꿈치가 완전히 펴지도록 한다.

3. 덤벨을 다시 상흉부로 내린다.

관련근육

주동근육: 상부 대흉근

이차근육: 전면삼각근, 상완삼두근

아나토미 포커스

동작 궤도: 경사의 각도에 따라 동작의 궤도가 결정된다. 등받이를 올려 경사가 증가하면서 초점은 대흉근에서 위로 점진적으로 더 높이 옮겨간다. 등받이를 바닥과 30~45도로 경사지게 하면 상부 대흉근을 목표로 하기에 가장 좋다. 60도 이상의 더 가파른 경사는 초점을 전면삼각근으로 옮긴다.

그립: 덤벨의 방향은 손 자세에 영향을 미친다. 덤벨을 회내 그립(손바닥이 앞쪽으로 향하는 그립)으로 잡으면 덤벨이 시작 자세로 내려가면서 더 큰 근육 신장을 제공한다. 중립 그립(손바닥이 서로 마주하는 그립)은 팔을 완전히 편 자세에서 더 나은 수축을 일으킨다.

운동범위: 대흉근의 작용을 극대화하기 위해서는 덤벨을 내리면서 팔꿈치를 넓게 벌리고 동작의 꼭대기에서 덤벨을 서로 닿게 한다. 팔을 완전히 펴기 바로 전에 프레스를 끝내는 보다 짧은 반복 동작을 하면 대흉근에 가해지는 긴장이 유지된다. 덤벨이 더 아래로 내려갈수록 가슴 근육은 더 많이 신장된다. 그러나 덤벨을 너무 멀리 내리면 어깨 부상을 일으킬 수 있다. 덤벨이 가슴 높이에 이를 때 내리는 동작을 끝내는 편이 보다 안전하다.

응용운동

베리어블-그립 덤벨 프레스
Variable-Grip Dumbbell Press

덤벨을 양손에 회내 그립(손바닥이 앞쪽으로 향하는 그립)으로 잡고 운동을 시작한다. 프레스 중에 덤벨을 회전시켜 팔을 완전히 폈을 때 손바닥이 서로 마주하도록 한다(중립 그립).

덤벨 인클라인 플라이
Dumbbell Incline Fly

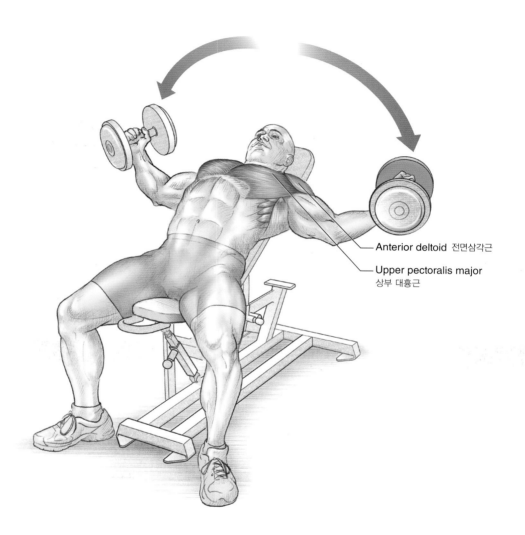

Anterior deltoid 전면삼각근

Upper pectoralis major
상부 대흉근

운동

1. 인클라인 벤치에 앉는다. 덤벨을 양손에 가슴에서 직상방으로 들되, 손바닥을 서로 마주하게 하고 팔을 곧장 내뻗
   는다.
2. 덤벨을 바깥쪽으로 내리되, 덤벨이 가슴 높이로 내려가면서 팔꿈치를 약간 구부린다.
3. 덤벨을 다시 위로 올려 서로 마주하게 한다.

관련근육

주동근육: 상부 대흉근

이차근육: 전면삼각근

아나토미 포커스

동작 궤도: 경사의 각도에 따라 동작의 궤도가 결정된다. 등받이를 올려 경사가 증가하면서 초점은 대흉근에서 위로 점진적으로 더 높이 옮겨간다. 등받이를 바닥과 30~45도로 경사지게 하면 상부 대흉근을 목표로 하기에 가장 좋다.

그립: 덤벨의 방향은 손 자세에 영향을 미친다. 플라이 운동은 덤벨을 중립 그립(손바닥이 서로 마주하는 그립)으로 잡으면 가장 효과적이나, 회내 그립(손바닥이 앞쪽으로 향하는 그립)을 응용운동에 사용할 수 있다.

운동범위: 덤벨이 더 아래로 내려갈수록 대흉근의 신장은 커진다. 그러나 지나친 신장은 근육과 어깨관절에 부상을 일으킬 수 있다. 덤벨이 가슴 높이에 이를 때 내리는 동작을 끝내는 편이 보다 안전하다.

응용운동

머신 플라이
Machine Fly

자리를 낮추고 핸들을 눈높이로 잡은 채 머신 플라이를 수행하면(이 장 78페이지에서 소개함) 상부 대흉근을 목표로 하게 된다.

케이블 로우-풀리 플라이
Cable Low-Pulley Fly

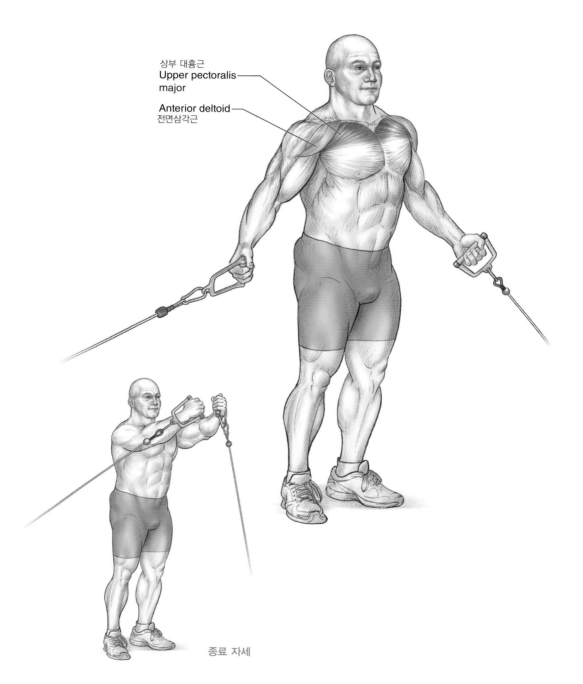

상부 대흉근
Upper pectoralis
major

Anterior deltoid
전면삼각근

종료 자세

운동

1. 각각의 손으로 케이블 머신의 로우 풀리에 연결된 D-핸들을 잡는다. 앞쪽을 향한 채 웨이트 스택 사이 중간에 똑바로 선다.
2. 팔을 앞쪽으로 호를 그리면서 올려 핸들이 머리 높이에서 만나도록 한다.
3. 팔꿈치를 곧게 편 상태를 유지하면서, 핸들을 다시 시작 자세로 내린다.

관련근육

주동근육: 상부 대흉근
이차근육: 전면삼각근

아나토미 포커스

동작 궤도: 풀리가 약간 몸의 뒤에 있도록 앞쪽으로 서면 대흉근을 목표로 하는 데 더 나은 궤도를 만들어준다.

케이블 인클라인 플라이
Cable Incline Fly

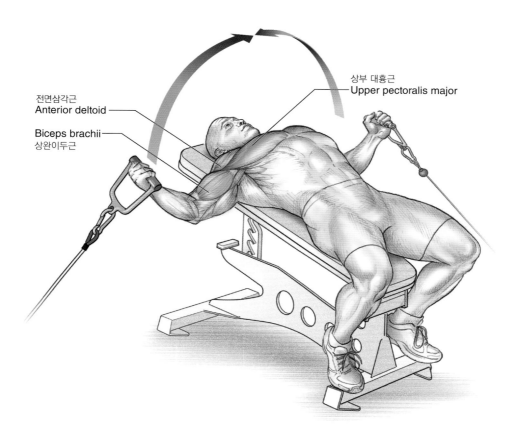

전면삼각근
Anterior deltoid

Biceps brachii
상완이두근

상부 대흉근
Upper pectoralis major

운동

1. 풀리 사이 중앙에 위치시킨 인클라인 벤치에 누워 각각의 손으로 케이블 머신의 로우 풀리에 연결된 D-핸들을 잡는다. 핸들은 가슴 높이이어야 한다.
2. 팔을 앞쪽으로 원을 그리면서 올려 핸들이 머리 위에서 만나도록 한다.
3. 팔꿈치를 약간 구부린 상태를 유지하면서, 핸들을 다시 가슴 높이의 시작 자세로 내린다.

관련근육

주동근육: 상부 대흉근

이차근육: 전면삼각근, 상완이두근

아나토미 포커스

동작 궤도: 경사의 각도에 따라 동작의 궤도가 결정된다. 등받이를 올려 경사가 증가하면서 초점은 대흉근에서 위로 점진적으로 더 높이 옮겨간다. 등받이를 바닥과 30~45도로 경사지게 하면 상부 대흉근을 목표로 하기에 가장 좋다.

그립: 내리는 동작에서 팔꿈치를 약간 구부려 상완이두근에 가해지는 과도한 긴장을 완화한다.

운동범위: 핸들이 더 아래로 내려갈수록 대흉근의 신장은 커진다. 그러나 지나친 신장은 근육과 어깨관절에 부상을 일으킬 수 있다. 핸들이 가슴 높이에 이를 때 내리는 동작을 끝내는 편이 보다 안전하다

바벨 벤치 프레스
Barbell Bench Press

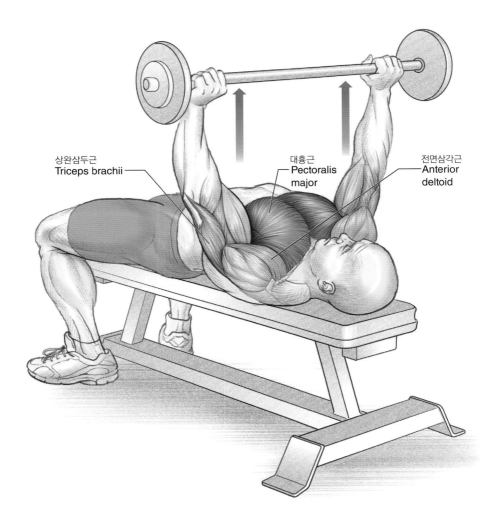

상완삼두근
Triceps brachii

대흉근
Pectoralis major

전면삼각근
Anterior deltoid

운동

1. 플랫 벤치에 누워 바를 어깨너비 오버핸드 그립으로 잡는다.

2. 바벨을 천천히 내려 바가 가슴 중간 부분에 닿도록 한다.

3. 바를 곧장 밀어 올려 팔꿈치가 완전히 펴지도록 한다.

관련근육

주동근육: 대흉근

이차근육: 전면삼각근, 상완삼두근

아나토미 포커스

몸 자세: 몸통은 평평하게 누워야 하고 어깨와 둔부는 벤치와 접촉해야 한다. 안정성을 위해 발을 바닥에 단단히 고정한다. 등 하부가 아치를 이루거나 둔부가 벤치에서 떨어져 올라가면 초점이 하부 대흉근으로 옮겨간다. 무릎을 구부려 발을 바닥에서 떼어 올리면 가슴 중간 부분을 목표로 하는 데 도움이 될 수도 있으나, 발이 바닥과 접촉해 있지 않으면 안정성과 균형이 저하된다.

양손 간격: 이상적인 양손 간격은 어깨너비이거나 그보다 약간 더 넓은 간격이다. 좁은 그립은 안쪽 대흉근을 강조하고 상완삼두근을 목표로 한다. 더 넓은 그립은 대흉근의 바깥쪽 부분을 목표로 하고 상완삼두근의 작용을 최소화한다.

동작 궤도: 바는 가슴 중간 부분(유두 부위)에서 수직으로 올리고 내려야 한다. 바를 내리면서 팔꿈치를 벌려 대흉근의 구분 훈련을 극대화한다.

운동범위: 팔을 완전히 펴기 바로 전에 프레스를 끝내는 보다 짧은 반복 동작을 하면 대흉근에 가해지는 긴장이 유지되고 상완삼두근의 보조 정도가 감소한다.

그립: 바를 언더핸드 그립(회외 그립)으로 잡으면 초점이 상완삼두근으로 옮겨간다.

응용운동

머신 체스트 프레스
Machine Chest Press

머신은 표준 바벨 벤치 프레스의 경우보다 더 나은 안정성 및 안전성을 제공한다. 많은 머신이 그립을 선택하게 한다. 중립 그립(엄지손가락이 위쪽으로 향하고 손바닥이 서로 마주하는 그립)은 회내 그립(손바닥이 앞쪽으로 향하는 그립)보다 대흉근의 구분 훈련에 더 좋다.

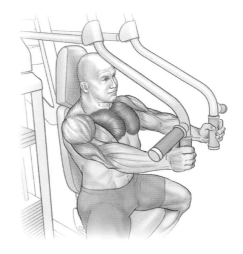

클로스-그립 벤치 프레스
Close-Grip Bench Press

양손 간격을 약 15cm로 벌린 채 운동을 실시한다. 이러한 좁은 그립은 안쪽 대흉근을 목표로 하고 상완삼두근을 단련시킨다.

덤벨 벤치 프레스
Dumbbell Bench Press

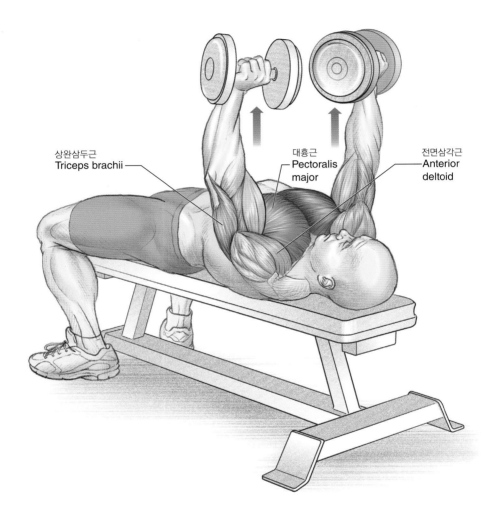

상완삼두근
Triceps brachii

대흉근
Pectoralis
major

전면삼각근
Anterior
deltoid

운동

1. 플랫 벤치에 누워 양손에 덤벨을 가슴 높이로 들되, 손바닥이 앞쪽으로 향하게 한다.

2. 덤벨을 수직으로 밀어 올려 팔꿈치가 완전히 펴지도록 한다.

3. 덤벨을 다시 가슴 중간 부분으로 내린다.

관련근육

주동근육: 대흉근

이차근육: 전면삼각근, 상완삼두근

아나토미 포커스

그립: 덤벨의 방향은 손 자세에 영향을 미친다. 덤벨을 회내 그립(손바닥이 앞쪽으로 향하는 그립)으로 잡으면 덤벨이 시작 자세로 내려가면서 더 큰 근육 신장을 제공한다. 덤벨을 중립 그립(손바닥이 서로 마주하는 그립)으로 잡으면 팔을 완전히 편 자세에서 더 나은 수축을 일으킬 수 있다.

동작 궤도: 몸통은 벤치에 평평하게 누워야 하고 덤벨은 가슴 중간 부분(유두 부위)에서 수직으로 올리고 내려야 한다. 대흉근의 구분 훈련을 극대화하기 위해서는 내리는 동작에서 팔꿈치를 넓게 벌리고 팔을 완전히 폈을 때 덤벨이 서로 닿게 한다.

운동범위: 팔을 완전히 펴기 바로 전에 프레스를 끝내는 보다 짧은 반복 동작을 하면 대흉근에 가해지는 긴장이 유지되고 상완삼두근의 보조가 감소한다. 덤벨이 더 아래로 내려갈수록 가슴 근육은 더 많이 이완된다. 그러나 덤벨을 너무 많이 내리면 어깨 부상을 일으킬 수 있다. 덤벨이 가슴 높이에 이를 때 내리는 동작을 끝내는 편이 보다 안전하다.

응용운동

베리어블-그립 덤벨 벤치 프레스
Variable-Grip Dumbbell Bench Press

운동을 시작할 때 덤벨을 양손에 회내 그립(손바닥이 앞쪽으로 향하는 그립)으로 잡는다. 프레스를 하면서 덤벨을 회전시켜 팔을 완전히 폈을 때 손바닥이 서로 마주하도록 한다(중립 그립).

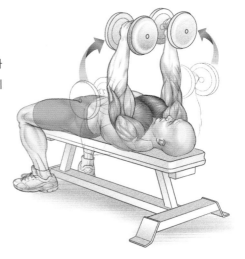

덤벨 플라이
Dumbbell Fly

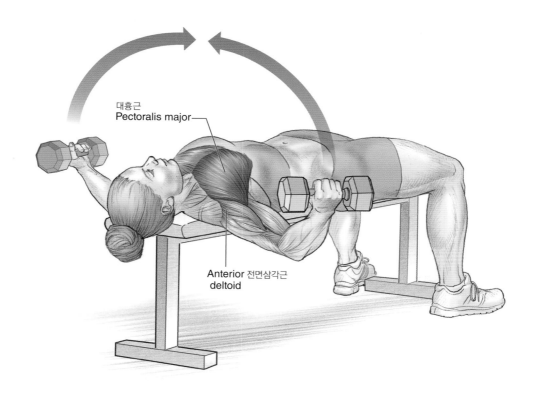

대흉근
Pectoralis major

Anterior 전면삼각근
deltoid

운동

1. 플랫 벤치에 누워 양손에 덤벨을 든다. 덤벨을 가슴 중간 부분 직상방으로 들고, 손바닥을 서로 마주하게 하며, 팔을 곧장 내뻗은 상태로 시작한다.

2. 덤벨을 바깥으로 넓게 내리되, 덤벨을 가슴 높이로 내리면서 팔꿈치를 약간 구부린다.

3. 덤벨을 위쪽으로 원을 그리면서 다시 수직 위치로 올린다.

관련근육

주동근육: 대흉근
이차근육: 전면삼각근

아나토미 포커스

그립: 덤벨의 방향은 손 자세에 영향을 미친다. 플라이 운동은 덤벨을 중립 그립(손바닥이 서로 마주하는 그립)으로 잡으면 가장 효과적이나, 회내 그립(손바닥이 앞쪽으로 향하는 그립)을 응용운동에 사용할 수도 있다.

운동범위: 덤벨이 더 아래로 내려갈수록 대흉근의 신장은 커지나, 부상 가능성도 커진다. 덤벨이 가슴 높이에 이를 때 내리는 동작을 끝내는 편이 보다 안전하다.

케이블 플랫-벤치 플라이
Cable Flat-Bench Fly

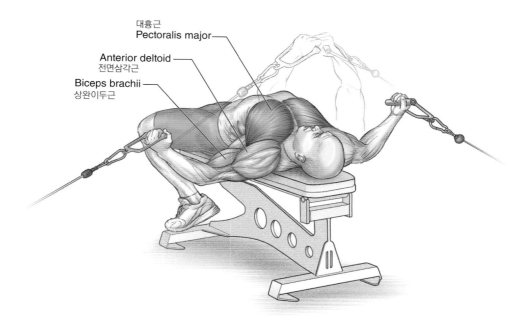

대흉근
Pectoralis major

Anterior deltoid
전면삼각근

Biceps brachii
상완이두근

운동

1. 풀리 사이 중앙에 위치시킨 플랫 벤치에 누워 케이블 머신의 로우 풀리에 연결된 D-핸들을 잡는다. 핸들은 가슴 높이이어야 한다.
2. 팔을 앞쪽으로 원을 그리면서 올려 핸들이 가슴 위에서 만나도록 한다.
3. 팔꿈치를 약간 구부린 상태를 유지하면서, 핸들을 가슴 높이의 시작 자세로 내린다.

관련근육

주동근육: 대흉근

이차근육: 전면삼각근, 상완이두근

아나토미 포커스

동작 궤도: 플랫 벤치는 중부 대흉근을 목표로 하기에 가장 좋다. 상향 경사(incline)로 각도를 변화시키면 초점이 상흉부 쪽으로 옮겨가게 되는 반면, 하향 경사(decline)로 각도를 변화시키면 하흉부를 목표로 하게 된다.

그립: 내리는 동작에서 팔꿈치를 약간 구부려 상완이두근에 가해지는 과도한 긴장을 완화한다.

운동범위: 핸들이 더 아래로 내려갈수록 대흉근의 신장은 커진다. 그러나 지나친 신장은 근육과 어깨관절에 부상을 일으킬 수 있다. 핸들이 가슴 높이에 이를 때 내리는 동작을 끝내는 편이 보다 안전하다.

머신 플라이
Machine Fly

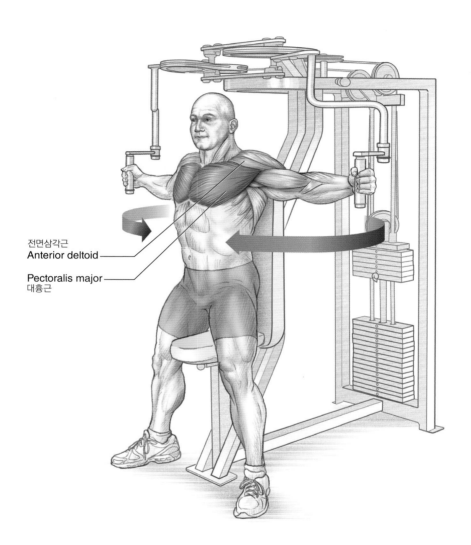

전면삼각근
Anterior deltoid

Pectoralis major
대흉근

운동

1. 수직 핸들을 잡되, 팔꿈치를 약간 구부린다.

2. 핸들을 당겨 모아 가슴의 앞쪽에서 닿도록 한다.

3. 팔을 다시 시작 자세로 움직이게 하되, 팔꿈치를 높이 유지한다.

관련근육

주동근육: 대흉근

이차근육: 전면삼각근

아나토미 포커스

그립: 플라이 운동은 중립 그립(손바닥이 서로 마주하는 그립)을 사용하면 가장 효과적이나, 회내 그립(손바닥이 앞쪽으로 향하는 그립)을 응용운동에 사용할 수도 있다. 동작 내내 팔꿈치를 곧게 약간 구부린 상태를 유지한다.

운동범위: 핸들을 당겨 모으면서는 대흉근의 안쪽 중앙 부분이 대부분의 작용을 한다. 안쪽 대흉근을 강조하기 위해서는 운동범위를 작게 해서 당기는 자세에 집중한다. 손을 12시 방향(핸들이 닿은 상태)에서 왼쪽으로는 10시 방향으로 그리고 오른쪽으로는 2시 방향으로 짧게 45도의 호를 그리면서 바깥쪽으로 움직이는 부분적인 반복 동작을 수행한다. 팔꿈치를 편 상태를 유지하여 최대로 당겨지게 한다. 손이 바깥으로 넓게 움직이면 강조점이 바깥쪽 대흉근으로 옮겨간다. 그러나 핸들이 몸의 뒤로 지나가지 않도록 해야 하는데, 그렇지 않으면 부상의 위험이 있는 범위로 진입하게 된다. 팔이 가슴과 정렬될 때 근육이 신장되는 단계를 끝내는 편이 보다 안전하다.

동작 궤도: 핸들이 가슴 높이가 되도록 자리를 위치시킨다. 대흉근의 구분 훈련을 극대화하기 위해서는 운동 중에 팔꿈치를 높이(어깨 높이로) 유지한다.

몸 자세: 자리가 낮고 핸들이 높이 있으면 상흉부가 강조된다. 자리가 높고 핸들이 낮게 있으면 하흉부가 강조된다. 가슴 중간 부분을 목표로 하기 위해서는 머신의 핸들이 가슴 높이가 되도록 자리를 위치시킨다.

저항: 들어 올리는 동안 저항이 변하는 덤벨 플라이와 달리, 머신 플라이는 동작 내내 일정한 저항을 제공하고 안쪽 대흉근을 목표로 하기에 가장 좋다.

응용운동

펙 덱 플라이
Pec Deck Fly

펙 덱 플라이는 앞의 운동과 비슷한 운동으로 핸들 대신 팔꿈치 패드를 사용한다.

원암 머신 플라이
One-Arm Machine Fly

앞의 운동을 한 번에 한쪽 팔을 사용하여 한다.

바벨 디클라인 프레스
Barbell Decline Press

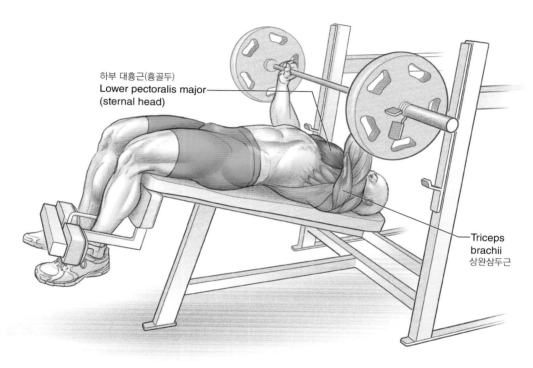

하부 대흉근(흉골두)
Lower pectoralis major
(sternal head)

Triceps
brachii
상완삼두근

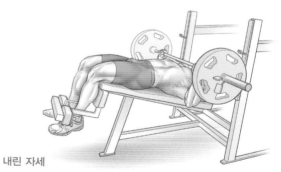

내린 자세

운동

1. 디클라인 벤치(decline bench, 하향 경사 벤치)에 누워 바를 어깨너비 오버핸드 그립으로 잡는다.

2. 바벨을 천천히 내려 바가 하흉부에 닿도록 한다.

3. 바를 곧장 밀어 올려 팔꿈치가 완전히 펴지도록 한다.

관련근육

주동근육: 하부 대흉근(흉골두)

이차근육: 상완삼두근, 전면삼각근

아나토미 포커스

동작 궤도: 하향 경사의 각도에 따라 동작의 궤도가 결정된다. 머리가 아래로 향하게 벤치가 기울고 하향 경사가 더 가팔라지면서 초점은 대흉근에서 아래로 점진적으로 더 낮게 옮겨간다. 하향 경사가 바닥과 20~40도이면 하부 대흉근을 목표로 하기에 가장 좋다. 그보다 더 가파른 하향 경사는 초점을 가슴에서 상완삼두근으로 옮긴다. 바를 내리면서 팔꿈치를 벌려 대흉근의 구분 훈련을 극대화한다.

양손 간격: 이상적인 양손 간격은 어깨너비이다. 그보다 더 넓은 그립은 대흉근의 바깥쪽 부분을 목표로 하고, 더 큰 근육 이완을 제공하며, 상완삼두근의 작용을 최소화한다. 좁은 그립은 안쪽 대흉근을 목표로 하고 상완삼두근의 작용을 더 요한다.

운동범위: 팔을 완전히 펴기 바로 전에 프레스를 끝내는 보다 짧은 반복 동작을 하면 대흉근에 가해지는 긴장이 유지되고 상완삼두근의 보조 정도가 감소한다.

응용운동

머신 디클라인 프레스
Machine Decline Press

스미스 머신과 같은 머신을 이용해 디클라인 프레스를 수행하면 안정성과 안전성이 향상된다.

덤벨 디클라인 프레스
Dumbbell Decline Press

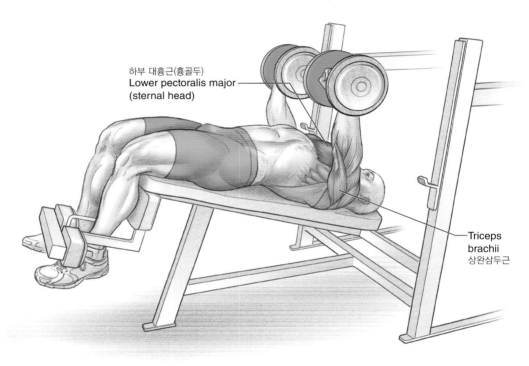

하부 대흉근(흉골두)
Lower pectoralis major
(sternal head)

Triceps
brachii
상완삼두근

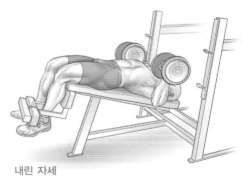

내린 자세

운동

1. 디클라인 벤치에 누워 덤벨을 양손에 가슴 높이로 들되, 손바닥이 앞쪽으로 향하게 한다.

2. 덤벨을 수직으로 밀어 올려 팔꿈치가 완전히 펴지도록 한다.

3. 덤벨을 다시 가슴 중간 부분으로 내린다.

관련근육

주동근육: 하부 대흉근(흉골두)

이차근육: 전면삼각근, 상완삼두근

아나토미 포커스

그립: 덤벨의 방향은 손 자세에 영향을 미친다. 덤벨을 회내 그립(손바닥이 앞쪽으로 향하는 그립)으로 잡으면 덤벨이 시작 자세로 내려가면서 더 많은 근육 신장을 제공한다. 덤벨을 중립 그립(손바닥이 서로 마주하는 그립)으로 잡으면 팔을 완전히 편 자세에서 더 큰 수축을 일으킬 수 있다.

동작 궤도: 하향 경사의 각도에 따라 동작의 궤도가 결정된다. 머리가 아래로 향하게 벤치가 기울고 하향 경사가 더 가팔라지면서 초점은 대흉근에서 아래로 점진적으로 더 낮게 옮겨간다. 하향 경사가 바닥과 20~40도이면 하부 대흉근을 목표로 하기에 가장 좋다. 덤벨은 가슴 중간 부분(유두 부위)에서 수직으로 올리고 내려야 한다. 대흉근의 구분 훈련을 극대화하기 위해서는 내리는 동작에서 팔꿈치를 넓게 벌리고 팔을 완전히 폈을 때 덤벨을 서로 닿게 한다.

운동범위: 팔을 완전히 펴기 바로 전에 프레스를 끝내는 보다 짧은 반복 동작을 하면 대흉근에 가해지는 긴장이 유지되고 상완삼두근의 보조가 감소한다. 덤벨이 더 아래로 내려갈수록 가슴 근육은 더 많이 신장된다. 그러나 덤벨을 너무 멀리 내리면 어깨 부상을 일으킬 수 있다. 덤벨이 가슴 높이에 이를 때 내리는 동작을 끝내는 편이 보다 안전하다.

응용운동

베리어블-그립 덤벨 디클라인 프레스
Variable-Grip Dumbbell Decline Press

운동을 시작할 때 덤벨을 양손에 회내 그립(손바닥이 앞쪽으로 향하는 그립)으로 잡는다. 프레스를 하면서 덤벨을 회전시켜 팔을 완전히 폈을 때 손바닥이 서로 마주하도록 한다(중립 그립).

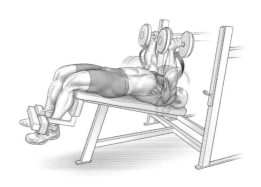

덤벨 디클라인 플라이
Dumbbell Decline Fly

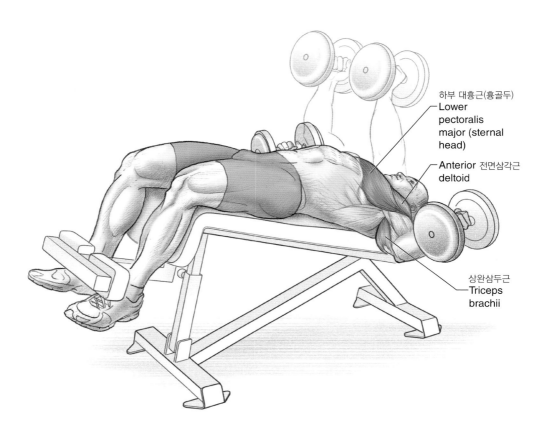

하부 대흉근(흉골두)
Lower pectoralis major (sternal head)

Anterior 전면삼각근 deltoid

상완삼두근
Triceps brachii

운동

1. 디클라인 벤치에 누워 덤벨을 양손에 가슴 직상방으로 들되, 손바닥이 서로 마주하게 한다.

2. 덤벨을 바깥쪽으로 내리되, 덤벨이 가슴 높이로 내려가면서 팔꿈치를 약간 구부린다.

3. 덤벨을 다시 위로 올려 모은다.

관련근육

주동근육: 하부 대흉근(흉골두)

이차근육: 전면삼각근, 상완삼두근

아나토미 포커스

동작 궤도: 하향 경사의 각도에 따라 동작의 궤도가 결정된다. 머리가 아래로 향하게 벤치가 기울고 하향 경사가 더 가팔라지면서 초점은 대흉근에서 아래로 점진적으로 더 낮게 옮겨간다. 하향 경사가 바닥과 20~40도이면 하부 대흉근을 목표로 하기에 가장 좋다.

그립: 덤벨의 방향은 손 자세에 영향을 미친다. 플라이 운동은 덤벨을 중립 그립(손바닥이 서로 마주하는 그립)으로 잡으면 가장 효과적이나, 회내 그립(손바닥이 앞쪽으로 향하는 그립)을 응용운동에 사용할 수도 있다.

운동범위: 덤벨이 더 아래로 내려갈수록 대흉근의 이완은 커지나, 부상 가능성도 커진다. 덤벨을 너무 멀리 내리면 어깨 부상을 일으킬 수 있다. 덤벨이 가슴 높이에 이를 때 내리는 동작을 끝내는 편이 보다 안전하다.

응용운동

베리어블-그립 덤벨 플라이
Variable-Grip Dumbbell Fly

동작의 바닥에서 덤벨을 회내 그립(손바닥이 앞쪽으로 향하는 그립)으로 잡은 다음 들어 올리는 동안 덤벨을 회전시켜 동작의 꼭대기에서 손바닥이 서로 마주하도록 한다(중립 그립).

케이블 크로스오버
Cable Crossover

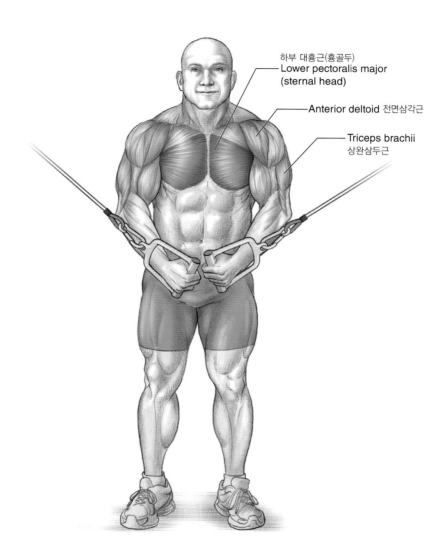

하부 대흉근(흉골두)
Lower pectoralis major
(sternal head)

Anterior deltoid 전면삼각근

Triceps brachii
상완삼두근

운동

1. 똑바로 서서 케이블 머신의 하이 풀리에 연결된 D-핸들들을 잡는다.

2. 핸들들을 당겨 내리고 모아 양손이 허리의 앞쪽에서 닿도록 한다. 팔꿈치를 약간 구부린 상태를 유지한다.

3. 천천히 시작 자세로 되돌아간다.

관련근육

주동근육: 하부 대흉근(흉골두)

이차근육: 전면삼각근, 상완삼두근

아나토미 포커스

동작 궤도: 몸통은 똑바로 세우거나 약간 앞쪽으로 기울여야 한다. 양손이 만나는 높이에 따라 근육에 대한 초점이 결정된다. 핸들이 엉덩이 또는 허리의 앞쪽에서 만나는 낮은 동작 궤도는 대흉근의 가장 아래 섬유를 목표로 한다. 핸들이 가슴 높이에서 만나는 높은 동작 궤도는 대흉근의 중간 부분을 목표로 한다.

운동범위: 양손을 동작의 바닥에서 교차시키면 운동범위가 증가하고 대흉근의 안쪽 중앙 부분을 목표로 한다. 손이 어깨 또는 머리 높이 위로 지나가게 함으로써 시작 자세를 확장하면 근육 신장이 커지지만 어깨관절에 불필요한 스트레스가 가해진다.

응용운동

시티드 크로스오버
Seated Crossover

신형 머신에서는 앞의 운동을 앉아 등을 지지한 채 수행할 수 있다.

체스트 딥
Chest Dip

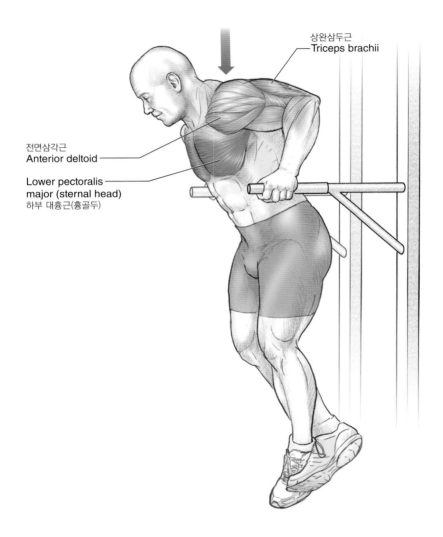

상완삼두근
Triceps brachii

전면삼각근
Anterior deltoid

Lower pectoralis
major (sternal head)
하부 대흉근(흉골두)

운동

1. 평행 바를 잡고 팔꿈치를 곧게 완전히 펴서 몸을 지탱한다.
2. 팔꿈치를 구부리면서 몸통을 내려 상완이 바닥과 평행하게 한다.
3. 몸을 다시 밀어 올려 팔꿈치가 완전히 펴지도록 한다.

관련근육

주동근육: 하부 대흉근(흉골두)
이차근육: 상완삼두근, 전면삼각근

아나토미 포커스

동작 궤도: 몸통의 자세가 운동의 초점에 영향을 미친다. 대흉근을 목표로 하기에는 약간의 전방 경사가 더 좋으며, 상체를 앞쪽으로 더 구부릴수록 대흉근이 더 강하게 단련된다. 상체를 똑바로 세운 자세는 초점을 상완삼두근으로 옮기며, 상체를 더 펼수록 상완삼두근이 더 동원된다. 몸통을 내리면서 팔꿈치를 벌려 대흉근의 구분 훈련을 극대화한다.

그립: 가슴을 목표로 하는 경우에는 평행 바를 엄지손가락이 앞쪽으로 향하게 잡는 표준 그립이 가장 효과적이다. 엄지손가락이 뒤쪽으로 향하게 잡는 역 그립은 초점을 상완삼두근으로 옮긴다.

응용운동

머신 딥
Machine Dip

앞의 운동은 머신에 앉은 채 수행해도 된다. 그러나 대부분의 딥 머신은 몸통의 움직임을 제한하기 때문에 가슴보다 상완삼두근을 더 목표로 하는 경향이 있다.

CHAPTER 3
등

BACK

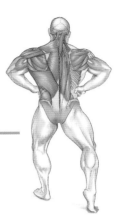

해부학적으로 등(그림 3-1)은 샌드위치처럼 쌓인 여러 근육 층으로 이루어져 있다. 기능상 그리고 보디빌딩의 목적상 등은 누비 담요의 삼각형 조각들과 비슷한 세 부분으로 되어 있다고 생각하면 가장 좋다.

등 상부는 승모근(trapezius)이란 삼각형 모양의 큰 근육으로 이루어져 있으며, 섬유가 여러 방향을 향하면서 부채꼴로 펼쳐져 있어 다양한 활동을 수행한다. 이 근육은 두개골 및 상부 척추(모든 경추와 흉추)를 따라 기시한다. 목에 있는 승모근의 상부 섬유는 어깨의 바깥쪽 끝에서 쇄골 및 견봉돌기에 부착된다. 등 상부에 있는 승모근의 중부 및 하부 섬유는 견갑골(어깨뼈)에 부착된다. 상승모근은 견갑골의 상승을 수행하여 어깨를 으쓱하게 하고 견갑골의 회전을 일으켜 어깨의 외전을 보조한다. 중승모근은 견갑골의 후인(retraction, 뒤당김)을 수행하여 어깨를 뒤로 당긴다. 하승모근은 견갑골의 하강을 일으킨다.

승모근의 밑에는 견갑골을 척추에 고정시키는 견갑거근(levator scapulae), 대/소능형근(rhomboids major and minor) 등 3개의 근육이 있으며, 이들 근육은 어깨와 등의 상부를 안정화하는 데 도움을 준다. 견갑거근은 상승모근을 보조하여 견갑골의 상승을 수행한다. 대능형근과 소능형근은 중승모근과 협력하여 견갑골의 후인을 일으킨다. 이들 견갑골 후인근은 승모근 밑에 놓여 등 상부의 근육 두께를 늘린다.

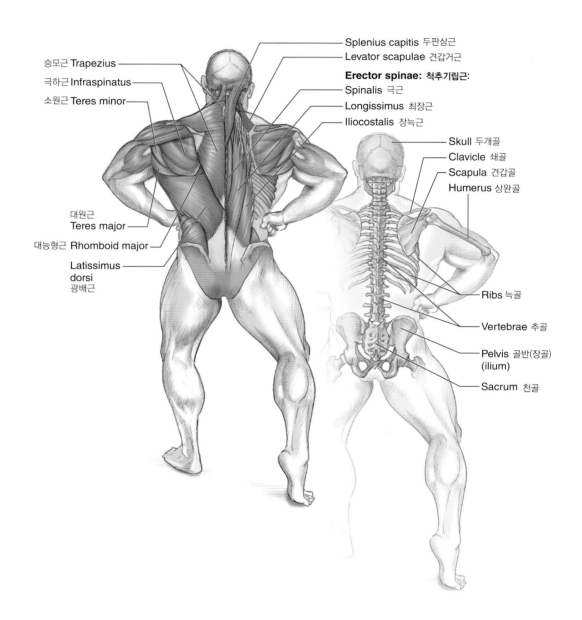

승모근 Trapezius

극하근 Infraspinatus

소원근 Teres minor

대원근
Teres major

대능형근 Rhomboid major

Latissimus
dorsi
광배근

Splenius capitis 두판상근

Levator scapulae 견갑거근

Erector spinae: 척추기립근:

Spinalis 극근

Longissimus 최장근

Iliocostalis 장늑근

Skull 두개골

Clavicle 쇄골

Scapula 견갑골

Humerus 상완골

Ribs 늑골

Vertebrae 추골

Pelvis 골반(장골)
(ilium)

Sacrum 천골

그림 3-1. 등의 해부구조와 근육

등 중부는 광배근(latissimus dorsi)으로 이루어져 있다. 광배근은 또 다른 삼각형 모양의 큰 근육으로 척추 하부와 골반 뼈의 뒤쪽 능선(후장골능, posterior iliac crest)에서 기시한다. 이렇게 넓은 기시부에서 나온 광배근은 띠 같은 건으로 모여 상완골의 상부에서 대흉근의 건 옆에 부착된다. 광배근이 수축하면 어깨관절에서 움직임이 일어난다. 광배근은 상완을 아래쪽 및 뒤쪽으로 당기므로(어깨 신전), 풀다운, 풀업 및 로우에서 목표가 되는 근육이다. 또한 광배근은 팔을 몸의 측면으로 당겨 들인다(어깨 내전).

등 하부는 척주의 전체 길이를 수직으로 주행하는 척추기립근(erector spinae 또는 sacrospinalis)으로 이루어져 있다. 척추기립근은 바깥쪽의 장늑근(iliocostalis), 중간의 최장근(longissimus), 안쪽의 극근(spinalis) 등 3개의 근육으로 구성되어 있다. 척추기립근은 척추를 안정화하고 신전시킨다. 척추기립근이 척추의 양쪽에서 함께 수축하면 척추가 신전되며, 한쪽 근육만 수축하면 그쪽으로 척추의 측면 굴곡과 회전이 일어난다.

승모근과 광배근은 주로 어깨와 팔의 움직임에 관여한다. 척추와 몸통의 움직임을 일으키는 근육은 척추기립근이다. 등 근육을 목표로 하는 운동에는 슈러그, 풀다운, 풀업, 로우, 럼바 익스텐션 등이 있다. 데드리프트는 등의 모든 근육을 동원하는 복합 및 다관절 운동이다.

바벨 슈러그
Barbell Shrug

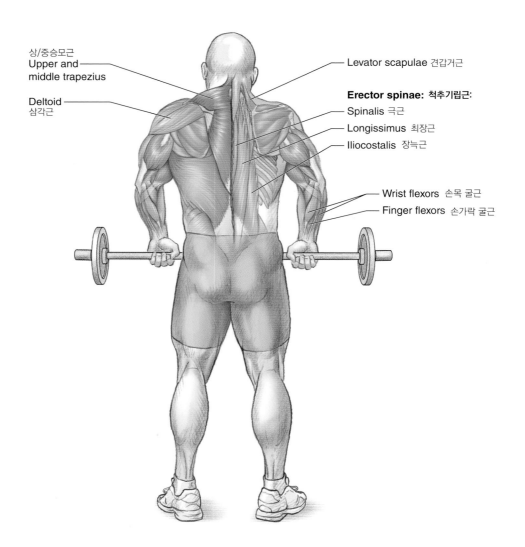

상/중승모근
Upper and middle trapezius

Deltoid
삼각근

Levator scapulae 견갑거근

Erector spinae: 척추기립근:

Spinalis 극근

Longissimus 최장근

Iliocostalis 장늑근

Wrist flexors 손목 굴근

Finger flexors 손가락 굴근

운동

1. 바벨을 넓적다리의 앞쪽에서 팔을 편 채 오버핸드 어깨너비 그립을 사용해 든다.

2. 팔을 곧게 편 상태를 유지하면서, 어깨를 가능한 한 높이 들어 올리고 바를 수직으로 당겨 올린다.

3. 바를 천천히 시작 자세로 내리면서 승모근을 스트레칭한다.

관련근육

주동근육: 상/중승모근

이차근육: 견갑거근, 삼각근, 척추기립근(장늑근, 최장근과 극근), 전완 근육(손목 굴근과 손가락 굴근)

아나토미 포커스

양손 간격: 바를 어깨너비 또는 그보다 더 좁은 그립으로 잡으면 승모근을 강조한다. 그보다 더 넓은 그립은 삼각근도 단련시킨다.

동작 궤도: 바를 곧장 위아래로 들어 올린다. 어깨를 기울이거나 회전시켜서는 안 된다.

몸 자세: 수직으로 똑바로 선 채 슈러그를 수행하면 중앙의 승모근을 목표로 한다. 상체를 약간 뒤쪽으로 기울이면 목에 있는 상승모근을 목표로 하는 반면, 약간 앞쪽으로 기울이면 어깨 뒤 승모근의 근육 중간 부분을 목표로 한다.

운동범위: 바를 더 높이 올릴수록 승모근이 더 강하게 작용한다.

응용운동

리어 슈러그
Rear Shrug

바벨을 엉덩이 뒤로 든 채 운동을 수행하면 견갑골의 후인(뒤당김)을 일으켜, 어깨가 뒤쪽으로 당겨 승모근의 중간 섬유를 강조한다.

머신 슈러그
Machine Shrug

앞의 운동을 머신으로 수행하면 그립을 선택하게 해준다: 회내 그립(엄지손가락이 안쪽으로 향하는 그립) 또는 중립 그립(엄지손가락이 앞쪽으로 향하는 그립). 중립 그립은 목에 있는 상승모근을 강조하는 반면, 회내 그립은 등에 있는 중승모근을 목표로 한다.

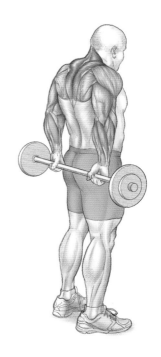

덤벨 슈러그
Dumbbell Shrug

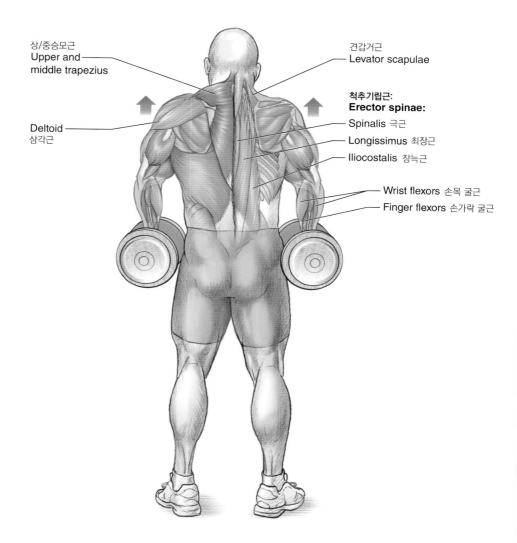

상/중승모근
Upper and middle trapezius

Deltoid
삼각근

견갑거근
Levator scapulae

척추기립근:
Erector spinae:

Spinalis 극근

Longissimus 최장근

Iliocostalis 장늑근

Wrist flexors 손목 굴근

Finger flexors 손가락 굴근

운동

1. 덤벨을 양손에 들고 손을 몸의 양옆으로 늘어뜨린 채 똑바로 선다.

2. 팔을 곧게 편 상태를 유지하면서, 어깨를 가능한 한 높이 들어 올린다.

3. 덤벨을 다시 시작 자세로 내린다.

관련근육

주동근육: 상/중승모근

이차근육: 견갑거근, 삼각근, 척추기립근(장늑근, 최장근과 극근), 전완 근육(손목 굴근과 손가락 굴근)

아나토미 포커스

그립: 중립 그립(엄지손가락이 앞쪽으로 향하는 그립)은 목에 있는 상승모근을 강조하는 반면, 회내 그립(엄지손가락
이 안쪽으로 향하는 그립)은 등에 있는 중승모근을 목표로 한다.

몸 자세: 상체를 약간 뒤쪽으로 기울이면 상승모근을 목표로 하는 반면, 약간 앞쪽으로 기울이면 목 아래 더 낮은 승
모근을 목표로 한다. 수직으로 똑바로 선 채 슈러그를 수행하면 승모근의 상부 및 중간 부분을 목표로 한다.

운동범위: 덤벨을 더 높이 올릴수록 승모근이 더 강하게 작용한다. 덤벨을 더 멀리 내릴수록 동작의 바닥에서 근육 신
장이 커진다.

응용운동

리트랙팅 슈러그
Retracting Shrug

회내 그립을 사용하여 덤벨을 몸의 앞쪽으로 든다. 슈러그 중에 견갑골을 조이면서(후인, 뒤당김; retraction) 덤벨을
몸의 양옆으로 가져가 중립 그립으로 끝낸다. 동작 중에 덤벨을 위쪽으로 들어 올려(견갑골 상승) 상승모근을 단련시
키면 뒤쪽으로 가져가(견갑골 후인) 중승모근도 단련시킨다.

바벨 업라이트 로우
Barbell Upright Row

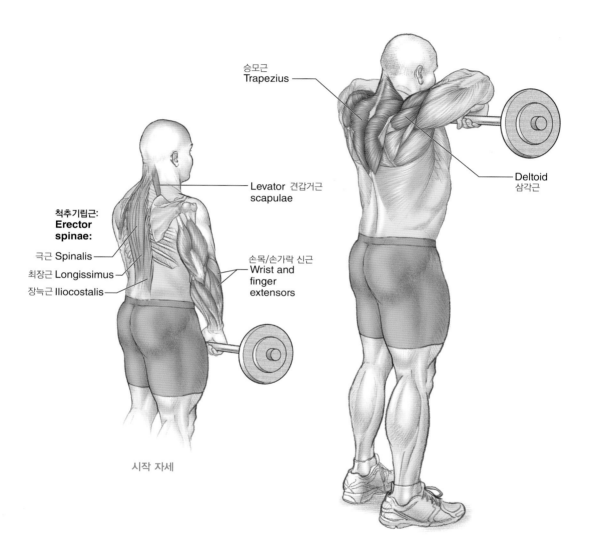

승모근
Trapezius

Levator 견갑거근
scapulae

척추기립근:
Erector spinae:

극근 Spinalis

최장근 Longissimus

장늑근 Iliocostalis

손목/손가락 신근
Wrist and finger extensors

Deltoid
삼각근

시작 자세

운동

1. 바벨을 넓적다리의 앞쪽으로 팔을 편 채 오버핸드 어깨너비 그립을 사용해 든다.

2. 바를 수직으로 당겨 올려 턱에 이르도록 하고 팔꿈치를 가능한 한 높이 올린다.

3. 바를 천천히 다시 시작 자세로 내린다.

관련근육

주동근육: 승모근, 삼각근

이차근육: 견갑거근, 척추기립근(장늑근, 최장근과 극근), 전완 근육(손목 신근과 손가락 신근)

아나토미 포커스

양손 간격: 바를 어깨너비 또는 그보다 더 좁은 그립으로 잡으면 승모근을 강조한다. 그보다 더 넓은 그립은 삼각근도 단련시킨다.

몸 자세: 수직으로 똑바로 선 채 로우를 수행하면 중앙의 승모근을 목표로 한다. 상체를 약간 뒤쪽으로 기울이면 상 승모근을 목표로 하는 반면, 약간 앞쪽으로 기울이면 목 아래 더 낮은 승모근을 목표로 한다.

동작 궤도: 승모근(삼각근이 아니라)을 강조하기 위해서는 운동 중 바를 몸 가까이 올린다.

운동범위: 바를 더 높이 올릴수록 승모근이 더 강하게 작용한다. 그러나 바를 더 높이 올리면 어깨 충돌로 인한 통증의 위험도 증가한다.

머신 업라이트 로우
Machine Upright Row

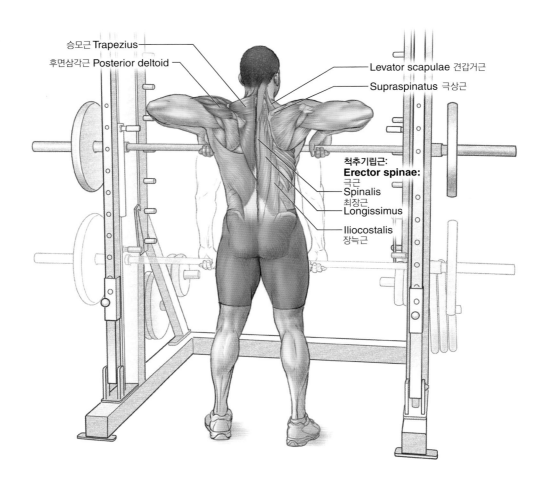

승모근 Trapezius

후면삼각근 Posterior deltoid

Levator scapulae 견갑거근

Supraspinatus 극상근

척추기립근:
Erector spinae:
극근
Spinalis
최장근
Longissimus
Iliocostalis
장늑근

운동

1. 스미스 머신을 사용해 바를 팔을 편 채 오버핸드 어깨너비 그립으로 든다.

2. 바를 수직으로 당겨 올려 턱에 이르도록 하고 팔꿈치를 가능한 한 높이 올린다.

3. 바를 천천히 다시 시작 자세로 내린다.

관련근육

주동근육: 승모근, 후면삼각근

이차근육: 견갑거근, 척추기립근(장늑근, 최장근과 극근), 극상근, 전완 근육(손목 신근과 손가락 신근)

아나토미 포커스

저항: 스미스 머신을 사용하면 운동이 단일의 평면을 따라 수직 동작으로 이루어져 운동 중 노력을 집중시키는 데 도움이 될 수 있다.

양손 간격: 바를 어깨너비 또는 그보다 더 좁은 그립으로 잡으면 승모근을 강조하는 반면, 그보다 더 넓은 그립은 삼각근도 단련시킨다.

몸 자세: 수직으로 똑바로 선 채 로우를 수행하면 중앙의 승모근을 목표로 한다. 상체를 약간 뒤쪽으로 기울이면 상승모근을 목표로 하는 반면, 약간 앞쪽으로 기울이면 목 아래 더 낮은 승모근을 목표로 한다.

운동범위: 바를 더 높이 올릴수록 승모근이 더 강하게 작용한다. 그러나 바를 더 높이 올리면 어깨 충돌로 인한 통증의 위험도 증가한다.

응용운동

케이블 업라이트 로우
Cable Upright Row

앞의 운동을 케이블 머신의 로우 풀리에 연결된 스트레이트 바를 사용해 실시한다. 운동 지침에 대해서는 제1장(38페이지)을 참조한다.

케이블 시티드 로우
Cable Seated Row

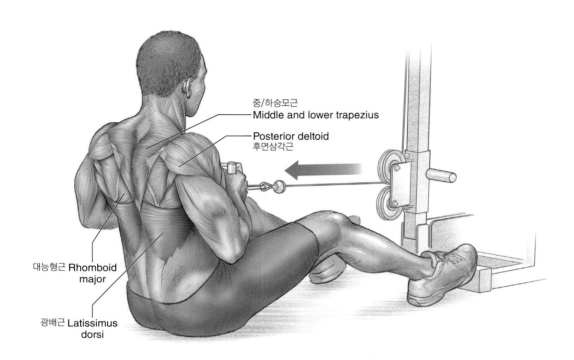

중/하승모근
Middle and lower trapezius

Posterior deltoid
후면삼각근

대능형근 Rhomboid
major

광배근 Latissimus
dorsi

운동

1. 케이블 머신 앞에 앉는다. 로우 풀리에 연결된 핸들을 중립 그립(엄지손가락이 위쪽으로 향하는 그립)을 사용해 잡고 팔을 몸의 앞쪽으로 뻗는다.

2. 핸들을 가슴 쪽으로 높이 당기되, 척추를 곧게 편 상태를 유지한다.

3. 핸들을 시작 자세로 되돌린다.

관련근육

주동근육: 중/하승모근, 광배근

이차근육: 대능형근, 소능형근, 후면삼각근

아나토미 포커스

양손 간격: 양손을 더 멀리 벌리면 바깥쪽 승모근을 목표로 하는 반면, 양손을 서로 더 가까이 두면 승모근의 안쪽 부분에 초점을 둔다.

그립: 회내 그립(오버핸드 그립)은 상/중승모근을 목표로 하는 경향이 있는 반면, 중립 그립(엄지손가락이 위쪽으로 향하는 그립)은 중/하승모근을 목표로 한다. 회외 그립(언더핸드 그립)은 초점을 광배근으로 옮긴다.

동작 궤도: 승모근을 목표로 하기 위해서는 핸들 또는 바를 높은 궤도를 그리면서 가슴 쪽으로 당긴다. 복부를 향하는 낮은 궤도는 광배근을 단련시킨다.

몸 자세: 등을 곧게 펴고 몸통을 똑바로 세운 상태를 유지한다.

운동범위: 팔꿈치를 가능한 한 멀리 위와 뒤로 당긴다. 견갑골을 조여 근육 수축을 극대화한다.

와이드-그립 풀다운
Wide-Grip Pull-Down

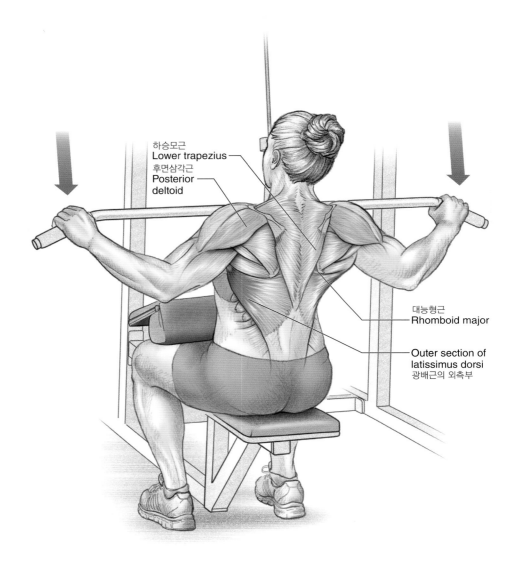

하승모근
Lower trapezius
후면삼각근
Posterior
deltoid

대능형근
Rhomboid major

Outer section of
latissimus dorsi
광배근의 외측부

운동

1. 양손을 어깨너비보다 15cm 더 넓게 벌린 채 오버핸드 그립으로 하이 바(위쪽 바)를 잡는다.

2. 광배근을 조이면서 바를 상흉부로 당겨 내린다.

3. 바를 머리 위의 시작 자세로 되돌린다.

관련근육

주동근육: 광배근의 바깥쪽 부분

이차근육: 후면삼각근, 하승모근, 대능형근, 소능형근

아나토미 포커스

양손 간격: 양손 간격이 더 넓어지면서 초점은 겨드랑이 아래 광배근의 가장 바깥쪽 부분으로 옮겨간다. 이 부분의 근육은 등을 가로로 넓어지게 한다.

그립: 오버핸드 그립(회내 그립)은 이 운동에 가장 효과적이다. 핸들 바의 바깥쪽 끝에 있는 각진 부분을 잡으면 광배근이 더 잘 수축된다.

동작 궤도: 몸통을 똑바로 세우면 바가 어깨 내전을 통해 수직으로 당겨 내려지며, 이는 바깥쪽 광배근을 강조한다. 몸통을 수직에서 30도 정도 뒤쪽으로 기울이면 어깨 신전을 사용하는 궤도가 이루어지며, 이는 안쪽 하부 광배근을 강조한다.

운동범위: 운동범위를 극대화하기 위해서는 꼭대기 위치에서 광배근을 이완시키고 동작의 바닥에서 팔꿈치를 가능한 한 멀리 아래와 뒤로 당겨 광배근을 수축시킨다.

응용운동

핸들 바 풀다운
Handlebar Pull-Down

와이드-그립 풀다운 바의 각진 끝부분은 스트레이트 바에 비해 여러 가지 이점을 제공한다. 즉 동작의 궤도가 향상되고, 손목관절에 스트레스가 덜 가해지며, 바가 가슴에 닿기 전에 운동범위가 몇 센티미터 추가된다.

비하인드-더-넥 풀다운
Behind-the-Neck Pull-Down

목 뒤로 바를 당겨 내리는 동작은 덜 이로운 궤도로 어깨관절에 부상을 초래할 수 있다.

클로스-그립 풀다운
Close-Grip Pull-Down

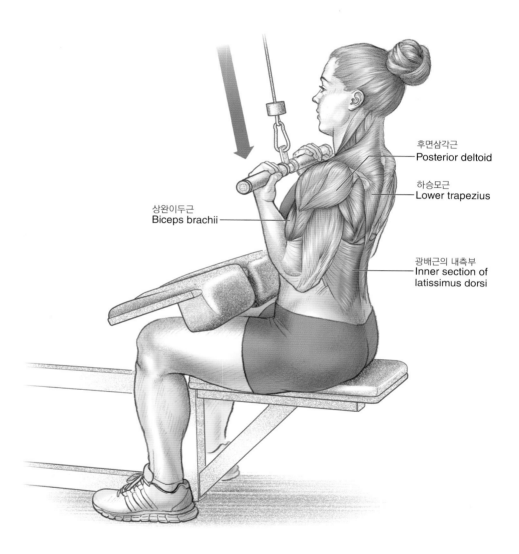

후면삼각근
Posterior deltoid

하승모근
Lower trapezius

상완이두근
Biceps brachii

광배근의 내측부
Inner section of
latissimus dorsi

운동

1. 양손을 15~30cm로 벌린 채 하이 스트레이트 바를 언더핸드(리버스) 그립으로 잡는다.

2. 광배근을 조여 바를 상흉부로 당겨 내린다.

3. 바를 머리 위의 시작 자세로 되돌린다.

관련근육

주동근육: 광배근의 안쪽 부분

이차근육: 하승모근, 대능형근, 소능형근, 후면삼각근, 상완이두근

아나토미 포커스

양손 간격: 양손 간격이 더 좁아지면서 초점은 광배근의 가장 안쪽 부분으로 옮겨가, 등 중부에서 두께와 깊이가 생긴다.

그립: 이 운동은 어깨 내전보다는 신전을 사용한다. 팔은 아래와 뒤로 당겨지며, 이는 광배근의 안쪽 하부를 강조한다.

동작 궤도: 몸통을 수직에서 30도 정도 뒤쪽으로 기울이면 궤도가 향상되고 광배근의 구분 훈련에 도움이 된다. 몸통을 뒤쪽으로 너무 멀리 기울이거나 웨이트를 탄력으로 당겨 내려서는 안 된다.

운동범위: 꼭대기 위치에서 광배근을 이완시키고 동작의 바닥에서 팔꿈치를 가능한 한 멀리 아래와 뒤로 당겨 광배근을 수축시킨다.

응용운동

핸들 바 응용운동
Handlebar Variation

핸들 바 양 끝에 부착된 손잡이를 잡으면 중립 그립(손바닥이 서로 마주하는 그립)을 사용할 수 있다. 이러한 손 자세는 회내 그립(오버핸드 그립)과 회외 그립(언더핸드 그립)의 중간 자세이다. 오버핸드 그립은 바깥쪽 광배근을 목표로 하고, 언더핸드 그립은 안쪽 광배근을 구분 훈련시키며, 중립 그립은 중앙의 광배근을 목표로 한다.

와이드-그립 풀업
Wide-Grip Pull-Up

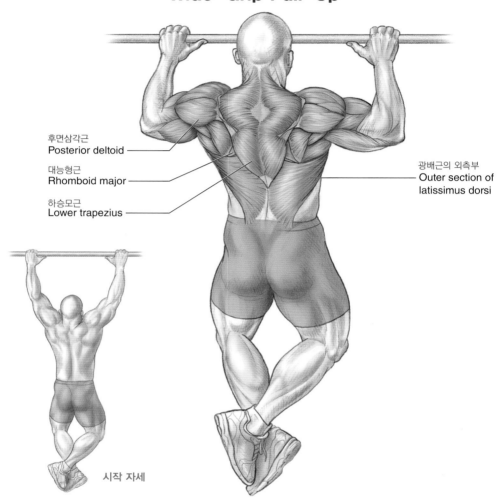

후면삼각근
Posterior deltoid

대능형근
Rhomboid major

하승모근
Lower trapezius

광배근의 외측부
Outer section of
latissimus dorsi

시작 자세

운동

1. 양손을 어깨너비보다 15cm 더 벌리고 양팔을 편 채 풀업 바를 오버핸드 그립으로 잡는다.

2. 몸통을 당겨 올려 턱이 바에 닿도록 한다.

3. 몸통을 천천히 시작 자세로 내린다.

관련근육

주동근육: 광배근의 바깥쪽 부분

이차근육: 후면삼각근, 하승모근, 대능형근, 소능형근

아나토미 포커스

저항: 풀업은 풀다운과 비슷하지만 자신의 체중에 의해 제공되는 저항을 쉽게 조절하지 못한다는 점이 다르다. 저항
은 웨이트를 부착한 벨트를 사용해 추가할 수도 있으나, 자신의 체중을 감소시킬 수는 없다는 점은 분명하다.

양손 간격: 양손 간격이 더 넓어지면서 초점은 겨드랑이에 있는 광배근의 가장 바깥쪽 부분으로 옮겨간다. 이 부분의
근육은 등을 가로로 넓어지게 한다.

그립: 오버핸드 그립(회내 그립)은 이 운동에 가장 효과적이다. 언더핸드 그립(회외 그립)은 클로스-그립 풀업에서 사
용할 수도 있다. 중립 그립도 일부 장비에 사용할 수도 있다(응용운동 참조).

동작 궤도: 동작 중에 몸통은 수직으로 유지되기 때문에, 풀업은 주로 어깨 내전을 사용하므로 바깥쪽 광배근을 단련
시키는 경향이 있다.

운동범위: 운동범위를 극대화하기 위해서는 바닥 위치에서 광배근을 이완시키고 동작의 꼭대기에서 팔꿈치를 아래와
뒤로 당겨 광배근을 수축시킨다.

응용운동

클로스-그립 풀업 Close-Grip Pull-Up

바를 언더핸드 그립(회외 그립)으로 잡으면 더 좁은 양손 간격이 촉진되
어 어깨 내전보다는 신전을 강조한다. 양손 간격이 더 좁아지면서 초점
이 옮겨가 광배근의 안쪽 하부를 목표로 한다. 언더핸드 그립을 사용하
면 상완이두근이 더 크게 기여해 근력을 추가한다.

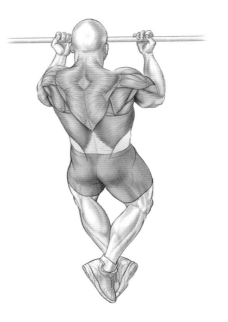

핸들 바 풀업 Handlebar Pull-Up

일부 장비에 부착되어 있는 핸들 바를 사용하면 손바닥을 서로 마주하
게 하는 중립 그립이 가능하다. 이러한 손 자세는 회내 그립(오버핸드 그
립)과 회외 그립(언더핸드 그립)의 중간 자세이다. 넓은 오버핸드 그립은
바깥쪽 광배근을 목표로 하고 좁은 언더핸드 그립은 안쪽 광배근을 구
분 훈련시키는 반면, 중립 그립은 중앙의 광배근을 목표로 한다.

비하인드-더-넥 풀업 Behind-the-Neck Pull-Up

목의 뒤쪽이 바에 닿게 하는 풀업은 덜 이로운 궤도로 어깨관절에 자극
을 초래할 수도 있다.

바벨 로우
Barbell Row
(벤트오버 바벨 로우 Bent-Over Barbell Row)

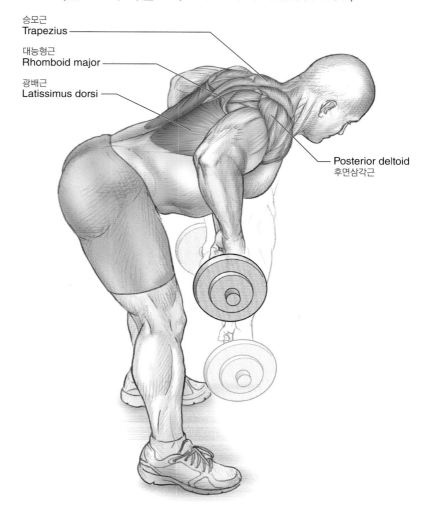

승모근
Trapezius

대능형근
Rhomboid major

광배근
Latissimus dorsi

Posterior deltoid
후면삼각근

운동

1. 바벨을 팔을 편 채 오버핸드 어깨너비 그립으로 든다. 몸통을 앞쪽으로 구부려 바닥과 45도가 되게 한다.

2. 바를 수직으로 당겨 올려 하흉부에 닿게 하되, 척추를 곧게 펴고 무릎을 약간 구부린 상태를 유지한다.

3. 바를 시작 자세로 내린다.

관련근육

주동근육: 광배근

이차근육: 척추기립근(장늑근, 최장근과 극근), 승모근, 대능형근, 소능형근, 후면삼각근

아나토미 포커스

양손 간격: 양손을 어깨너비로 또는 그보다 더 좁게 벌리면 광배근의 중앙 안쪽 부분을 목표로 하는 반면, 그보다 더 넓은 그립은 바깥쪽 광배근을 목표로 한다.

그립: 바를 언더핸드 그립(회외 그립)으로 잡으면 더 좁은 양손 간격이 촉진되어 어깨 신전을 강조하고 광배근의 중앙 안쪽 부분을 목표로 한다. 언더핸드 그립을 사용하면 상완이두근이 더 크게 기여해 로우 중에 근력을 추가한다.

동작 궤도: 바를 가슴 쪽으로 더 높이 당겨 올리면 상부 광배근과 승모근을 목표로 한다. 바를 더 낮은 궤도를 그리면서 당겨 복부에 닿게 하면 하부 광배근을 목표로 한다.

몸 자세: 척추를 곧게 편 상태를 유지한다. 바를 더 멀리 내리려는 시도로 등 하부를 구부려서는 절대 안 되는데, 그렇게 하면 부상을 초래할 것이기 때문이다.

응용운동

T-바 로우
T-Bar Row

이 응용운동은 동작 중에 자세를 안정화하기 위한 노력을 덜 요하는데, 바의 한쪽 끝이 바닥에 고정된 지점을 중심으로 회전하기 때문이다. 발을 바의 양측에 위치시킨 채 바에서 부하가 걸린 쪽을 향해 선다. 척추를 곧게 펴고 무릎을 약간 구부린 상태를 유지하면서, T-바 핸들을 사용해 부하가 걸린 끝을 들어 올린다. 일부 로우 기구에는 경사진 가슴 패드가 있어 몸통을 지지하고 하부 척추에 가해지는 부하를 최소화한다.

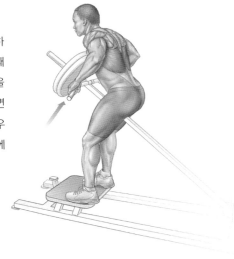

덤벨 로우
Dumbbell Row

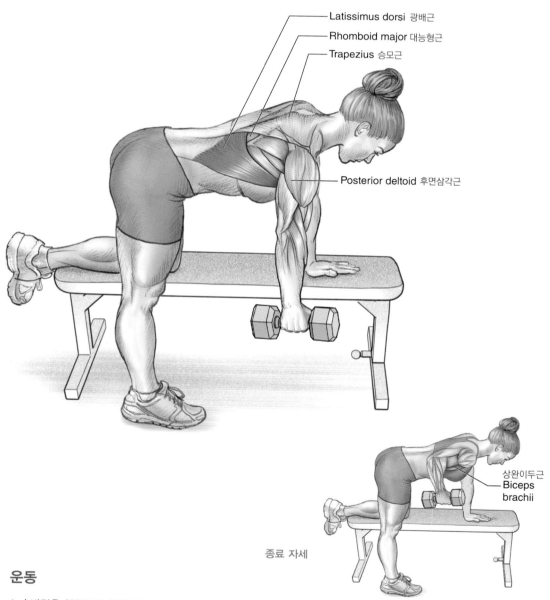

Latissimus dorsi 광배근

Rhomboid major 대능형근

Trapezius 승모근

Posterior deltoid 후면삼각근

상완이두근
Biceps
brachii

종료 자세

운동

1. 손바닥을 안쪽으로 향하게 한 채 한쪽 손으로 덤벨을 잡는다. 반대쪽 손과 무릎을 벤치에 얹되, 척추를 곧게 펴고
   바닥과 평행한 것보다 약간 위로 둔 상태를 유지한다.

2. 덤벨을 수직으로 몸통 옆으로 당겨 올리고 팔꿈치를 가능한 한 높이 올린다.

3. 덤벨을 시작 자세로 내린다.

관련근육

주동근육: 광배근

이차근육: 승모근, 대능형근, 소능형근, 후면삼각근, 척추기립근(장늑근, 최장근과 극근), 상완이두근

아나토미 포커스

그립: 덤벨을 몸통과 평행하게 하는 중립 그립이 가장 효과적이다. 회내 그립 또는 회외 그립을 시도하면 덤벨이 몸통에 걸리는 경향이 있을 것이다.

동작 궤도: 덤벨을 가슴 쪽으로 당기면 상부 광배근과 하승모근을 단련시킨다. 덤벨을 더 낮은 궤도를 그리면서 복부 쪽으로 올리면 하부 광배근을 목표로 한다.

운동범위: 바닥 위치에서 광배근을 신장시키고 동작의 꼭대기에서 팔꿈치를 가능한 한 높이 올려 운동범위를 극대화한다.

몸 자세: 몸통을 벤치로 지지하면 척추에 가해지는 스트레스가 감소한다.

응용운동

원암 케이블 시티드 로우
One-Arm Cable Seated Row

한손으로 중립 그립(엄지손가락이 위쪽으로 향하는 그립)을 사용해 로우 풀리의 핸들을 잡는다. 핸들을 가슴 쪽으로 높이 당기되, 척추를 곧게 편 상태를 유지한다. 팔을 펴면서 핸들을 시작 자세로 되돌린다. 한 번에 한쪽 팔로 로우를 하면 팔꿈치를 뒤쪽으로 더 멀리 당길 수 있으므로, 광배근의 근육 수축이 극대화된다.

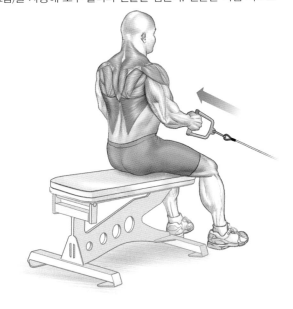

머신 로우
Machine Row

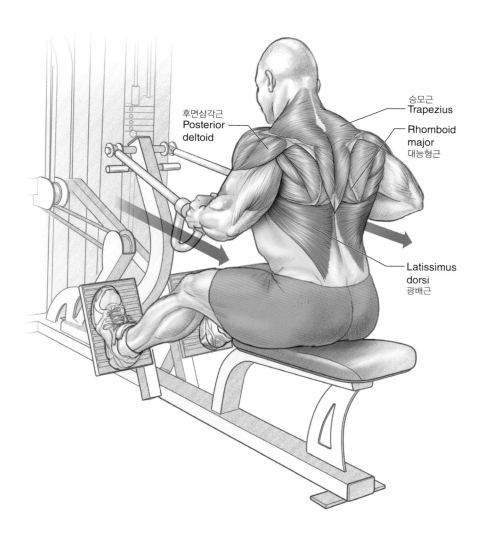

승모근
Trapezius

후면삼각근
Posterior
deltoid

Rhomboid
major
대능형근

Latissimus
dorsi
광배근

운동

1. 팔을 몸의 앞쪽으로 뻗은 채 머신의 핸들을 잡는다. 머신에 가슴 패드가 있으면 몸통을 패드에 대고 지지한다.

2. 핸들을 상복부 쪽으로 당기되, 척추를 곧게 편 상태를 유지한다.

3. 핸들을 시작 자세로 되돌린다.

관련근육

주동근육: 광배근

이차근육: 승모근, 대능형근, 소능형근, 후면삼각근

아나토미 포커스

양손 간격: 양손을 더 멀리 벌리면 바깥쪽 광배근을 목표로 하는 반면, 양손을 서로 더 가까이 두면 안쪽 광배근을 구분 훈련시킨다.

그립: 회내 그립(오버핸드 그립)은 상부 및 바깥쪽 광배근을 목표로 하는 경향이 있고, 중립 그립(엄지손가락이 위쪽으로 향하는 그립)은 등의 중앙 부분을 목표로 하며, 회외 그립(언더핸드 그립)은 하부 광배근을 단련시킨다. 그립이 회내에서 중립으로 그리고 회외로 변화하면서 팔꿈치는 몸의 양옆으로 점차 더 가까워진다.

동작 궤도: 핸들을 높은 궤도를 그리면서 가슴 쪽으로 당기면 상부 광배근과 승모근을 목표로 하는 반면, 복부를 향하는 낮은 궤도는 하부 광배근을 목표로 한다. 자리의 높이를 조정하여 궤도를 변화시킨다. 자리를 올리면 궤도가 낮아지고 자리를 내리면 궤도가 높아진다.

운동범위: 팔꿈치를 가능한 한 멀리 뒤로 당기고 견갑골을 조여 근육 수축을 극대화한다.

몸 자세: 몸통을 가슴 패드에 대고 지지하면 척추에 가해지는 부하가 감소한다.

럼바 익스텐션
Lumbar Extension
(백 익스텐션 Back Extension)

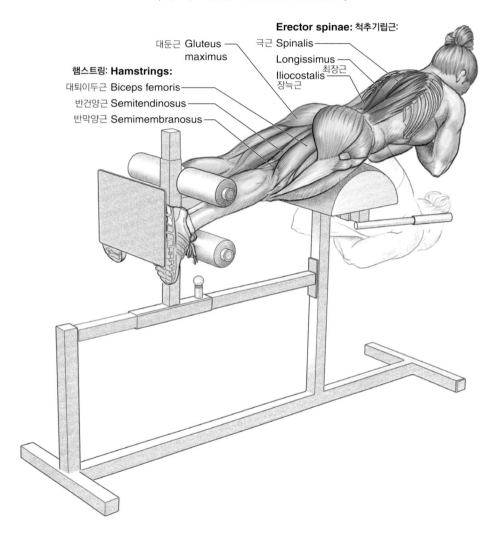

Erector spinae: 척추기립근:
극근 Spinalis
Longissimus
최장근
Iliocostalis
장늑근

대둔근 Gluteus maximus

햄스트링: Hamstrings:
대퇴이두근 Biceps femoris
반건양근 Semitendinosus
반막양근 Semimembranosus

운동

1. 럼바 익스텐션 벤치에서 넓적다리를 지지하고 발목을 패드 밑에 고정시킨 채 얼굴이 아래로 향하게 눕는다.

2. 상체를 90도로 구부려 상체가 매달린 상태로 시작한다.

3. 상체를 올려 상체가 바닥과 평행한 것보다 약간 위로 오도록 한다.

관련근육

주동근육: 척추기립근(장늑근, 최장근과 극근)

이차근육: 광배근, 대둔근, 햄스트링(반건양근, 반막양근과 대퇴이두근)

아나토미 포커스

양손 간격: 손은 등 하부 뒤에서 깍지 끼거나 가슴 앞에서 팔짱 낀 자세로 둘 수 있다.

저항: 가슴의 앞쪽으로 웨이트 플레이트를 들어 저항을 추가한다.

동작 궤도: 동작을 상향 경사 자세로 수행해도 된다(응용운동 참조).

운동범위: 몸통은 약 90도의 호를 그리면서 위아래로 움직여야 한다. 척추의 과신전을 피한다. 척추기립근이 척추를 안정화하고 펴는 반면, 대둔근과 햄스트링이 고관절 신전을 일으킨다.

응용운동

인클라인 럼바 익스텐션 Incline Lumbar Extension

(인클라인 백 익스텐션 Incline Back Extension)

엉덩이를 높이 지지하고 발목을 바닥에 더 가까이 둔 상태에서 상향 경사 자세로 동작을 수행하면 운동이 더 쉬워진다. 단점은 상향 경사 자세에서는 초점이 요추 근육에서 둔근과 햄스트링으로 옮겨간다는 것이다.

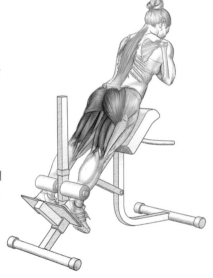

머신 럼바 익스텐션 Machine Lumbar Extension

(머신 백 익스텐션 Machine Back Extension)

앞의 운동을 가변적인 저항을 제공하는 럼바 익스텐션 머신에 앉은 채 실시한다. 부상을 피하기 위해서는 척추를 너무 앞쪽으로 굴곡시키거나 너무 뒤쪽으로 신전시키지 말아야 한다.

데드리프트
Deadlift

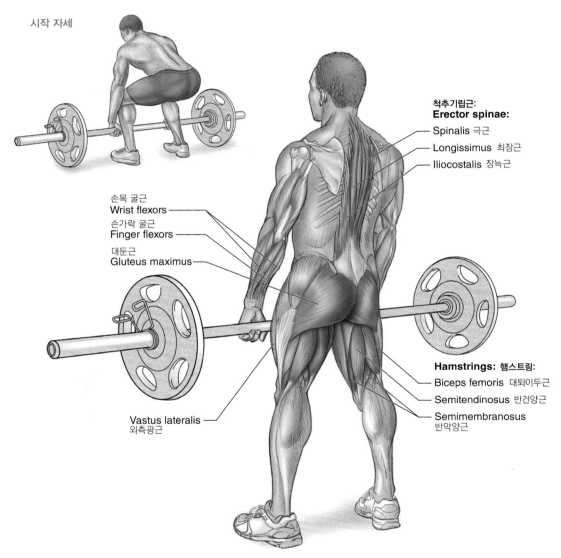

시작 자세

척추기립근:
Erector spinae:
Spinalis 극근
Longissimus 최장근
Iliocostalis 장늑근

손목 굴근
Wrist flexors
손가락 굴근
Finger flexors
대둔근
Gluteus maximus

Vastus lateralis
외측광근

Hamstrings: 햄스트링:
Biceps femoris 대퇴이두근
Semitendinosus 반건양근
Semimembranosus
반막양근

운동

1. 바벨을 팔을 편 채 어깨너비 오버핸드 그립으로 잡는다. 무릎과 엉덩이를 구부려 스쿼트 자세를 취한다.

2. 척추와 팔꿈치를 곧게 편 상태를 유지하면서, 바를 엉덩이 높이로 들어 올리며 똑바로 선다.

3. 무릎과 엉덩이를 구부려 천천히 바를 다시 바닥으로 내린다.

관련근육

주동근육: 척추기립근(장늑근, 최장근과 극근), 대둔근, 햄스트링(반건양근, 반막양근과 대퇴이두근)

이차근육: 승모근, 광배근, 대퇴사두근(대퇴직근, 외측광근, 내측광근과 중간광근), 전완 근육(손목 굴근과 손가락 굴근)

아나토미 포커스

양손 간격: 양손을 어깨너비로 벌려 팔을 수직으로 늘어뜨리고 손이 외측 대퇴를 따라 지나가도록 해야 한다.

그립: 한쪽 손바닥은 앞쪽으로 향하고 다른 쪽은 뒤쪽으로 향하는 오버-언더 그립은 바가 구르지 않도록 한다.

스탠스: 발가락이 정면을 향하게 한 채 발을 엉덩이 바로 아래에 위치시킨다(엉덩이 너비).

동작 궤도: 바는 곧장 위아래로 이동하고 몸에 가까이 유지되어야 한다.

운동범위: 팔을 신전시키고 팔꿈치를 곧게 편 상태를 유지하면서, 바벨을 바닥에서 넓적다리의 꼭대기로 들어 올린다. 이러한 동작에서 척추기립근은 척추를 안정화하고 펴는 한편 대둔근과 햄스트링은 고관절 신전을 일으킨다. 동작 내내 척추를 곧게 편 상태를 유지한다. 등 하부를 앞쪽으로 구부리거나 척추를 너무 뒤쪽으로 신전시켜서는 안 된다.

응용운동

바벨 스티프-레그드 데드리프트
Barbell Stiff-Legged Deadlift

다리를 곧게 편 채 데드리프트를 수행하면 초점이 등 하부에서 둔부와 햄스트링으로 옮겨간다. 운동 설명에 대해서는 제5장(190페이지)을 참조한다.

스모식 데드리프트
Sumo-Style Deadlift

스탠스를 엉덩이 너비보다 더 넓게 잡은 채 들어올리기를 수행하면 강조점이 넓적다리 근육에 주어진다.

머신 데드리프트
Machine Deadlift

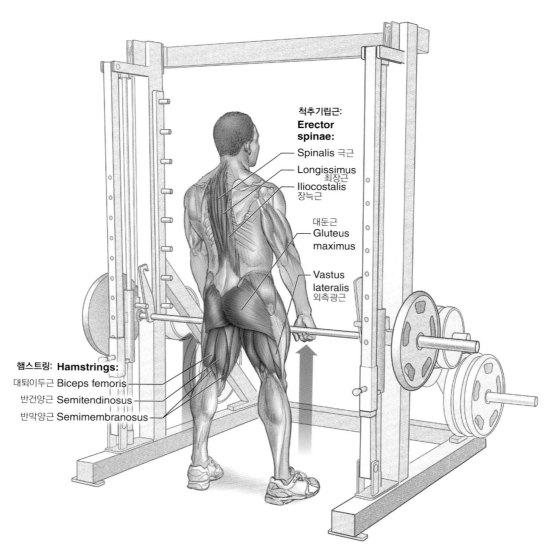

척추기립근:
Erector spinae:
Spinalis 극근
Longissimus 최장근
Iliocostalis 장늑근

대둔근
Gluteus maximus

Vastus lateralis 외측광근

햄스트링: **Hamstrings:**
대퇴이두근 Biceps femoris
반건양근 Semitendinosus
반막양근 Semimembranosus

운동

1. 똑바로 서서 스미스 머신의 바를 팔을 편 채 오버핸드 어깨너비 그립을 사용해 든다.
2. 상체를 앞쪽으로 구부리고 바를 아래쪽으로 내리되, 척추와 팔꿈치를 곧게 편 상태를 유지한다.
3. 바를 다시 시작 자세로 들어 올린다.

관련근육

주동근육: 척추기립근(장늑근, 최장근과 극근), 대둔근, 햄스트링(반건양근, 반막양근과 대퇴이두근)

이차근육: 승모근, 광배근, 대퇴사두근(대퇴직근, 외측광근, 내측광근과 중간광근)

아나토미 포커스

저항: 스미스 머신은 단일 평면의 수직 움직임을 제공해 운동 중에 노력을 집중시키는 데 도움이 될 수 있다.

양손 간격: 양손을 어깨너비로 벌려 팔을 수직으로 늘어뜨리고 손이 외측 대퇴를 따라 지나가도록 해야 한다.

그립: 오버핸드 그립은 스미스 머신의 바를 풀린 위치로 유지하므로 바를 곧장 위아래로 들어 올리면 바의 고정쇠가 걸리지 않는다.

스탠스: 발가락이 정면을 향하게 한 채 발을 엉덩이 바로 아래에 위치시킨다(엉덩이 너비).

동작 궤도: 바는 곧장 위아래로 이동하고 몸에 가까이 유지되어야 한다.

몸 자세: 무릎을 약간 구부리면 운동의 수행에 도움이 된다. 동작 내내 척추를 곧게 편 상태를 유지한다. 등 하부를 앞쪽으로 구부리거나 척추를 너무 뒤쪽으로 신전시켜서는 안 된다.

운동범위: 팔을 신전시키고 팔꿈치를 곧게 편 상태를 유지하면서, 바를 엉덩이 높이에서 무릎을 지나 내리고 다시 올린다. 이러한 동작에서 척추기립근은 척추를 안정화하고 펴는 한편 대둔근과 햄스트링은 고관절 신전을 일으킨다.

응용운동

케이블 풀스루
Cable Pull-Through

로우 풀리를 등지고 서서 케이블이 다리 사이로 나오게 한 채 짧은 바를 사용해 들어올리기를 실시한다.

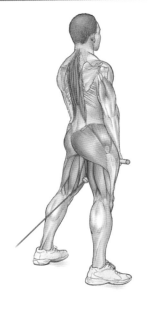

굿모닝
Good Morning

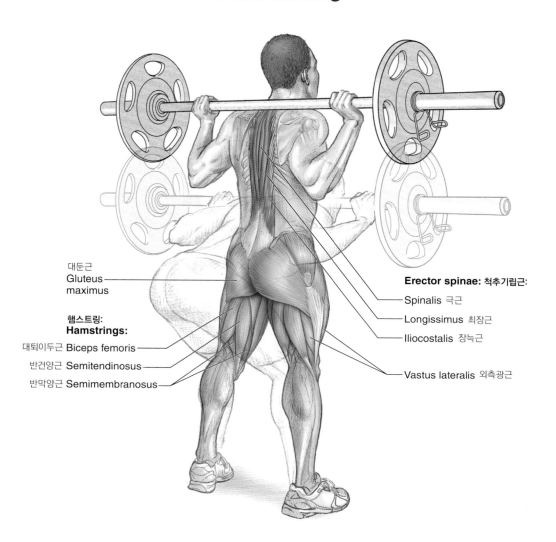

대둔근
Gluteus maximus

햄스트링:
Hamstrings:

대퇴이두근 Biceps femoris
반건양근 Semitendinosus
반막양근 Semimembranosus

Erector spinae: 척추기립근:

Spinalis 극근
Longissimus 최장근
Iliocostalis 장늑근

Vastus lateralis 외측광근

운동

1. 바벨을 어깨에 걸친 채 똑바로 선다.
2. 척추를 곧게 펴고 무릎을 곧게 편(또는 약간 구부린) 상태를 유지하면서, 상체를 앞쪽으로 구부려 상체가 바닥과 평행한 것보다 약간 위로 두도록 한다.
3. 상체를 다시 똑바로 세운 자세로 올린다.

관련근육

주동근육: 척추기립근(장늑근, 최장근과 극근)

이차근육: 광배근, 대둔근, 햄스트링(반건양근, 반막양근과 대퇴이두근)

아나토미 포커스

그립: 어깨에 걸친 바벨을 고정시키기 위해 오버핸드 그립을 사용해 양손을 어깨너비보다 약간 더 넓게 벌린다.

동작 궤도: 무릎을 약간 구부리면 운동의 수행에 도움이 된다.

운동범위: 몸통은 약 90도의 원을 그리면서 위아래로 움직여야 한다. 척추를 곧게 펴고 고개를 든 상태를 유지하고, 몸통을 바닥과 평행한 것보다 아래로 구부리지 않도록 한다. 이러한 동작에서 척추기립근은 척추를 안정화하고 펴는 한편 대둔근과 햄스트링은 고관절 신전을 일으킨다.

응용운동

머신 리프트
Machine Lift

저항을 제공하는 패드를 등 상부에 걸친 채 앉아서 위와 같은 들어올리기를 실시한다.

CHAPTER 4
팔
ARMS

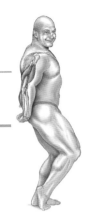

팔은 상완과 하완(전완)으로 구분된다(그림 4-1). 상완은 상완골이란 하나의 뼈로 이루어져 있는 반면, 전완은 요골(엄지손가락 쪽에 위치함)과 척골(새끼손가락 쪽에 위치함)이란 두 개의 뼈로 구성되어 있다. 팔꿈치관절은 상완골과 요골 및 척골 사이에 형성되는 경첩관절(hinge joint)이다. 팔꿈치관절에서는 굴곡과 신전이란 두 가지 동작이 일어난다. 팔꿈치 굴곡에서는 전완이 상완 쪽으로 움직이며, 신전에서는 전완이 상완에서 반대쪽으로 움직인다.

또한 요골이 척골 주위로 회전할 때에도 전완에서 움직임이 일어나며, 이러한 움직임은 요골과 척골의 위아래 두 곳에 있는 요척관절(radioulnar joint) 사이에서 일어난다. 요골이 척골 위로 회전해 척골을 넘어가면 손바닥이 아래쪽으로 향하는 회내(엎침)가 일어나며, 요골과 척골을 다시 평행한 상태로 되돌리면 손바닥이 위쪽으로 향하는 회외(뒤침)가 일어난다.

손목관절은 전완 뼈들의 하위 말단부와 손의 작은 뼈들 사이에 형성되는 관절이다.

상완이두근

그 이름이 의미하듯이 상완이두근(biceps brachii)은 단두(short head)와 장두(long head)의

두 갈래로 되어 있다. 단두는 견갑골의 오훼돌기(coracoid process)에서 기시하고, 장두는 어깨관절의 관절와(glenoid, 관절오목) 위에서 기시한다. 이러한 두 갈래의 근육은 상완골을 따라 내려가면서 합쳐져 단일의 건을 통해 팔꿈치관절에서 약 4cm 아래 요골의 내측에 있는 조면(tuberosity)에 부착된다. 상완이두근은 손을 얼굴 쪽으로 올리는 동작처럼 팔꿈치관절의 굴곡을 일으킨다. 또한 상완이두근은 손바닥이 위쪽으로 향하도록 손을 회전시키는 동작처럼 전완의 회외도 일으킨다.

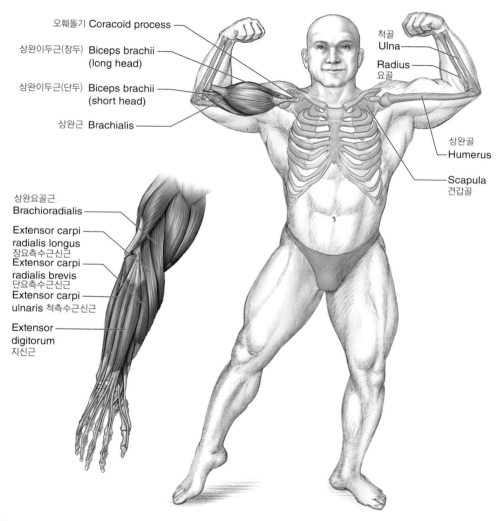

a

그림 4-1. 팔의 해부구조와 근육: (a) 전면과 (b) 측면.

상완이두근 외에 팔꿈치를 굴곡시키는 기타 두 개의 근육은 상완근(brachialis)과 상완요골근(brachioradialis)이다. 상완근은 상완이두근 밑에 깊이 놓여 있으며, 상완골의 전면 하위 1/2 지점에서 기시해 팔꿈치관절 바로 아래 척골에 부착된다. 따라서 상완이두근이 요골을 들어 올리면서 동시에 상완근이 척골을 들어 올린다. 상완요골근은 상완골의 하위 말단부 외측면에서 기시한 다음 전완의 외측을 따라 내려가 손목관절 바로 위 요골에 부착된다.

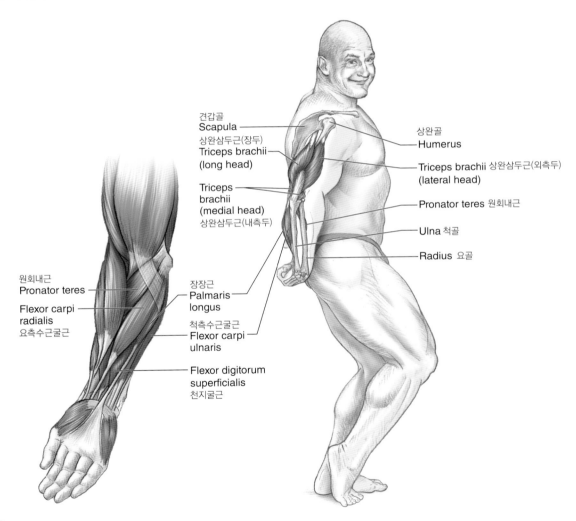

견갑골
Scapula
상완삼두근(장두)
Triceps brachii
(long head)
Triceps
brachii
(medial head)
상완삼두근(내측두)

상완골
Humerus
Triceps brachii 상완삼두근(외측두)
(lateral head)
Pronator teres 원회내근
Ulna 척골
Radius 요골

원회내근
Pronator teres
Flexor carpi
radialis
요측수근굴근

장장근
Palmaris
longus
척측수근굴근
Flexor carpi
ulnaris
Flexor digitorum
superficialis
천지굴근

b

상완삼두근

상완삼두근(triceps brachii)은 장두(long head), 외측두(lateral head), 내측두(medial head) 등 세 갈래로 되어 있다. 장두는 중간 근육으로 어깨관절의 관절와 아래에서 기시하고, 외측두는 상완골의 상위 1/2 외측 및 후방 면에서 기시하며, 내측두는 상완골의 하위 2/3 내측 및 후방 면에서 기시한다. 세 갈래의 근육은 상완골의 하위 말단부에서 합쳐져 단일의 건을 형성하고 이 건은 팔꿈치관절의 뒤에서 척골의 주두돌기(olecranon process, 팔꿈치를 구부릴 때 튀어나오는 끝부분)에 부착된다.

상완삼두근은 손을 얼굴에서 반대쪽으로 움직이는 동작처럼 팔꿈치의 신전을 일으킨다. 상완삼두근은 팔꿈치관절을 펴는 유일의 근육인 반면, 팔꿈치를 구부리는 근육은 세 개(상완이두근, 상완근과 상완요골근)이다. 상완삼두근의 세 갈래 근육은 모두 팔꿈치관절을 지나가나, 장두는 어깨관절 아래로도 지나가 어깨 신전을 보조한다.

전완

전완은 20개의 근육으로 이루어진 덩어리로 두 개의 근육 구획으로 구분된다: 손바닥 쪽의 굴근군과 그 반대쪽의 신근군. 이들 근육은 거의 모두 건을 제외한 근육 부분이 전완의 상위 2/3 부위에 위치한다.

전완의 근육은 손목의 움직임을 일으키는 근육과 손가락 및 엄지손가락을 움직이는 근육으로 대략 동등하게 나뉜다. 손목 굴근 및 신근은 천층(피부 밑)에 있는 반면, 손가락 굴근 및 신근은 심층(뼈 근처)에 있다. 손목 굴근 및 신근으로 이루어지는 천층 근육군은 손목관절과 팔꿈치관절을 모두 지나가므로, 팔꿈치관절을 편 상태에서 손목 감아올리기를 수행하면 근육 신장이 더 커진다.

손목 및 손가락 굴근과 신근은 다음과 같다.

- **손목 굴근**: 장장근(palmaris longus), 요측수근굴근(flexor carpi radialis), 척측수근굴근(flexor carpi ulnaris)

- **손목 신근**: 장요측수근신근(extensor carpi radialis longus), 단요측수근신근(extensor carpi radialis brevis), 척측수근신근(extensor carpi ulnaris)
- **손가락 굴근**: 천지굴근(flexor digitorum superficialis), 심지굴근(flexor digitorum profundus), 장무지굴근(flexor pollicis longus)
- **손가락 신근**: 지신근(extensor digitorum), 소지신근(extensor digitorum minimi), 시지신근(extensor indicis), 장무지신근(extensor pollicis longus), 단무지신근(extensor pollicis brevis)

손바닥이 위쪽으로 향하도록 손을 회전시키는 회외는 회외근(supinator)과 상완이두근에 의해 수행된다. 손바닥이 아래쪽으로 향하도록 손을 회전시키는 회내는 원회내근(pronator teres)과 방형회내근(pronator quadratus)에 의해 수행된다.

바벨 컬
Barbell Curl

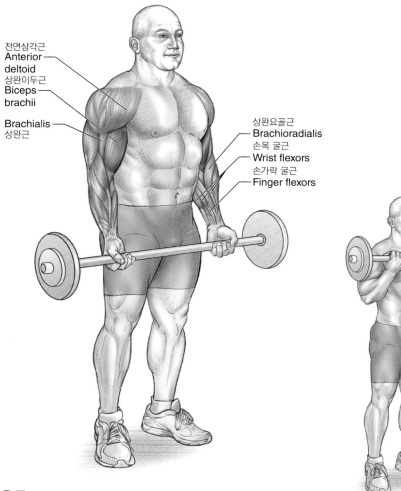

전면삼각근
Anterior deltoid

상완이두근
Biceps brachii

Brachialis
상완근

상완요골근
Brachioradialis
손목 굴근
Wrist flexors
손가락 굴근
Finger flexors

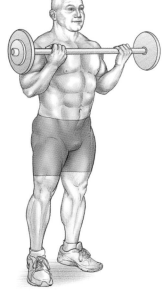

종료 자세

운동

1. 바벨을 팔을 편 채 어깨너비 언더핸드 그립을 사용해 든다.
2. 팔꿈치를 구부려 바를 어깨 높이로 감아올린다.
3. 바를 다시 시작 자세로 내린다.

관련근육

주동근육: 상완이두근

이차근육: 상완근, 상완요골근, 전면삼각근, 전완 근육(손목 굴근과 손가락 굴근)

아나토미 포커스

양손 간격: 넓은 그립은 안쪽 상완이두근(단두)에 작용을 집중시키는 반면, 좁은 그립은 바깥쪽 상완이두근(장두)을 단련시킨다.

그립: 스트레이트 바를 사용할 경우에 언더핸드 그립은 회외(손바닥이 위쪽으로 향하는 그립)로 고정된다. 그립은 EZ 바를 사용해 조정할 수도 있다(응용운동 참조).

동작 궤도: 바는 몸 가까이 호를 그리면서 위아래로 움직여야 한다. 상완이두근을 구분 훈련시키기 위해서는 동작이 어깨가 아니라 팔꿈치에서 일어나야 한다.

운동범위: 팔꿈치를 완전히 펴기 몇 도 전에 멈추면 바벨을 내리면서 상완이두근에 가해지는 긴장이 유지된다.

몸 자세: 척추를 곧게 편 채 똑바로 선다. 몸통을 기울이면 탄력으로 바를 들어 올리게 된다: 몸통을 약간 앞쪽으로 기울이면 감아올리기의 시작 단계가 보다 쉬워지며, 몸통을 약간 뒤쪽으로 기울이면 반복 동작의 종료 단계를 완료하는 데 도움이 된다.

EZ 바 컬
EZ-Bar Curl

EZ 바로 컬을 수행하면 그립이 변화한다. 손이 완전히 회외된(손바닥이 위쪽으로 향하는) 그립에서 덜 회외되고 거의 중립인(손바닥이 안쪽으로 향하는) 그립으로 전환된다. 이러한 손 자세는 상완이두근의 바깥쪽 부위(장두)와 상완근을 강조하고 손목관절을 덜 힘들게 한다.

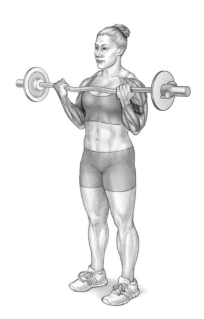

덤벨 컬
Dumbbell Curl

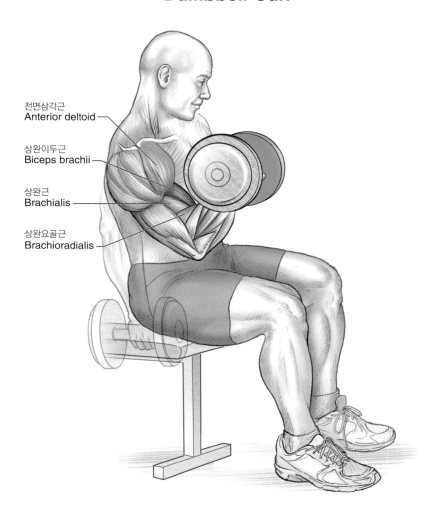

전면삼각근
Anterior deltoid

상완이두근
Biceps brachii

상완근
Brachialis

상완요골근
Brachioradialis

운동

1. 웨이트 벤치의 끝에 앉아 양발을 바닥에 디딘다. 팔을 몸의 양옆으로 펴고 엄지손가락이 앞쪽으로 향하게 한 채 양
   손에 덤벨을 든다.

2. 한 번에 한쪽 팔로 덤벨을 어깨 쪽으로 감아올리면서 손바닥이 위쪽을 향하도록 손을 회전시킨다.

3. 덤벨을 다시 시작 자세로 내리고 반대쪽 팔로 반복한다.

관련근육

주동근육: 상완이두근

이차근육: 상완근, 상완요골근, 전면삼각근, 전완 근육(손목 굴근과 손가락 굴근)

아나토미 포커스

그립: 덤벨 컬은 팔꿈치 굴곡과 전완 회외란 두 가지 방식으로 상완이두근을 단련시킨다. 따라서 상완이두근의 수축을 극대화하기 위해서는 덤벨을 올리면서 손을 회외시킨다(손바닥을 위쪽으로 향하게 한다).

양손 간격: 덤벨을 바의 중간에서 잡는 대신, 손바닥을 밀어 엄지손가락이 플레이트의 안쪽에 닿도록 한다. 이러한 그립 변화는 회외 동작에서 상완이두근에 가해지는 부하를 증가시켜, 덤벨을 회전시킬 때 더 많은 근육 섬유를 활성화한다.

동작 궤도: 척추를 곧게 펴서 몸통을 똑바로 세운다. 몸통을 기울이면 탄력으로 덤벨을 들어 올리게 된다: 몸통을 약간 앞쪽으로 기울이면 감아올리기의 시작 단계가 보다 쉬워지며, 몸통을 약간 뒤쪽으로 기울이면 반복 동작의 종료 단계를 완료하는 데 도움이 된다.

운동범위: 팔꿈치를 완전한 운동범위로 움직인다.

응용운동

덤벨 스탠딩 컬
Dumbbell Standing Curl

앞의 운동은 선 자세에서도 수행할 수 있으나, 그러려면 다리의 근육 작용이 필요하다. 앉은 자세에서 수행하는 운동이 더 나은 초점을 제공한다.

덤벨 인클라인 컬
Dumbbell Incline Curl

앞의 운동을 인클라인 벤치에 앉은 채 수행하면 팔꿈치 근처 상완이두근의 하부에 노력을 집중시키는 데 도움이 된다.

컨센트레이션 컬
Concentration Curl

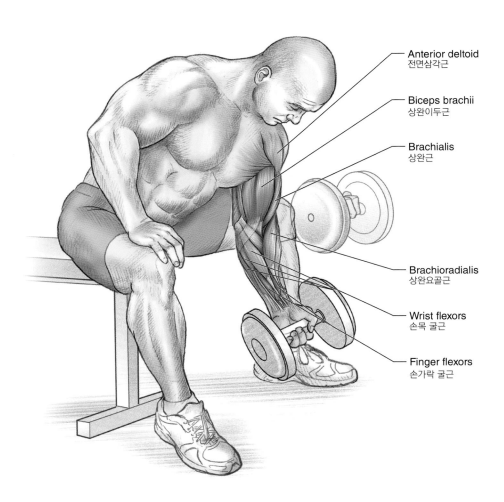

Anterior deltoid
전면삼각근

Biceps brachii
상완이두근

Brachialis
상완근

Brachioradialis
상완요골근

Wrist flexors
손목 굴근

Finger flexors
손가락 굴근

운동

1. 벤치의 끝에 앉는다. 덤벨을 한쪽 손으로 팔을 편 채 들고 팔을 대퇴의 내측에 대어 지지한다. 다른 쪽 손은 반대 측 넓적다리에 얹는다.
2. 팔꿈치를 구부려 덤벨을 어깨 쪽으로 감아올린다.
3. 덤벨을 다시 시작 자세로 내린다.

관련근육

주동근육: 상완이두근

이차근육: 상완근, 상완요골근, 전완 근육(손목 굴근과 손가락 굴근)

아나토미 포커스

그립: 언더핸드 그립은 손을 회외 자세로 두므로 상완이두근의 수축을 극대화한다.

동작 궤도: 바닥에 대한 상완의 자세는 노력의 초점을 변화시킨다. 팔이 수직이면(어깨가 팔꿈치 직상방에 있는 경우), 덤벨을 올리면서 저항이 증가하고 노력이 상부 상완이두근(첨부[尖部])에 집중된다. 팔이 경사진 각도를 이루면(팔꿈치가 어깨의 앞쪽으로 있는 경우), 저항이 동작을 시작할 때 최대가 되므로 노력이 팔꿈치에 있는 상완이두근의 하부를 목표로 한다.

운동범위: 상완을 넓적다리에 대면 어깨의 움직임이 방지되어 상완이두근의 구분 훈련에 아주 좋은 방법이 된다.

몸 자세: 몸통은 반대 측 넓적다리에 얹은 덤벨을 쥐지 않은 손의 지지를 받아 움직이지 않는 상태를 유지해야 한다.

응용운동

원암 케이블 컬
One-Arm Cable Curl

앞의 운동을 로우 풀리의 케이블에 연결된 D-핸들을 사용해 실시한다.

케이블 컬
Cable Curl

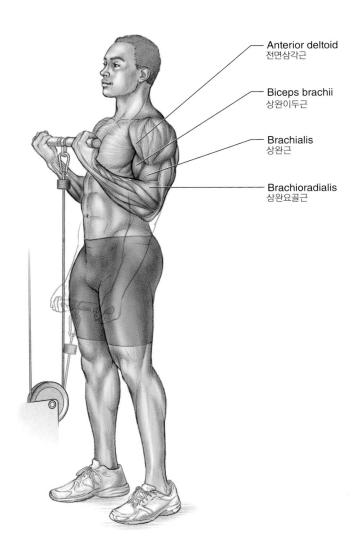

- Anterior deltoid
  전면삼각근
- Biceps brachii
  상완이두근
- Brachialis
  상완근
- Brachioradialis
  상완요골근

운동

1. 웨이트 스택을 마주하고 서서 팔을 편 채 언더핸드 그립을 사용해 로우 풀리에 연결된 짧은 바를 잡는다.
2. 팔꿈치를 구부려 바를 어깨 쪽으로 감아올린다.
3. 바를 다시 시작 자세로 내린다.

관련근육

주동근육: 상완이두근

이차근육: 상완근, 상완요골근, 전면삼각근, 전완 근육(손목 굴근과 손가락 굴근)

아나토미 포커스

양손 간격: 어깨너비보다 더 넓은 그립은 노력을 안쪽 상완이두근(단두)에 집중시키는 반면, 좁은 그립은 바깥쪽 상완 이두근(장두)을 단련시킨다.

그립: 스트레이트 바를 사용할 경우에 언더핸드 그립은 회외(손바닥이 위쪽으로 향하는 그립)로 고정된다. EZ 바를 사 용하면 손이 완전히 회외된 그립에서 덜 회외되고 거의 중립인(손바닥이 안쪽으로 향하는) 그립으로 전환된다. 이 러한 손 자세는 손목관절을 덜 힘들게 하고 상완이두근의 바깥쪽 부위(장두)와 상완근을 강조하는 경향이 있다.

몸 자세: 척추를 곧게 편 채 똑바로 선다.

운동범위: 팔꿈치를 몸의 양옆에 고정시키면 어깨의 움직임이 방지되어 상완이두근의 구분 훈련에 아주 좋은 방법이 된다.

저항: 들어 올리는 동안 저항이 변하는 바벨 또는 덤벨 컬과 달리, 케이블 풀리는 동작 내내 일정한 저항을 제공한다.

응용운동

하이-풀리 컬
High-Pulley Curl

케이블 머신의 풀리 사이 중간에 서서 언더핸드 그립을 사용해 두 개의 하이 풀리에 연결된 D-핸들을 잡는다. 팔을 어깨 높이로 들고 핸들을 머리 쪽으로 감아올린다. 이 응용운동은 상완이두근의 장두 를 강조하고 상완이두근의 첨부(尖部)를 단련시킨다.

원암 케이블 컬
One-Arm Cable Curl

앞의 운동을 케이블 머신의 로우 풀리에 연결된 D-핸들을 사용해 한 번에 한쪽 팔로 실시한다.

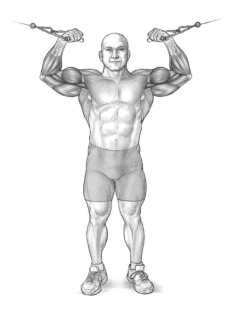

바벨 프리처 컬
Barbell Preacher Curl

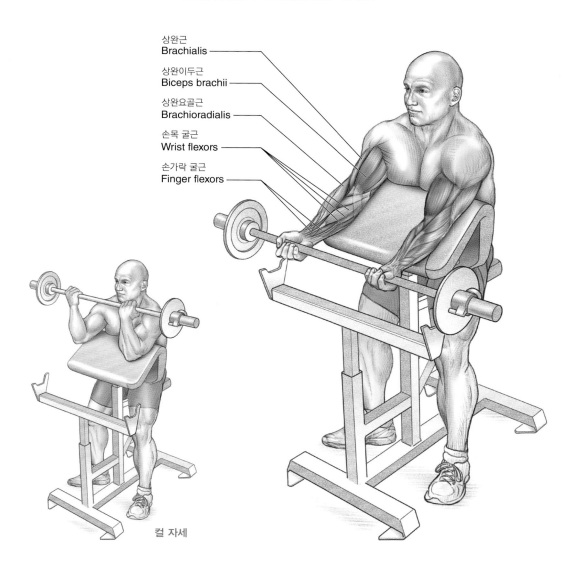

상완근
Brachialis

상완이두근
Biceps brachii

상완요골근
Brachioradialis

손목 굴근
Wrist flexors

손가락 굴근
Finger flexors

컬 자세

운동

1. 프리처 벤치에 상완을 올려놓은 채 앉아 팔을 곧게 내뻗어 바를 어깨너비 언더핸드 그립으로 잡는다.

2. 바를 어깨 쪽으로 감아올린다.

3. 바벨을 다시 시작 자세로 내린다.

관련근육

주동근육: 상완이두근

이차근육: 상완근, 상완요골근, 전완 근육(손목 굴근과 손가락 굴근)

아나토미 포커스

양손 간격: 넓은 그립은 노력을 안쪽 상완이두근(단두)에 집중시키는 반면, 좁은 그립은 바깥쪽 상완이두근(장두)을 단련시킨다.

그립: 스트레이트 바를 사용할 경우에 언더핸드 그립은 회외(손바닥이 위쪽으로 향하는 그립)로 고정된다. EZ 바를 사용하면 그립을 조정할 수도 있다(응용운동 참조).

동작 궤도: 상완을 상향으로 경사진 각도로 지지하면 동작을 시작할 때 저항이 최대가 되므로, 노력이 팔꿈치 근처 상완이두근의 하부를 목표로 한다.

운동범위: 상완을 벤치에 올려놓으면 어깨의 움직임이 방지되므로 상완이두근의 구분 훈련에 도움이 된다. 팔꿈치를 완전히 펴기 몇 도 전에 멈추면 바벨을 내리면서 상완이두근에 가해지는 긴장이 유지된다.

몸 자세: 자리의 높이를 조정해 겨드랑이가 패드의 위쪽 모서리에 꼭 끼이도록 한다.

EZ 바 프리처 컬
EZ-Bar Preacher Curl

EZ 바를 사용하면 손이 완전히 회외된(손바닥이 위쪽으로 향하는) 그립에서 덜 회외되고 거의 중립인(손바닥이 안쪽으로 향하는) 그립으로 전환된다. 이러한 손 자세는 노력을 상완이두근의 바깥쪽 부위(장두)와 상완근에 집중시키는 경향이 있고 손목관절을 덜 힘들게 한다.

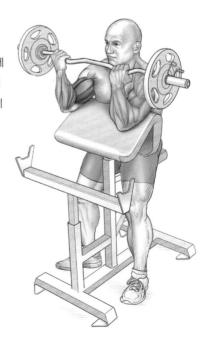

덤벨 프리처 컬
Dumbbell Preacher Curl

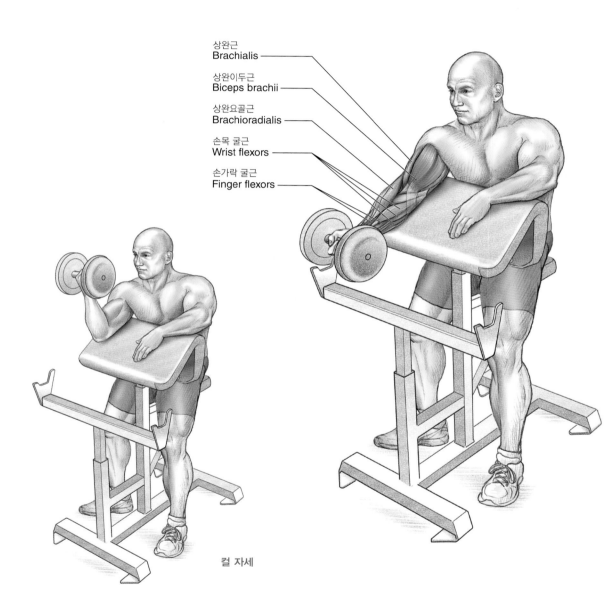

상완근
Brachialis

상완이두근
Biceps brachii

상완요골근
Brachioradialis

손목 굴근
Wrist flexors

손가락 굴근
Finger flexors

컬 자세

운동

1. 프리처 벤치에 상완을 올려놓고 앉아 덤벨을 한 손으로 팔을 편 채 잡는다.
2. 팔꿈치를 구부려 덤벨을 어깨 쪽으로 감아올린다.
3. 덤벨을 다시 시작 자세로 내린다.

관련근육

주동근육: 상완이두근
이차근육: 상완근, 상완요골근, 전완 근육(손목 굴근과 손가락 굴근)

아나토미 포커스

저항: 한 번에 한쪽 팔로 덤벨을 들고 운동을 수행하면 집중력과 구분 훈련이 향상된다.

그립: 언더핸드 그립(손바닥이 위쪽으로 향하는 그립)은 손을 회외 자세로 두므로 상완이두근의 수축을 극대화한다.

동작 궤도: 상완을 상향으로 경사진 각도로 지지하면 동작을 시작할 때 저항이 최대가 되므로, 노력이 팔꿈치 근처 상완이두근의 하부를 목표로 한다.

운동범위: 상완을 벤치에 올려놓으면 어깨의 움직임이 방지되므로 상완이두근의 구분 훈련에 도움이 된다. 팔꿈치를 완전히 펴기 몇 도 전에 멈추면 바벨을 내리면서 상완이두근에 가해지는 긴장이 유지된다.

몸 자세: 자리의 높이를 조정해 겨드랑이가 패드의 위쪽 모서리에 꼭 끼이도록 한다.

머신 컬
Machine Curl

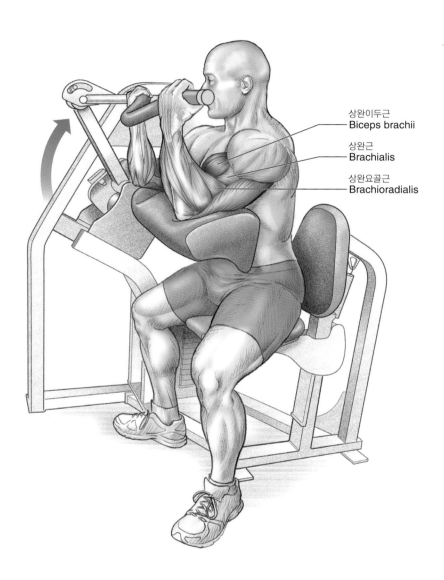

상완이두근
Biceps brachii

상완근
Brachialis

상완요골근
Brachioradialis

운동

1. 팔꿈치를 패드에 올려놓고 팔을 곧게 내뻗은 채 바를 어깨너비 언더핸드 그립을 사용해 잡는다.

2. 팔꿈치를 구부려 바를 어깨 쪽으로 감아올린다.

3. 바를 시작 자세로 되돌린다.

관련근육

주동근육: 상완이두근

이차근육: 상완근, 상완요골근, 전완 근육(손목 굴근과 손가락 굴근)

아나토미 포커스

양손 간격: 넓은 그립은 노력을 안쪽 상완이두근(단두)에 집중시키는 반면, 좁은 그립은 바깥쪽 상완이두근(장두)을 단련시킨다.

그립: 각진 핸들 바는 스트레이트 바보다 손목관절을 덜 힘들게 한다.

동작 궤도: 상향으로 경사진 팔 패드는 노력을 상완이두근의 하부에 집중시킨다.

운동범위: 노력은 감아올리기의 초기 단계에서 하부 상완이두근에 집중된 다음 웨이트를 올리면서 중부 상완이두근(첨부, 꼭대기)으로 옮겨간다.

저항: 들어 올리는 동안 저항이 변하는 바벨 또는 덤벨 컬과 달리, 머신은 동작 내내 일정한 저항을 제공한다.

응용운동

머신 플랫-패드 컬
Machine Flat-Pad Curl

상향으로 경사진 팔 패드의 동작 궤도와 달리, 평평하고 수평인 팔 패드의 동작 궤도는 노력을 상완이두근의 첨부에 집중시킨다.

원암 머신 컬
One-Arm Machine Curl

앞의 운동을 한 번에 한쪽 팔로 수행하면 집중력과 구분 훈련이 향상된다.

트라이셉스 푸시다운
Triceps Push-Down

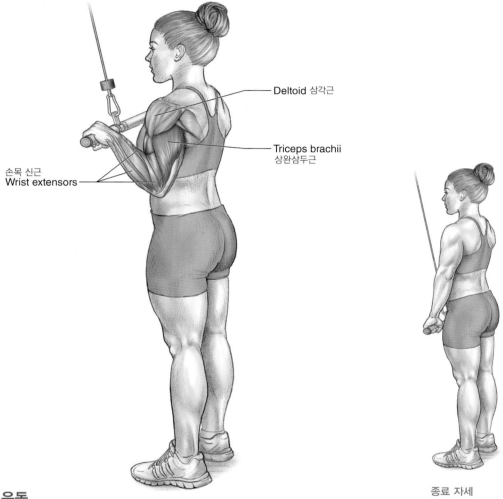

Deltoid 삼각근

Triceps brachii
상완삼두근

손목 신근
Wrist extensors

종료 자세

운동

1. 웨이트 스택을 마주하고 서서 하이 풀리에 연결된 짧은 바를 어깨너비 오버핸드 그립으로 잡는다.

2. 팔꿈치를 90도보다 조금 더 구부리고 바를 가슴 높이로 둔 채 시작한다.

3. 상완에 단단히 힘을 준 상태를 유지하면서, 바를 밀어내려 팔꿈치가 완전히 펴지도록 한다.

관련근육

주동근육: 상완삼두근

이차근육: 삼각근, 전완 근육(손목 신근)

아나토미 포커스

양손 간격: 넓은 그립은 노력을 안쪽 상완삼두근(장두)에 집중시키는 반면, 좁은 그립은 노력을 바깥쪽 상완삼두근(외측두)에 집중시킨다.

그립: 스트레이트 바를 사용할 경우에 회내 그립(손바닥이 아래쪽으로 향하는 그립)은 상완삼두근의 바깥쪽 부위(외측두)를 강조하는 반면, 회외 그립(손바닥이 위쪽으로 향하는 그립)은 노력을 안쪽 부위(장두)에 집중시킨다. V자 모양의 바는 손을 중립 그립(엄지손가락이 위쪽으로 향하는 그립)으로 전환해 상완삼두근의 외측두, 내측두와 장두를 모두 동등하게 목표로 한다.

동작 궤도: 상완을 바닥과 수직으로 두면 바깥쪽 상완삼두근(외측두)이 동작에 기여한다. 팔을 바닥과 평행하게 올린 채 운동을 수행하면 노력이 안쪽 상완삼두근(장두)에 집중된다.

운동범위: 상완을 몸의 양옆으로 고정시키면 어깨의 움직임이 방지되어 상완삼두근을 구분 훈련시키는 아주 좋은 방법이 된다. 동작은 팔꿈치만을 통해 일어나야 한다.

저항: 들어 올리는 동안 저항이 변하는 바벨 또는 덤벨 운동과 달리, 케이블은 동작 내내 일정한 저항을 제공한다.

몸 자세: 척추를 곧게 편 채 똑바로 서는 것이 표준 자세이다. 더 무거운 웨이트를 사용할 경우에 상체를 약간 앞쪽으로 기울이면 안정성이 더 나아진다.

응용운동

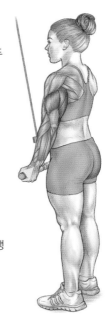

로프 푸시다운
Rope Push-Down
로프를 연결하여 운동을 수행하면 허리 위치에서 강한 회내가 이루어지며, 이는 상완삼두근의 바깥쪽 부위(외측두)를 목표로 한다.

리버스-그립 푸시다운
Reverse-Grip Push-Down
리버스 그립(언더핸드 그립)은 노력을 상완삼두근의 안쪽 부위(장두)에 집중시킨다.

원암 푸시다운
One-Arm Push-Down
앞의 운동을 오버핸드 또는 언더핸드 그립으로 D-핸들을 잡은 채 한 번에 한쪽 팔로 수행하면 노력이 집중되고 구분 훈련이 향상된다.

딥
Dip

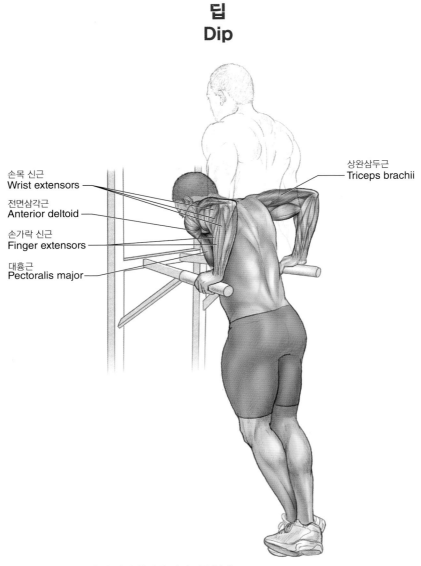

손목 신근
Wrist extensors

전면삼각근
Anterior deltoid

손가락 신근
Finger extensors

대흉근
Pectoralis major

상완삼두근
Triceps brachii

운동

1. 평행 바를 잡고 몸을 들어 올려 팔이 완전히 펴지도록 한다.

2. 팔꿈치를 구부리면서 천천히 몸을 내려 상완이 바닥과 대략 평행하게 한다. 몸통을 똑바로 세운 상태를 유지한다.

3. 몸을 다시 밀어 올리면서 팔을 펴서 팔꿈치가 완전히 펴지도록 한다.

관련근육

주동근육: 상완삼두근

이차근육: 대흉근, 전면삼각근, 전완 근육(손목 신근과 손가락 신근)

아나토미 포커스

양손 간격: 넓은 그립은 노력을 안쪽 상완삼두근(장두)에 집중시키는 반면, 좁은 그립은 노력을 바깥쪽 상완삼두근(외측두)에 집중시킨다.

그립: 손바닥이 서로 마주하고 엄지손가락이 앞쪽으로 향하는 중립 그립은 상완삼두근의 외측두, 내측두와 장두를 모두 목표로 하고 안쪽 장두를 강조한다. 손바닥이 바깥쪽으로 향하고 엄지손가락이 뒤쪽으로 향하는 리버스 그립을 사용하면 대부분의 노력이 바깥쪽 상완삼두근(외측두)으로 옮겨간다.

동작 궤도: 팔꿈치를 몸의 양옆으로 가까이 유지하면 상완삼두근의 구분 훈련에 도움이 된다. 팔꿈치를 넓게 벌리면 가슴 근육이 보조할 수 있다.

운동범위: 상완삼두근을 구분 훈련시키기 위해서는 어깨의 움직임을 최소한으로 유지한다. 움직임은 주로 팔꿈치에서 일어나야 한다.

몸 자세: 노력을 상완삼두근에 집중시키기 위해서는 몸을 똑바로 한 상태를 유지한다. 몸을 앞쪽으로 기울이면 가슴 근육이 더 많이 작용한다.

저항: 저항은 체중에 의해 제공되고 쉽게 조정되지 않는다. 엉덩이 주위에 웨이트가 달린 벨트를 차면 저항을 추가할 수는 있다.

응용운동

머신 딥
Machine Dip

앞의 운동을 저항을 조정할 수 있는 트라이셉스 푸시다운 (딥) 머신에 앉아 수행하면 노력을 상완삼두근에 집중시키기가 더 쉬워진다. 앞의 딥 운동에서 설명한 모든 지침이 머신 응용운동에도 적용된다.

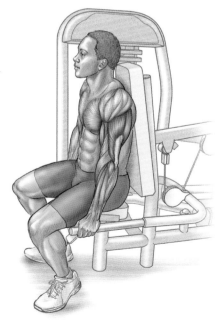

라잉 트라이셉스 익스텐션
Lying Triceps Extension

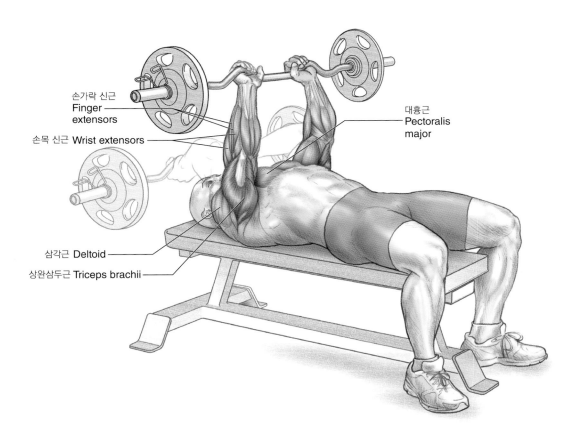

손가락 신근
Finger extensors

손목 신근 Wrist extensors

대흉근
Pectoralis major

삼각근 Deltoid

상완삼두근 Triceps brachii

운동

1. 플랫 벤치에 누워 가슴 위로 팔을 편 채 양손을 약 15cm 벌려 오버핸드 그립으로 바벨 또는 EZ 바를 든다.

2. 팔꿈치를 구부리면서 바를 내려 바가 이마에 닿도록 한다.

3. 바를 밀어 올려 팔꿈치가 완전히 펴지도록 한다.

관련근육

주동근육: 상완삼두근

이차근육: 대흉근, 삼각근, 전완 근육(손목 신근과 손가락 신근)

아나토미 포커스

양손 간격: 넓은 그립은 안쪽 상완삼두근(장두)을 강조하는 반면, 좁은 그립은 바깥쪽 상완삼두근(외측두)을 목표로 한다. 팔꿈치를 서로 가깝게 유지하고 몸의 양옆으로 벌어지지 않도록 한다.

그립: 스트레이트 바를 사용할 경우에 이 운동은 오버핸드(회내) 그립 또는 언더핸드(회외) 그립으로 수행할 수 있다. EZ 바 또는 덤벨을 사용할 경우(응용운동 참조)에는 중립 그립을 요한다. 오버핸드 그립은 상완삼두근의 안쪽 부위(장두)를 단련시키고, 언더핸드 그립은 바깥쪽 부위(외측두)를 강조하며, 중립 그립은 외측두, 내측두와 장두를 모두 단련시킨다.

동작 궤도: 팔을 수직으로 두는 자세에서는 상완삼두근의 안쪽 부위(장두)가 신장되므로, 이 운동은 이 부분의 근육을 목표로 한다. 바를 이마 너머 벤치 쪽으로 내릴 때에는 장두가 더 크게 신장되어, 동작 중에 이 부분의 근육 수축에 유리하다.

몸 자세: 팔꿈치가 위쪽으로 향하고 상완이 수직인 상태를 유지한다. 바를 얼굴이나 턱 쪽으로 내려서는 안 되는데, 그러면 팔꿈치가 처지고 삼각근과 대흉근이 동작을 보조하게 하기 때문이다.

운동범위: 상완삼두근을 구분 훈련시키기 위해서는 움직임이 어깨가 아니라 팔꿈치에서 일어나야 한다.

응용운동

덤벨 라잉 트라이셉스 익스텐션
Dumbbell Lying Triceps Extension

앞의 운동을 양손에 덤벨을 들고 양팔을 동시에 움직이면서 실시한다. 엄지손가락은 얼굴을 향해야 한다(중립 그립).

리버스-그립 라잉 트라이셉스 익스텐션
Reverse-Grip Lying Triceps Extension

앞의 운동을 리버스 그립(회외 그립)으로 바를 잡고 수행하여 상완삼두근의 바깥쪽 부위(외측두)를 강조한다.

바벨 시티드 트라이셉스 프레스
Barbell Seated Triceps Press
(바벨 시티드 트라이셉스 익스텐션 Barbell Seated Triceps Extension)

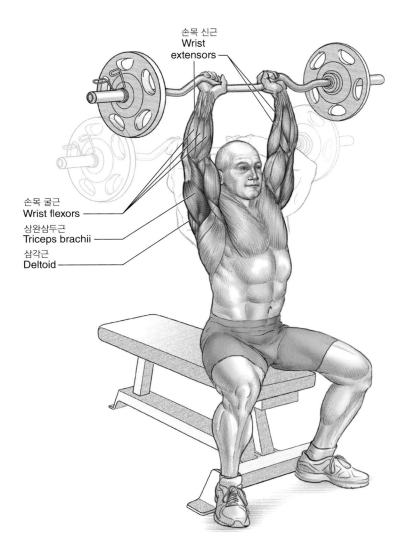

손목 신근
Wrist extensors

손목 굴근
Wrist flexors

상완삼두근
Triceps brachii

삼각근
Deltoid

운동

1. 똑바로 앉아 머리 위로 팔을 편 채 바벨을 좁은 오버핸드 그립을 사용해 든다.

2. 팔꿈치를 구부려 바를 머리 뒤로 내린다.

3. 바를 밀어 올려 팔꿈치가 완전히 펴지도록 한다.

관련근육

주동근육: 상완삼두근

이차근육: 삼각근, 전완 근육(손목 굴근과 손목 신근)

아나토미 포커스

양손 간격: 넓은 그립은 안쪽 상완삼두근(장두)을 강조하는 반면, 좁은 그립은 바깥쪽 상완삼두근(외측두)을 목표로 한다. 팔꿈치를 서로 가깝게 유지하고 바깥쪽으로 벌어지지 않도록 한다.

그립: 이 운동은 스트레이트 바를 사용할 경우에 오버핸드 그립(회내 그립)을 요하고 EZ 바를 사용할 경우(응용운동 참조)에 중립 그립을 요한다. 오버핸드 그립은 상완삼두근의 안쪽 부위(장두)를 단련시키는 반면, 중립 그립은 외측 두, 내측두와 장두를 모두 단련시킨다.

동작 궤도: 팔을 수직으로 두는 자세에서 상완삼두근의 안쪽 부위(장두)가 신장되므로, 이 운동은 이 부분의 근육을 우선해 목표로 한다.

운동범위: 상완삼두근을 구분 훈련시키기 위해서는 움직임이 팔꿈치에서만 일어나야 한다.

안전 수칙: 이 운동은 2가지의 안전성 우려를 제기한다. 즉 상완삼두근의 건에 과도한 신장을 가하고, 어깨관절을 부상에 취약한 자세로 둔다. 그러므로 이 운동은 팔꿈치 또는 어깨 통증이 있는 사람들에게는 최선의 선택이 아니다.

응용운동

EZ 바 트라이셉스 프레스
EZ-Bar Triceps Press

앞의 운동을 EZ 바로 수행하면 그립의 선택이 다양해진다.

덤벨 시티드 트라이셉스 프레스
Dumbbell Seated Triceps Press
(덤벨 시티드 트라이셉스 익스텐션 Dumbbell Seated Triceps Extension)

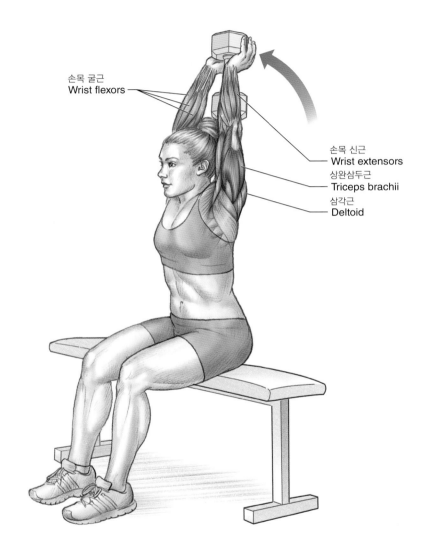

손목 굴근
Wrist flexors

손목 신근
Wrist extensors

상완삼두근
Triceps brachii

삼각근
Deltoid

운동

1. 똑바로 앉아 머리 위로 팔을 편 채 손가락으로 덤벨의 웨이트를 감싸 양손으로 덤벨을 든다.

2. 팔꿈치를 구부려 덤벨을 머리 뒤로 내린다.

3. 덤벨을 밀어 올려 팔꿈치가 완전히 펴지도록 한다.

관련근육

주동근육: 상완삼두근

이차근육: 삼각근, 전완 근육(손목 굴근과 손목 신근)

아나토미 포커스

그립: 덤벨은 수직 자세로 든다. 손가락은 핸들 둘레로(중립 그립) 또는 위쪽 덤벨 플레이트 주위로(회내 그립) 깍지 낄 수 있다. 중립 그립은 상완삼두근의 외측두, 내측두와 장두를 모두 단련시키는 반면, 회내 그립은 안쪽 부위(장두) 를 목표로 한다.

양손 간격: 덤벨을 좁은 그립으로 잡으므로 동작 중에 팔꿈치를 바깥쪽으로 벌려야 한다.

동작 궤도: 팔을 수직으로 두는 자세에서 상완삼두근의 안쪽 부위(장두)가 신장되어, 운동에서 이 근육의 동원을 촉 진한다.

운동범위: 상완삼두근을 구분 훈련시키기 위해서는 움직임이 팔꿈치에서만 일어나야 한다. 상완은 수직으로 유지되 어야 한다.

안전 수칙: 오버헤드 트라이셉스 익스텐션 운동은 어느 유형이나 어깨관절의 부상을 입을 위험성이 있다. 그러므로 이 운동은 어깨 통증이 있는 사람들에게는 최선의 선택이 아닐 수도 있다.

응용운동

원암 시티드 트라이셉스 프레스
One-Arm Seated Triceps Press

상완삼두근의 바깥쪽 부위(외측두)를 강조하려면 앞의 운동을 손바닥이 앞쪽으로 향하게 덤벨을 든 채 한 번에 한쪽 팔로 실시한다.

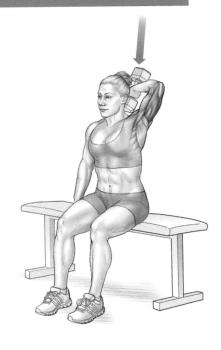

클로스-그립 벤치 프레스
Close-Grip Bench Press

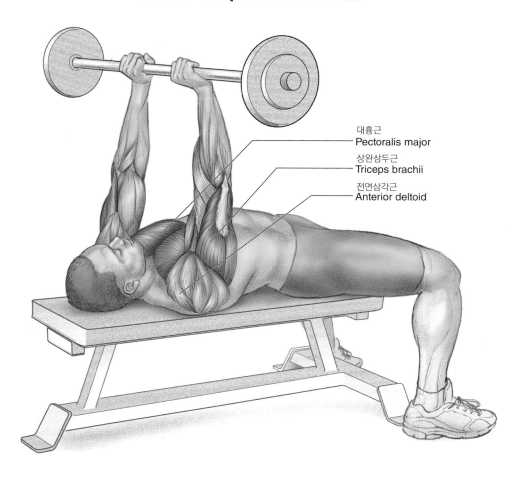

대흉근
Pectoralis major

상완삼두근
Triceps brachii

전면삼각근
Anterior deltoid

운동

1. 운동용 플랫 벤치에 눕는다. 바를 15cm 너비 오버핸드 그립으로 잡는다.

2. 바를 천천히 내려 가슴 중간 부분에 닿도록 한다.

3. 바를 곧장 밀어 올려 팔꿈치가 완전히 펴지도록 한다.

관련근육

주동근육: 상완삼두근, 대흉근

이차근육: 전면삼각근

아나토미 포커스

양손 간격: 상완삼두근을 목표로 하기 위해서는 양손 간격이 어깨너비보다 더 좁아야 한다.

그립: 바를 언더핸드 그립(회외 그립)으로 잡아도 상완삼두근을 목표로 하나, 이러한 그립을 사용하려면 양손을 넓게 벌려야 한다(응용운동 참조).

동작 궤도: 가슴이 아니라 상완삼두근을 강조하기 위해서는 팔꿈치를 몸의 양옆으로 가까이 유지해야 한다.

운동범위: 상완삼두근의 작용을 극대화하기 위해서는 완전한 운동범위(팔꿈치를 완전히 펴는 것)가 요구된다.

응용운동

리버스-그립 벤치 프레스
Reverse-Grip Bench Press

앞의 운동을 언더핸드 그립(손바닥이 위쪽으로 향하는 그립)을 사용해 양손을 어깨너비보다 더 넓게 벌린 채 수행해도 상완삼두근을 목표로 한다.

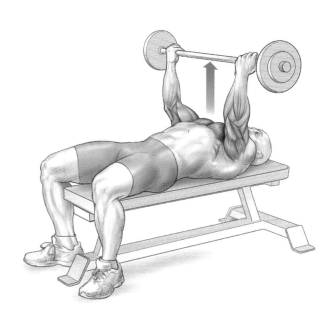

덤벨 킥백
Dumbbell Kickback

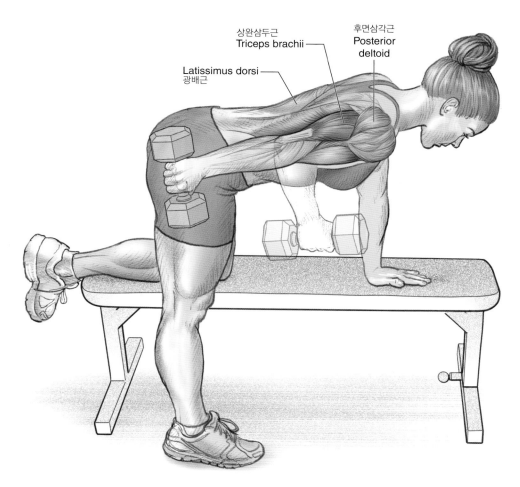

상완삼두근
Triceps brachii

후면삼각근
Posterior
deltoid

Latissimus dorsi
광배근

운동

1. 한쪽 손으로 덤벨을 든 채 상체를 앞쪽으로 구부리고 다른 쪽 손을 벤치 또는 무릎에 얹어 몸통을 지지한다.

2. 상완을 바닥과 평행하게 하고 팔꿈치를 90도로 구부린 채 시작한다.

3. 덤벨을 위쪽으로 올리면서 팔을 펴서 팔꿈치가 완전히 펴지도록 한다.

관련근육

주동근육: 상완삼두근

이차근육: 후면삼각근, 광배근

아나토미 포커스

그립: 중립 그립(엄지손가락이 앞쪽으로 향하는 그립)은 상완삼두근의 모든 부위를 단련시킨다. 손바닥이 위쪽으로 향하도록 덤벨을 회전시키면 바깥쪽 부위(외측두)를 목표로 한다.

동작 궤도: 상완을 바닥과 평행하게 하고 팔꿈치를 몸의 옆으로 가까이 둔 상태를 유지한다.

운동범위: 상완삼두근을 구분 훈련시키기 위해서는 어깨에 단단히 힘을 준 상태를 유지해야 한다. 움직임은 팔꿈치에서 일어나야 한다.

저항: 중력의 영향 때문에 저항은 변하고 덤벨이 위쪽으로 올라가면서 증가한다.

몸 자세: 몸통은 바닥과 평행한 것보다 약간 위로 두어야 한다. 너무 똑바로 서면 운동을 효과적으로 수행할 수 없다.

응용운동

케이블 킥백
Cable Kickback

앞의 운동을 로우 풀리에 연결된 D-핸들을 사용해 실시한다. 들어 올리는 동안 저항이 변하는 덤벨 킥백과 달리, 케이블은 동작 내내 일정한 저항을 제공한다.

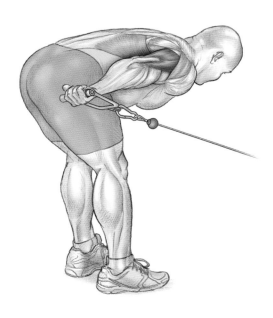

리스트 컬
Wrist Curl

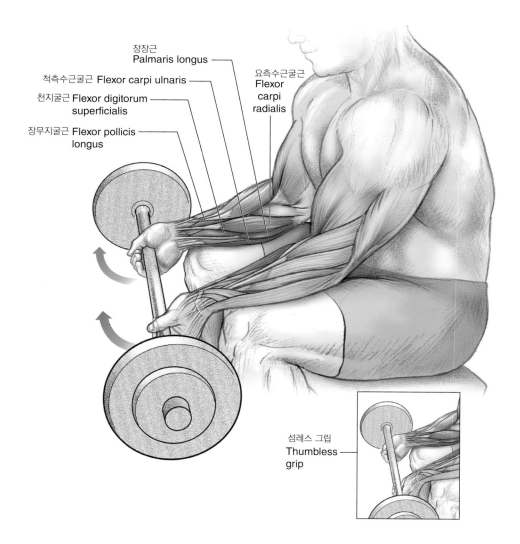

장장근
Palmaris longus

척측수근굴근 Flexor carpi ulnaris

천지굴근 Flexor digitorum superficialis

장무지굴근 Flexor pollicis longus

요측수근굴근
Flexor carpi radialis

섬레스 그립
Thumbless grip

운동

1. 벤치의 끝에 앉아 바벨을 어깨너비 언더핸드 그립으로 잡고 전완의 등을 넓적다리에 얹는다.

2. 손목을 바닥 쪽으로 구부려 바를 내린다.

3. 손목 굴곡을 이용해 바를 감아올린다.

관련근육

주동근육: 장장근, 요측수근굴근, 척측수근굴근

이차근육: 천지굴근, 심지굴근, 장무지굴근

아나토미 포커스

양손 간격: 이상적인 양손 간격은 어깨너비 또는 그보다 약간 더 좁은 것이다. 손목관절에 가해지는 불필요한 스트레스를 최소화하기 위해서는 손을 전완과 똑바로 정렬해야 한다.

그립: 이 운동은 회외 그립(손바닥이 위쪽으로 향하는 그립)을 요한다. 개인적인 선호에 따라 엄지손가락은 바의 아래나 위로 둘 수 있다. 섬레스 그립(thumbless grip, 엄지손가락을 바의 아래로 두는 그립)의 한 가지 장점은 바를 더 멀리 내리도록 해줘 운동범위를 증가시킨다는 것이다.

운동범위: 반복 동작의 내리는 단계에서 바가 손가락을 따라 굴러 내려가게 하면 운동범위가 증가한다. 섬레스 그립에서는 이것이 가능하다. 바를 감아올릴 때에는 손가락을 사용해 바를 손바닥으로 감아올리면서 손가락 굴근이 작용한 다음, 손목을 감아올리면서 전완 굴근이 작용한다. 손가락 굴근은 전완 근육에서 상당한 부분을 차지하기 때문에, 이와 같이 확장된 반복 동작은 전완 근량을 만드는 데 보다 효과적이다.

동작 궤도: 바닥에 대해 전완의 자세를 변화시키면 저항이 변경되고 운동의 초점이 조정된다. 전완이 평평하고 바닥과 평행하면 저항이 동작을 시작할 때 극대가 되고 바를 들어 올리면서 감소한다. 팔꿈치가 손목보다 더 높도록 전완이 바닥에 대해 각을 이루면 저항이 동작을 시작할 때 극소가 되고 바를 감아올리면서 증가한다. 이러한 동작 궤도는 전완 수축을 극대화하는 데 보다 효과적이다.

몸 자세: 전완은 몇 가지 방식으로 지지할 수 있다. 즉 플랫 벤치에서 다리 사이로, 벤치에 앉은 채 넓적다리의 꼭대기로, 또는 프리처 벤치의 경사 패드로 전완을 지지해도 된다.

응용운동

덤벨 리스트 컬
Dumbbell Wrist Curl

앞의 운동을 덤벨을 든 채 한 번에 한쪽 팔로 실시한다.

프리처 벤치 리스트 컬
Preacher Bench Wrist Curl

앞의 운동을 프리처 벤치의 경사 패드에 전완을 얹은 채 실시한다.

바벨 스탠딩 리어 리스트 컬
Barbell Standing Rear Wrist Curl

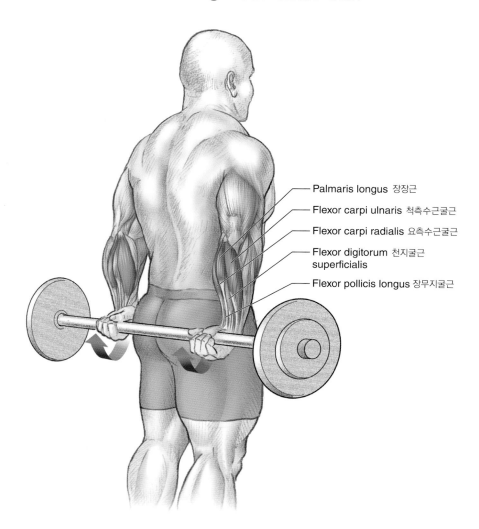

Palmaris longus 장장근

Flexor carpi ulnaris 척측수근굴근

Flexor carpi radialis 요측수근굴근

Flexor digitorum 천지굴근
superficialis

Flexor pollicis longus 장무지굴근

운동

1. 똑바로 서서 엉덩이 뒤로 팔을 편 채 바벨을 어깨너비 오버핸드 그립을 사용해 잡는다.

2. 손목을 위쪽과 뒤쪽으로 구부려 바를 감아올린다.

3. 손목 신전을 이용해 바를 바닥 쪽으로 내린다.

관련근육

주동근육: 장장근, 요측수근굴근, 척측수근굴근
이차근육: 천지굴근, 심지굴근, 장무지굴근

아나토미 포커스

양손 간격: 이상적인 양손 간격은 어깨너비 또는 그보다 약간 더 좁은 것이다. 손목관절에 가해지는 불필요한 스트레스를 최소화하기 위해서는 손을 전완과 똑바로 정렬해야 한다.

그립: 이 운동은 회내 그립(오버핸드 그립, 손바닥이 뒤쪽으로 향하는 그립)을 요한다. 개인적인 선호에 따라 엄지손가락은 바의 아래나 위로 둘 수 있다. 섬레스 그립(thumbless grip, 엄지손가락을 바의 아래로 두는 그립)의 한 가지 장점은 바를 더 멀리 내리도록 해줘 운동범위를 증가시킨다는 것이다.

운동범위: 반복 동작의 내리는 단계에서 바가 손가락을 따라 굴러 내려가게 하면 운동범위가 증가한다. 섬레스 그립에서는 이것이 가능하다. 바를 감아올릴 때에는 손가락을 사용해 바를 손바닥으로 감아올리면서 손가락 굴근이 작용한 다음, 손목을 감아올리면서 전완 굴근이 작용한다. 손가락 굴근은 전완 근육에서 상당한 부분을 차지하기 때문에, 이와 같이 확장된 반복 동작은 전완 근량을 만드는 데 보다 효과적이다.

동작 궤도: 전완이 바닥에 대해 수직이기 때문에, 저항은 동작을 시작할 때 극소가 되고 바를 감아올리면서 증가한다. 이 운동 중에는 팔꿈치가 편 상태로 유지되며, 이는 팔꿈치를 구부린 채 리스트 컬을 수행하는 경우보다 더 큰 근육 신장을 제공한다.

몸 자세: 무릎을 약간 구부리면 넓적다리 뒤에서 바를 움직이기가 수월해진다.

리버스 리스트 컬
Reverse Wrist Curl

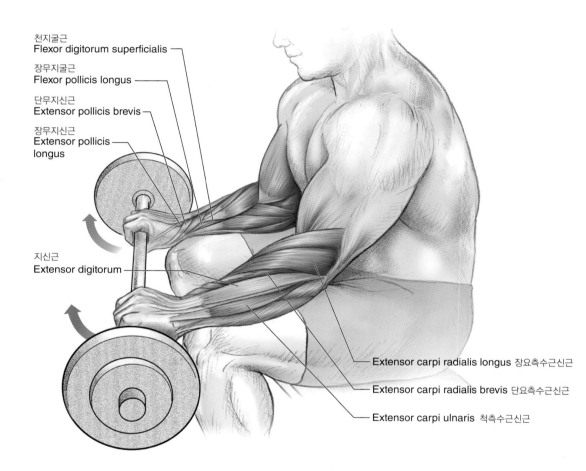

천지굴근
Flexor digitorum superficialis

장무지굴근
Flexor pollicis longus

단무지신근
Extensor pollicis brevis

장무지신근
Extensor pollicis
longus

지신근
Extensor digitorum

Extensor carpi radialis longus 장요측수근신근

Extensor carpi radialis brevis 단요측수근신근

Extensor carpi ulnaris 척측수근신근

운동

1. 바벨을 오버핸드 그립을 사용해 잡고 전완을 넓적다리의 꼭대기 또는 벤치의 가장자리에 얹는다.

2. 손목을 바닥 쪽으로 구부려 바를 내린다.

3. 손목 신전을 이용해 바를 올린다.

관련근육

주동근육: 장요측수근신근, 단요측수근신근, 척측수근신근

이차근육: 지신근, 장무지신근, 단무지신근, 시지신근, 천지굴근, 심지굴근, 장무지굴근

아나토미 포커스

양손 간격: 이상적인 양손 간격은 어깨너비 또는 그보다 약간 더 좁은 것이다. 손은 전완과 똑바로 정렬해야 한다.

그립: 이 운동은 엄지손가락으로 바를 감싸는 회내 그립(손바닥이 아래쪽으로 향하는 그립)을 요한다.

동작 궤도: 바닥에 대해 전완의 자세를 변화시키면 저항이 변경되고 운동의 초점이 조정된다. 전완이 평평하고 바닥과 평행하면 저항이 동작을 시작할 때 극대가 되고 바를 들어 올리면서 감소한다. 팔꿈치가 손목보다 더 높도록 전완이 바닥에 대해 각을 이루면 저항이 동작을 시작할 때 극소가 되고 바를 감아올리면서 증가한다. 이러한 동작 궤도는 전완 수축을 극대화하는 데 보다 효과적이다.

운동범위: 전완 작용을 극대화하기 위해 완전한 운동범위를 사용한다.

몸 자세: 전완은 몇 가지 방식으로 지지할 수 있다. 즉 플랫 벤치에서 다리 사이로, 벤치에 앉은 채 넓적다리의 꼭대기로, 또는 프리처 벤치의 경사 패드로 전완을 지지하거나, 아니면 서서 하는 컬 자세에서 전완을 바닥과 평행한 상태로 유지한 채(전완을 지지하지 않은 채) 운동을 해도 된다.

응용운동

덤벨 리버스 리스트 컬
Dumbbell Reverse Wrist Curl

앞의 운동을 덤벨을 든 채 한 번에 한쪽 팔로 실시한다.

프리처 벤치 리버스 리스트 컬
Preacher Bench Reverse Wrist Curl

앞의 운동을 프리처 벤치의 경사 패드에 전완을 얹은 채 실시한다.

바벨 리버스 컬
Barbell Reverse Curl

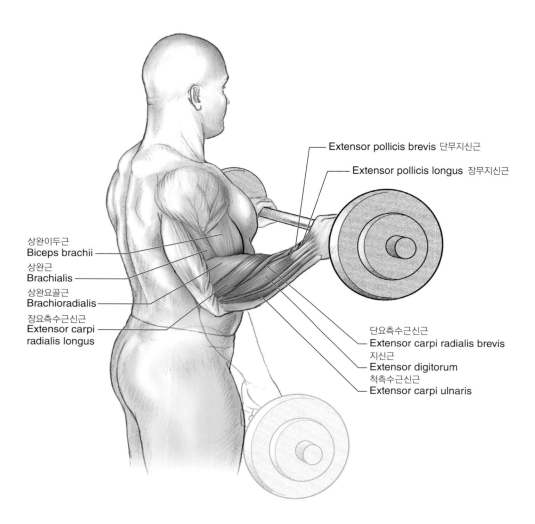

Extensor pollicis brevis 단무지신근

Extensor pollicis longus 장무지신근

상완이두근
Biceps brachii

상완근
Brachialis

상완요골근
Brachioradialis

장요측수근신근
Extensor carpi
radialis longus

단요측수근신근
Extensor carpi radialis brevis

지신근
Extensor digitorum

척측수근신근
Extensor carpi ulnaris

운동

1. 바벨을 팔을 편 채 어깨너비 오버핸드 그립을 사용해 든다.

2. 바를 어깨 높이를 향해 올리되, 팔꿈치를 구부리면서 손목을 위와 뒤로 감아올린다.

3. 바를 다시 시작 자세로 내리면서 손목을 구부린다.

관련근육

주동근육: 장요측수근신근, 단요측수근신근, 척측수근신근, 지신근, 장무지신근, 단무지신근, 시지신근

이차근육: 상완이두근, 상완요골근, 상완근

아나토미 포커스

양손 간격: 이상적인 양손 간격은 손을 전완과 똑바로 정렬한 채 어깨너비로 하는 것이다.

그립: 이 운동은 엄지손가락으로 바를 감싸는 회내 그립(손바닥이 아래쪽으로 향하는 그립)을 요한다.

운동범위: 전완의 작용을 극대화하기 위해서 손목에서 완전한 운동범위를 이루도록 한다. 바를 올리면서 손목을 뒤로 꺾어 완전한 신전을 이루고 바를 내리면서 손목을 아래로 굴곡시킨다.

저항: 중력 때문에 저항은 바를 위로 올리면서 증가한다. 전완의 작용을 극대화하도록 하기 위해 전완이 바닥과 평행할 때까지 손목 신전을 지연시킨다.

응용운동

덤벨 리버스 컬
Dumbbell Reverse Curl

앞의 운동을 양손에 덤벨을 회내 그립(오버핸드 그립)으로 든 채 한 번에 한쪽 팔로 실시한다.

리스트 롤러
Wrist Roller

강한 로프를 사용해 작은 웨이트 플레이트를 대걸레 자루의 중앙에 연결한다. 대거레 자루를 오버핸드 그립으로 몸의 앞쪽으로 내밀어 들고, 손을 교대로 손목을 감아올리면서 로프를 대걸레 자루에 감아 웨이트를 올린다.

해머 컬
Hammer Curl

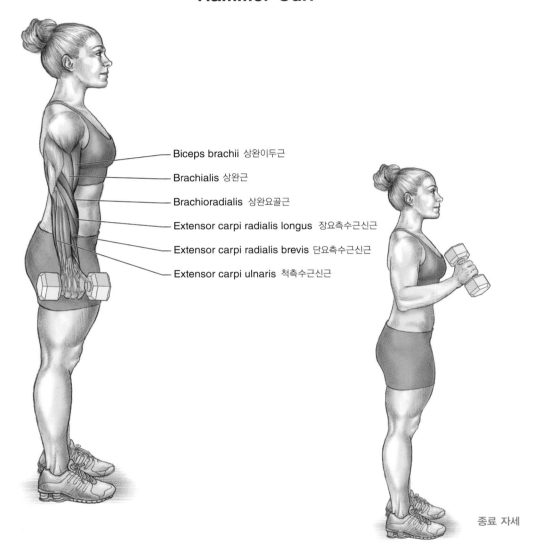

Biceps brachii 상완이두근

Brachialis 상완근

Brachioradialis 상완요골근

Extensor carpi radialis longus 장요측수근신근

Extensor carpi radialis brevis 단요측수근신근

Extensor carpi ulnaris 척측수근신근

종료 자세

운동

1. 덤벨을 양손에 손바닥이 안쪽으로 향하고 엄지손가락이 앞쪽으로 향하게 한 채 든다.

2. 하나의 덤벨을 어깨 쪽으로 감아올리되, 손바닥이 안쪽으로 향한 상태를 유지한다.

3. 덤벨을 다시 시작 자세로 내리고 반대쪽 팔로 반복한다.

관련근육

주동근육: 상완요골근

이차근육: 상완근, 장요측수근신근, 단요측수근신근, 척측수근신근, 장장근, 요측수근굴근, 척측수근굴근, 상완이
두근

아나토미 포커스

그립: 이 운동은 엄지손가락으로 덤벨 핸들을 감싸는 중립 그립(손바닥이 안쪽으로 향하는 그립)을 요한다.

운동범위: 전완의 작용을 극대화하기 위해서는 손목을 수직면으로 움직이고 덤벨을 올리면서 엄지손가락을 위쪽으로
꺾는다.

동작 궤도: 상완요골근에 노력을 집중하기 위해서는 덤벨을 몸의 옆에서보다는 몸의 앞쪽으로 가로질러 올린다.

CHAPTER 5
다리

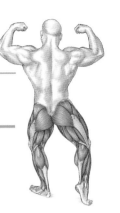

LEGS

다리는 대퇴부와 하퇴부로 나뉜다(그림 5-1). 대퇴부는 대퇴골이란 하나의 뼈로 이루어져 있는 반면, 하퇴부는 경골(엄지발가락 쪽에 위치함)과 비골(새끼발가락 쪽에 위치함)이란 두 개의 뼈로 구성되어 있다.

슬관절은 대퇴골과 경골 사이에 형성되는 경첩관절(hinge joint)이다. 슬관절에서는 굴곡과 신전이란 두 가지 동작이 일어난다. 슬관절 굴곡에서는 하퇴부가 넓적다리의 뒤쪽으로 구부러지고, 슬관절 신전에서는 하퇴부가 넓적다리에서 반대쪽으로 움직여 다리가 펴진다.

고관절은 대퇴골의 상단과 골반 뼈 사이에 형성되는 볼-소켓관절(ball-and-socket joint)이다. 고관절에서는 굴곡, 신전, 외전, 내전, 내회전, 외회전 등 6가지 주요 동작이 일어난다. 고관절 굴곡에서는 넓적다리가 복부 쪽으로 위로 구부러지는 반면, 고관절 신전에서는 넓적다리가 둔부 쪽으로 뒤로 움직인다. 고관절 외전에서는 넓적다리가 벌어지고, 고관절 내전에서는 넓적다리가 모아진다.

발목관절은 하부 경골 및 비골과 발의 거골(talus) 사이에 형성되는 경첩형 관절이다. 발목관절 족배굴곡(dorsiflexion)에서는 발가락이 바닥에서 들리고 발이 정강이 쪽으로 움직인다. 발목관절 족저굴곡(plantar flexion)에서는 발뒤꿈치가 바닥에서 들리고 발이 정강이에서 반대쪽으로 움직인다.

대퇴사두근

대퇴사두근(quadriceps femoris)은 넓적다리의 앞쪽에 위치하고 다음과 같이 4개의 근육으로 이루어져 있다.

- 대퇴직근(rectus femoris)은 골반 뼈의 앞쪽에서 기시한다.
- 내측광근(vastus medialis)은 대퇴골의 안쪽 가장자리에서 기시한다.
- 외측광근(vastus lateralis)은 대퇴골의 바깥쪽 가장자리에서 기시한다.
- 중간광근(vastus intermedius)은 대퇴골의 전면에서 기시하고 대퇴직근의 밑에 놓여 있다.

이와 같은 4개의 근육은 합쳐져 슬개골(무릎뼈)에 부착된 다음 단일의 슬개건(patellar tendon)을 통해 슬관절 바로 아래 경골에서 정지한다. 대퇴사두근의 주요 기능은 무릎을 신전시켜 다리를 펴는 것이다. 대퇴직근은 골반 뼈에서 기시하기 때문에 이 근육의 수축은 고관절을 굴곡시키기도 한다.

햄스트링

햄스트링(hamstrings, 슬굴곡근)은 넓적다리의 뒤에 위치하고 골반의 좌골에서 기시하는 3개의 근육으로 이루어진 근육군이다. 대퇴이두근(biceps femoris)은 넓적다리의 외측면 뒤로 지나가 무릎 바로 아래 비골 및 경골의 상부 외측에 부착된다. 반막양근(semimembranosus)은 넓적다리의 내측면 뒤로 지나가 무릎 아래 경골의 상부 내측에 부착된다. 반건양근(semitendinosus)은 넓적다리의 내측면 뒤로 지나가 반막양근 근처 경골의 상부 내측에 부착된다. 이러한 3개의 햄스트링 근육은 모두 슬관절과 고관절을 지나가므로, 슬관절을 굴곡시키고 고관절을 신전시키는 이중 기능을 한다.

둔근

대둔근(gluteus maximus)은 골반 뼈 후방의 광범위한 부위에서 기시하여 고관절의 뒤로 내려가 대퇴골의 상부에 부착된다. 강력한 이 근육은 고관절 신전을 일으킨다. 둔근을 만들기에 좋은 운동은 스쿼트, 데드리프트와 런지이다.

고관절을 움직이는 기타 근육은 다음과 같다.

- **고관절 내전근(내측 대퇴):** 박근, 장내전근, 대내전근과 단내전근
- **고관절 외전근:** 대퇴근막장근, 중둔근과 소둔근
- **고관절 굴근:** 봉공근, 장요근과 대퇴직근
- **고관절 신근:** 대둔근

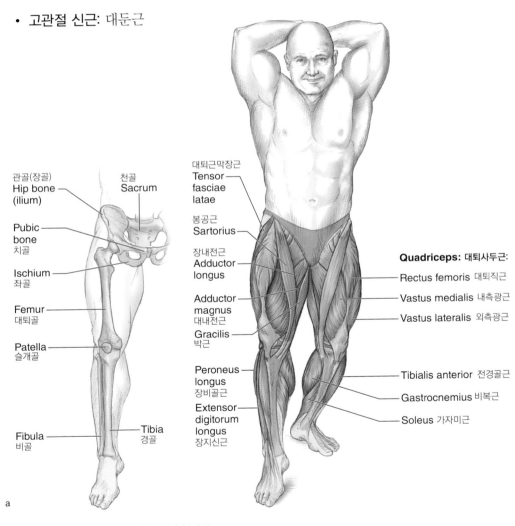

관골(장골)
Hip bone
(ilium)

천골
Sacrum

Pubic
bone
치골

Ischium
좌골

Femur
대퇴골

Patella
슬개골

Fibula
비골

Tibia
경골

대퇴근막장근
Tensor
fasciae
latae

봉공근
Sartorius

장내전근
Adductor
longus

Adductor
magnus
대내전근

Gracilis
박근

Peroneus
longus
장비골근

Extensor
digitorum
longus
장지신근

Quadriceps: 대퇴사두근:

Rectus femoris 대퇴직근

Vastus medialis 내측광근

Vastus lateralis 외측광근

Tibialis anterior 전경골근

Gastrocnemius 비복근

Soleus 가자미근

a

그림 5-1. 다리의 해부구조와 근육: (a) 전면과 (b) 후면.

종아리

하퇴부에는 10개의 근육이 있다. 종아리는 비복근(gastrocnemius)과 가자미근(soleus)이란 2개의 근육으로 이루어져 있다. 비복근은 종아리에서 눈에 보이는 근육으로, 그 내측두와 외측두가 슬관절 바로 위 대퇴골의 후방에서 기시한다. 경골의 밑에 놓여 있는 가자미근은 경골 및 비골의 후방면에서 기시한다.

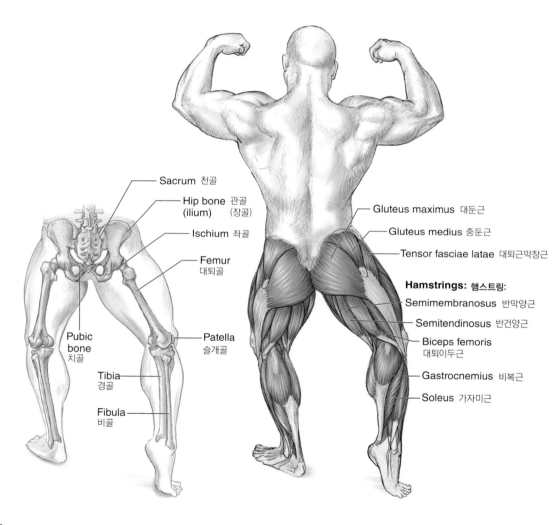

Sacrum 천골
Hip bone 관골 (ilium) (장골)
Ischium 좌골
Femur 대퇴골
Pubic bone 치골
Patella 슬개골
Tibia 경골
Fibula 비골

Gluteus maximus 대둔근
Gluteus medius 중둔근
Tensor fasciae latae 대퇴근막장근
Hamstrings: 햄스트링:
Semimembranosus 반막양근
Semitendinosus 반건양근
Biceps femoris 대퇴이두근
Gastrocnemius 비복근
Soleus 가자미근

b

비복근과 가자미근의 건들은 합쳐져 아킬레스건을 형성하며, 아킬레스건은 발목관절의 뒤로 지나가 종골(calcaneus, 발꿈치뼈)에 부착된다. 종아리 근육은 발끝으로 서기 위해 요구되는 동작인 발목관절 족저굴곡을 일으킨다. 두 종아리 근육의 상대적인 작용은 슬관절 굴곡의 각도에 달려 있다. 다리가 펴져 있을 때에는 비복근이 주동근육이며, 무릎이 구부러지면서는 가자미근이 더 활성화된다. 비복근은 슬관절과 발목관절을 모두 지나가므로 슬관절과 발목관절을 굴곡시키는 이중 기능을 한다.

기타 하퇴부 근육은 다음과 같다.

- **발목 신전(족배굴곡):** 전경골근
- **발목 외번(eversion):** 장/단비골근
- **발목 내번(inversion):** 후경골근
- **발가락 굴근 및 신근:** 장지굴근, 장무지굴근, 장지신근과 장무지신근

레그 익스텐션
Leg Extension

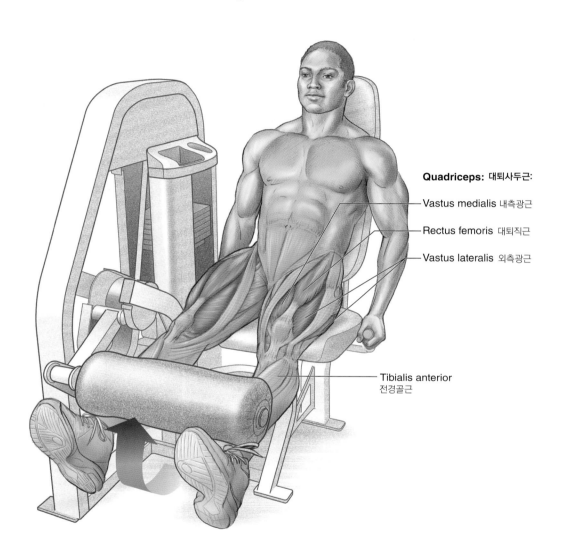

Quadriceps: 대퇴사두근:

Vastus medialis 내측광근

Rectus femoris 대퇴직근

Vastus lateralis 외측광근

Tibialis anterior
전경골근

운동

1. 레그 익스텐션 머신에 앉아 무릎을 90도로 구부린 채 발목을 롤러 패드 밑에 둔다.

2. 다리를 위쪽으로 올려 무릎이 펴지도록 한다.

3. 다리를 다시 시작 자세로 내린다.

관련근육

주동근육: 대퇴사두근(대퇴직근, 외측광근, 내측광근과 중간광근)

이차근육: 전경골근

아나토미 포커스

발 자세: 발가락을 직상방으로 향하게 하면 대퇴사두근의 모든 부위를 고르게 목표로 한다. 발가락을 안쪽으로 향하게 하면 경골이 내회전되어 안쪽 대퇴사두근인 내측광근을 목표로 한다. 발가락을 바깥쪽으로 향하게 하면 경골이 외회전되어 바깥쪽 대퇴사두근인 외측광근을 목표로 한다.

양발 간격: 롤러 패드에는 발의 거치를 조정할 공간이 그리 많지 않으나, 양발을 서로 가까이 두면 바깥쪽 대퇴사두근을 목표로 하는 경향이 있으며, 양발 간격을 더 넓게 두면 노력을 안쪽 대퇴사두근에 약간 더 집중시킨다.

몸 자세: 등받이를 조정해 무릎의 뒤쪽이 자리의 앞쪽 모서리에 꼭 끼고 넓적다리 전체가 지지받도록 한다. 몸통을 뒤쪽으로 기울이거나 둔부를 자리에서 올리면 고관절이 신전되어, 대퇴직근이 신장되고 이 부위의 대퇴사두근이 운동 중에 더 강하게 작용한다.

운동범위: 원을 그리는 동작의 각도는 대략 90도이어야 한다. 동작의 꼭대기에서 무릎이 완전히 펴질 때 대퇴사두근을 강하게 수축시킨다. 슬개골(무릎뼈)에 과도한 스트레스가 가해지지 않도록 하기 위해서는 무릎을 90도 이상 구부리지 말아야 한다.

저항: 저항은 꽤 일정하나, 많은 신형 머신의 경우에 웨이트를 들어 올리면서 저항이 약간 증가한다. 시작 자세에서 저항이 덜하면 무릎을 구부린 상태에서 슬개골에 가해지는 스트레스가 최소화된다.

응용운동

원레그 익스텐션
One-Leg Extension

앞의 운동을 한 번에 한쪽 다리로 수행하면 집중력이 향상된다. 이러한 편측 레그 익스텐션은 넓적다리의 비대칭을 개선하거나 한쪽 다리에 부상을 당했을 때 재활을 돕는 데 특히 유용하다.

바벨 스쿼트
Barbell Squat

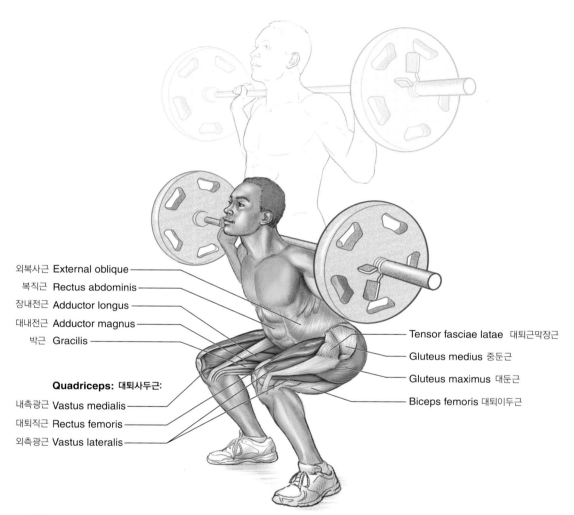

외복사근 External oblique

복직근 Rectus abdominis

장내전근 Adductor longus

대내전근 Adductor magnus

박근 Gracilis

Quadriceps: 대퇴사두근:

내측광근 Vastus medialis

대퇴직근 Rectus femoris

외측광근 Vastus lateralis

Tensor fasciae latae 대퇴근막장근

Gluteus medius 중둔근

Gluteus maximus 대둔근

Biceps femoris 대퇴이두근

운동

1. 양발을 어깨너비로 벌린 채 서서 바벨을 오버핸드 그립으로 어깨의 뒤쪽에 걸친다.

2. 천천히 무릎을 구부려 넓적다리가 바닥과 평행하게 한다.

3. 다리를 펴서 시작 자세로 되돌아간다.

요령

스쿼트는 거의 모든 신체 근육을 사용하는 근력 운동이나, 주요 부위의 운동 목표로 넓적다리 근육에 둔다.

관련근육

주동근육: 대퇴사두근(대퇴직근, 외측광근, 내측광근과 중간광근), 대둔근

이차근육: 햄스트링(반건양근, 반막양근과 대퇴이두근), 내전근(장/단/대), 박근, 대퇴근막장근, 척추기립근, 복근(복직근, 외복사근과 내복사근)

아나토미 포커스

양발 간격: 좁은 스탠스는 초점을 바깥쪽 대퇴사두근(외측광근)과 외전근(대퇴근막장근)으로 옮긴다. 어깨너비 스탠스는 넓적다리 전체를 목표로 한다. 그보다 더 넓은 스탠스는 안쪽 대퇴사두근, 내전근과 봉공근에 더 강조점을 둔다.

발 자세: 발가락은 넓적다리 및 무릎과 동일한 방향으로 앞쪽 또는 약간 바깥쪽을 향하게 한다.

몸 자세 조정: 양 발뒤꿈치에 2.5cm 크기의 블록을 받치면 바벨이 앞쪽으로 이동해, 강조점을 대퇴사두근에 더 두고 둔근에는 덜 두게 된다. 또한 이러한 조정은 발목관절과 고관절이 덜 유연한 사람들에게 유용하다. 바를 승모근과 어깨에서 더 낮게 위치시키면 균형이 향상되면서 초점이 둔근으로 옮겨간다. 파워리프터는 이런 테크닉을 사용하여 더 많은 웨이트를 들어 올린다.

몸 자세: 항상 척추를 곧게 펴고 고개를 든 상태를 유지한다. 양손을 바의 중앙에서 동일한 거리에 두고 동작 내내 단단히 잡은 그립을 유지하도록 한다. 하향 단계에서 숨을 깊이 들이쉬고 상향 단계에서 내쉰다. 몸통을 앞쪽으로 구부려서는 안 되는데, 그렇게 하면 허리에 부상을 입을 수 있다.

운동범위: 바벨을 내리면서 무릎이 90도 각도로 구부러지고 넓적다리가 바닥과 평행하게 될 때 멈춘다. 평행선 아래로 스쿼트 자세를 취하면 무릎과 척추에 부상을 입을 위험이 증가한다.

응용운동

프런트 스쿼트
Front Squat

바벨을 어깨의 앞쪽에 걸친 채 스쿼트를 실시하면 강조점이 둔근에서 대퇴사두근으로 옮겨간다. 프런트 스쿼트는 난이도가 더 높고 더 가벼운 웨이트로 한다.

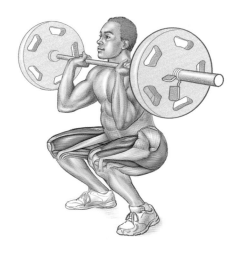

머신 스쿼트
Machine Squat

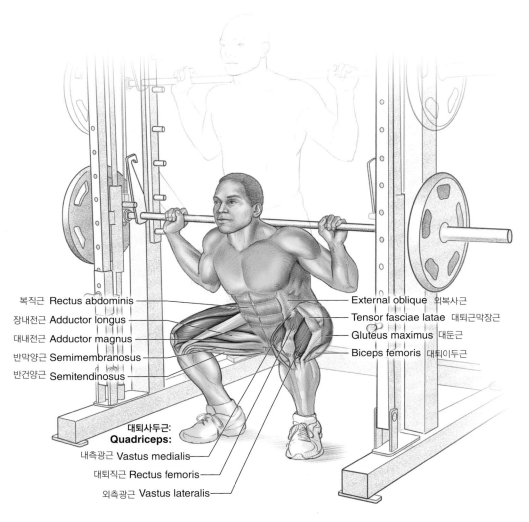

복직근 Rectus abdominis
장내전근 Adductor longus
대내전근 Adductor magnus
반막양근 Semimembranosus
반건양근 Semitendinosus

External oblique 외복사근
Tensor fasciae latae 대퇴근막장근
Gluteus maximus 대둔근
Biceps femoris 대퇴이두근

대퇴사두근:
Quadriceps:
내측광근 Vastus medialis
대퇴직근 Rectus femoris
외측광근 Vastus lateralis

운동

1. 스미스 머신에서 바를 어깨의 뒤쪽에 걸치고 양발을 어깨너비로 벌린 채 똑바로 선다.
2. 천천히 무릎을 구부려 넓적다리가 바닥과 평행하게 한다.
3. 다리를 펴서 시작 자세로 되돌아간다.

요령

스쿼트는 거의 모든 신체 근육을 사용하는 근력 운동이나, 주요 부위의 운동 목표로 넓적다리 근육에 둔다.

관련근육

주동근육: 대퇴사두근(대퇴직근, 외측광근, 내측광근과 중간광근), 대둔근

이차근육: 햄스트링(반건양근, 반막양근과 대퇴이두근), 내전근(장/단/대), 대퇴근막장근, 척추기립근, 복근(복직근, 외
복사근과 내복사근)

아나토미 포커스

발 위치: 양발을 몸 가까이 두면 대퇴사두근을 강조한다. 양발을 몸에서 떨어뜨려 앞쪽으로 위치시키면 초점이 둔근
과 햄스트링으로 옮겨간다.

양발 간격: 좁은 스탠스는 초점을 바깥쪽 대퇴사두근(외측광근)과 외전근(대퇴근막장근)으로 옮긴다. 어깨너비 스탠
스는 넓적다리 전체를 목표로 한다. 그보다 더 넓은 스탠스는 안쪽 대퇴사두근, 내전근과 봉공근에 더 강조점을
둔다.

발 자세: 발가락은 넓적다리 및 무릎과 동일한 방향으로 앞쪽 또는 약간 바깥쪽을 향하게 한다.

손 자세: 양손을 바의 중앙에서 동일한 거리에 두고 동작 내내 단단히 잡은 오버핸드 그립을 유지하여 바가 풀린 위치
로 유지되도록 한다.

몸 자세: 항상 척추를 곧게 펴고 고개를 든 상태를 유지한다. 하향 단계에서 숨을 깊이 들이쉬고 상향 단계에서 내쉰
다. 몸통을 앞쪽으로 구부려서는 안 되는데, 그러면 허리에 부상을 입을 수 있다.

운동범위: 바벨을 내리면서 무릎이 90도 각도로 구부러지고 넓적다리가 바닥과 평행하게 될 때 멈춘다. 동작의 꼭대
기에서 무릎을 완전히 펴기 몇 도 전에 멈추면 대퇴사두근에 가해지는 긴장이 유지된다.

저항: 바벨 스쿼트에 비해 머신 스쿼트는 더 나은 균형을 제공하고 안전성을 향상시킨다.

동작 궤도: 스미스 머신은 단일 평면의 수직 움직임을 제공해 운동 중에 힘을 집중시키는 데 도움이 될 수 있다.

응용운동

머신 프런트 스쿼트
Machine Front Squat

바를 어깨의 앞쪽에 걸쳐 지지한 채 프런트 스쿼트를 실시한다.
이 응용운동은 둔근보다는 대퇴사두근에 더 강조점을 둔다.

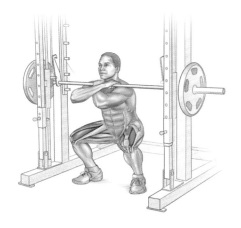

레그 프레스
Leg Press

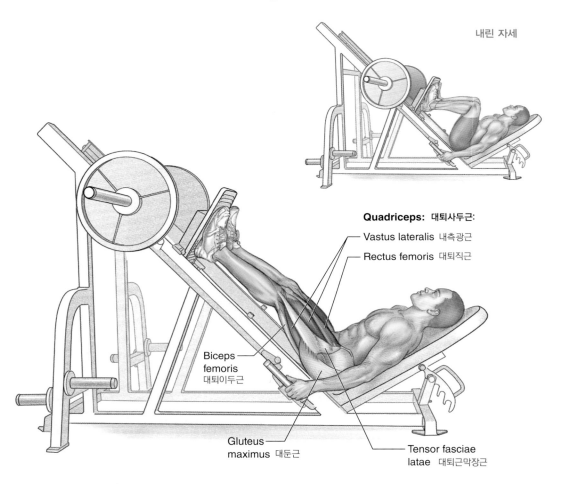

내린 자세

Quadriceps: 대퇴사두근:

Vastus lateralis 내측광근

Rectus femoris 대퇴직근

Biceps femoris 대퇴이두근

Gluteus maximus 대둔근

Tensor fasciae latae 대퇴근막장근

운동

1. 레그 프레스 머신에 앉아 양발을 발판에 어깨너비로 벌려 놓는다.

2. 천천히 웨이트를 내려 무릎이 90도로 구부러지도록 한다.

3. 다리를 펴서 웨이트를 다시 시작 자세로 민다.

관련근육

주동근육: 대퇴사두근(대퇴직근, 외측광근, 내측광근과 중간광근)

이차근육: 대둔근, 햄스트링(반건양근, 반막양근과 대퇴이두근), 내전근(장/단/대), 박근, 대퇴근막장근

아나토미 포커스

발 위치: (a) 발을 발판에서 아래로 두면 대퇴사두근을 강조하며, (b) 발을 발판에서 더 위로 위치시키면 초점이 둔근 과 햄스트링으로 옮겨간다.

양발 간격: 양발을 어깨너비로 벌리면 넓적다리 전체를 목표로 한다. (c) 그보다 더 넓은 양발 간격은 안쪽 대퇴사두근 (내측광근), 내전근과 봉공근에 더 강조점을 둔다. (d) 양발을 서로 가까이 두면 초점이 바깥쪽 대퇴사두근(외측광 근)과 외전근(대퇴근막장근)으로 옮겨간다.

동작 궤도: 발볼을 사용해 웨이트를 밀어 올리고 웨이트를 내리면서 발뒤꿈치가 발판에서 들리도록 하면 대퇴사두근 을 목표로 하고 슬개골에 걸리는 부하가 감소할 것이다. 발뒤꿈치를 통해 웨이트를 밀면 햄스트링과 둔근을 목표로 한다.

몸 자세: 몸통이 다리와 이루는 각도는 근육 초점과 등 하부에 가해지는 스트레스의 정도에 영향을 미친다. 자리와 등받이 사이의 각도가 90도이면 둔근과 햄스트링에 강조점을 두나, 이렇게 가파른 각도는 등 하부에 더 많은 스트 레스를 가한다. 등받이를 바닥 쪽으로 더 낮게 기울이면 몸통이 뒤로 기울며, 이러한 자세는 하부 척추에 스트레스 를 덜 가하고 대퇴사두근에 더 강조점을 둔다.

운동범위: 동작의 꼭대기에서 무릎을 완전히 펴기 몇 도 전에 멈추면 대퇴사두근에 가해지는 긴장이 유지된다.

저항: 바벨 스쿼트에 비해 이 운동은 척추에 가해지는 축 방향 부하와 요통 위험을 감소시킨다. 더욱이 이 운동은 둔 근보다는 대퇴사두근을 강조한다.

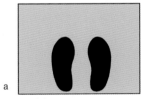 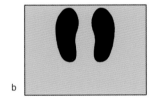

발 위치: (a) 발판에서 아래로 및 (b) 위로 둔 위치.

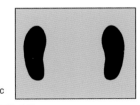 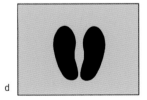

양발 간격: (a) 넓고 (b) 좁은 간격.

응용운동

원레그 프레스 One-Leg Press

앞의 운동을 한 번에 한쪽 다리로 실시하여 근력이 떨어지는 넓적다리에 노력을 집중시키거나 부상을 당한 다리를 보 호한다.

핵 스쿼트
Hack Squat

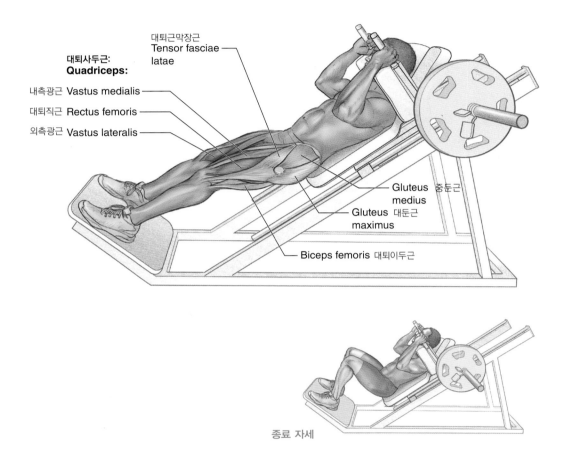

대퇴근막장근
Tensor fasciae latae

대퇴사두근:
Quadriceps:

내측광근 Vastus medialis

대퇴직근 Rectus femoris

외측광근 Vastus lateralis

Gluteus medius 중둔근

Gluteus maximus 대둔근

Biceps femoris 대퇴이두근

종료 자세

운동

1. 등을 핵 스쿼트 머신의 등받이에 대고 어깨를 패드 밑에 둔다. 발판에서 발을 어깨너비로 벌리고 발가락을 앞쪽으로 향하게 한 채 선다.
2. 천천히 웨이트를 내려 무릎을 90도로 구부린다.
3. 다리를 펴서 웨이트를 다시 시작 자세로 민다.

관련근육

주동근육: 대퇴사두근(대퇴직근, 외측광근, 내측광근과 중간광근)

이차근육: 대둔근, 햄스트링(반건양근, 반막양근과 대퇴이두근), 내전근(장/단/대), 박근, 대퇴근막장근

아나토미 포커스

양발 간격: (a) 양발을 어깨너비로 벌리면 넓적다리 전체를 목표로 한다. (b) 그보다 더 넓은 양발 간격은 안쪽 대퇴사두근(내측광근), 내전근과 봉공근에 더 강조점을 둔다. (c) 양발을 서로 가까이 두면 초점이 바깥쪽 대퇴사두근(외측광근)과 외전근(대퇴근막장근)으로 옮겨간다.

발 자세 및 위치: 발가락은 넓적다리 및 무릎과 동일한 방향으로 앞쪽 또는 약간 바깥쪽을 향하게 한다. 발을 발판에서 아래로 (몸 가까이) 두면 대퇴사두근을 강조하는 반면, 발을 발판에서 더 위로 두면 둔근과 햄스트링의 작용을 더 요한다.

동작 궤도: 앞발을 사용해 웨이트를 밀고 웨이트를 내리면서 발뒤꿈치가 발판에서 들리도록 하면 대퇴사두근의 구분 훈련에 도움이 되고 슬개골에 가해지는 스트레스가 감소한다.

몸 자세: 척추를 등받이에 평평하게 댄 상태를 유지한다.

운동범위: 동작의 꼭대기에서 무릎을 완전히 펴기 몇 도 전에 멈추면 대퇴사두근에 가해지는 긴장이 유지된다.

저항: 바벨 스쿼트에 비해 이 운동은 척추에 지지를 제공한다. 더욱이 이 운동은 대퇴사두근을 더 강조하고 둔근을 덜 강조한다.

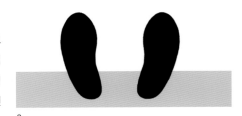

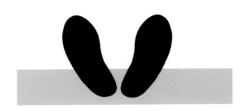

양발 간격: (a) 어깨너비 및 (b) 넓고 (c) 좁은 간격.

응용운동

덤벨 스쿼트
Dumbbell Squat

바벨 스쿼트와 핵 스쿼트의 요소들을 결합하기 위해, 덤벨을 양손에 팔을 펴서 몸의 양옆으로 든 채 스쿼트를 한다. 그러나 이 응용운동에서는 그립에 요구되는 근력으로 인해 사용할 수 있는 덤벨 웨이트의 무게가 제한된다.

리버스 핵 스쿼트
Reverse Hack Squat

머신을 마주한 채 핵 스쿼트를 실시하면 초점이 둔근과 햄스트링으로 옮겨간다.

런지
Lunge

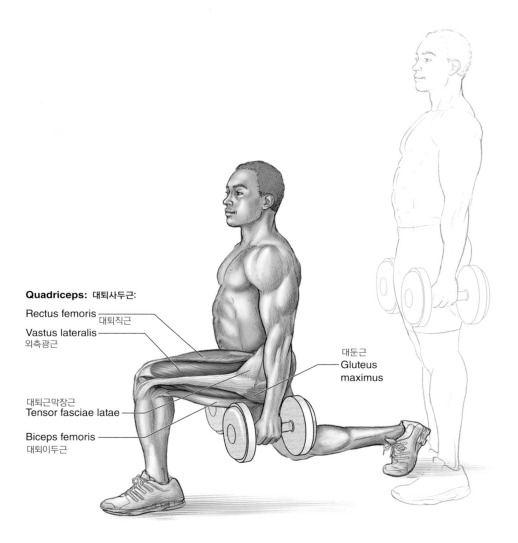

Quadriceps: 대퇴사두근:

Rectus femoris
대퇴직근

Vastus lateralis
외측광근

대퇴근막장근
Tensor fasciae latae

Biceps femoris
대퇴이두근

대둔근
Gluteus maximus

운동

1. 발을 어깨너비로 벌린 채 서서 덤벨을 양손에 팔을 편 채 몸의 양옆으로 든다.
2. 한발을 앞쪽으로 내딛고 무릎을 구부려 앞쪽 넓적다리가 바닥과 평행하게 한다.
3. 시작 자세로 되돌아가고 반대쪽 다리로 반복한다.

관련근육

주동근육: 대퇴사두근(대퇴직근, 외측광근, 내측광근과 중간광근), 대둔근

이차근육: 햄스트링(반건양근, 반막양근과 대퇴이두근), 내전근(장/단/대), 박근, 대퇴근막장근

아나토미 포커스

양발 간격: 안정적인 어깨너비 스탠스가 균형을 유지하기에 가장 좋다.

발 자세: 발을 앞쪽으로 내딛으면서 발가락을 정면 또는 약간 바깥쪽으로 향하게 한다. 뒤쪽 발은 동일한 지점의 바닥에 고정시킨 자세를 유지한다.

동작 궤도: 보다 짧은 걸음으로 내딛어(런지) 대퇴사두근을 목표로 한다. 보다 큰 걸음으로 내딛으면 둔근과 햄스트링에 강조점을 두게 된다.

몸 자세: 앞쪽으로 런지를 하면서 체중을 앞쪽 다리에 싣는다. 몸통을 똑바로 세우고 등을 곧게 편 상태를 유지한다.

운동범위: 런지 중에 무릎은 90도로 구부리고 넓적다리는 바닥과 평행해야 한다.

저항: 런지는 대부분의 기타 다리 운동보다 더 가벼운 웨이트를 요한다. 너무 무거운 웨이트를 사용하면 슬개골에 통증을 일으킬 수도 있다.

응용운동

바벨 런지
Barbell Lunge

덤벨을 양손에 드는 대신 바벨을 어깨에 걸친다. 덤벨 런지에 비해 바벨 런지에서는 균형을 유지하기가 보다 어렵다.

워킹 런지
Walking Lunge

런지 후 시작 자세로 되돌아가는 대신 다리를 교대해 번갈아 런지를 하면서 나아가 마루 끝까지 걸어가도록 한다.

스미스 머신 런지
Smith Machine Lunge

안정성과 균형을 제공하는 스미스 머신을 사용해 런지를 실시한다.

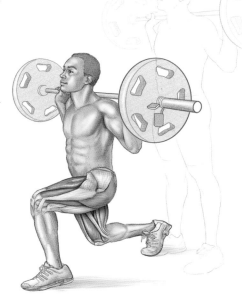

라잉 레그 컬
Lying Leg Curl

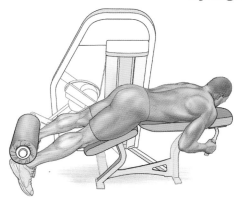

시작 자세

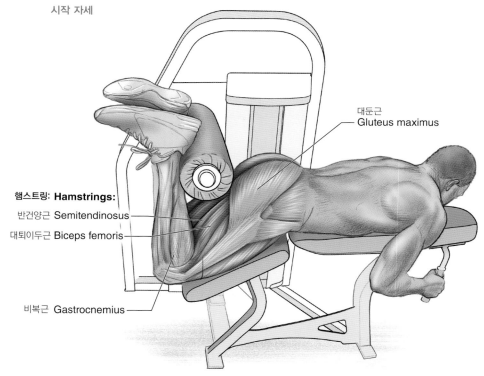

대둔근
Gluteus maximus

햄스트링: **Hamstrings:**

반건양근 Semitendinosus

대퇴이두근 Biceps femoris

비복근 Gastrocnemius

운동

1. 머신에 얼굴을 아래로 향해 눕고 발뒤꿈치를 롤러 패드 밑에 건다.

2. 무릎을 구부려 웨이트를 감아올리면서 발뒤꿈치를 둔부 쪽으로 올린다.

3. 웨이트를 다시 시작 자세로 내린다.

관련근육

주동근육: 햄스트링(반건양근, 반막양근과 대퇴이두근)

이차근육: 대둔근, 비복근

아나토미 포커스

발 자세: (a) 발가락을 똑바로 향하게 하면 3개의 햄스트링 근육을 모두 목표로 한다. (b) 발가락을 안쪽으로 향하게 하면 안쪽 햄스트링(반막양근과 반건양근)을 강조한다. (c) 발가락을 바깥쪽으로 향하게 하면 노력을 바깥쪽 햄스트링(대퇴이두근)에 집중시킨다. 발목을 90도로 구부린 상태(족배굴곡)를 유지하면 종아리 근육의 작용이 최소화되므로 햄스트링의 구분 훈련에 도움이 된다. 발을 세우면(족저굴곡) 종아리 근육이 운동에 관여할 수 있다.

양발 간격: 양발을 엉덩이 너비로 벌리는 것이 표준 자세이다. 그보다 더 넓은 양발 간격은 안쪽 햄스트링(반막양근과 반건양근)을 목표로 하는 반면, 그보다 더 좁은 양발 간격은 바깥쪽 햄스트링(대퇴이두근)의 작용을 강조한다. 양발 간격은 롤러 패드의 크기에 의해 제한된다.

몸 자세: 대부분의 머신에서 패드를 댄 표면은 엉덩이 높이에서 각이 져서 상체가 앞쪽으로 약간 구부러진다. 이러한 자세는 골반을 기울이고 햄스트링을 신장시키므로 햄스트링의 구분 훈련에 도움이 된다. 척추를 곧게 편 상태를 유지하고, 가슴을 올려서는 안 된다.

운동범위: 상향 단계에서 무릎을 가능한 한 멀리 구부린다. 동작의 바닥에서 무릎을 완전히 펴기 몇 도 전에 멈춰 햄스트링에 가해지는 긴장을 유지하고 슬관절에 가해지는 스트레스를 최소화한다.

저항: 저항은 꽤 일정하지만 많은 신형 머신의 경우에 저항이 시작 자세에서 더 낮은데, 이 위치에서는 햄스트링이 완전히 신장되어 있어 부상에 가장 취약하다.

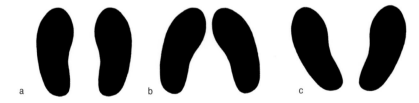

발 자세: (a) 발가락을 똑바로 (b) 안쪽으로 및 (c) 바깥쪽으로 향하게 한 자세.

시티드 레그 컬
Seated Leg Curl

시티드 레그 컬 머신에서 똑바로 선 등받이는 몸통과 넓적다리 사이에 90도의 고관절 굴곡을 일으킨다. 이러한 자세는 더 큰 근육 신장을 제공하지만, 햄스트링의 수축을 극대화하는 데 요구되는 고관절 신전을 막는다.

스탠딩 레그 컬
Standing Leg Curl

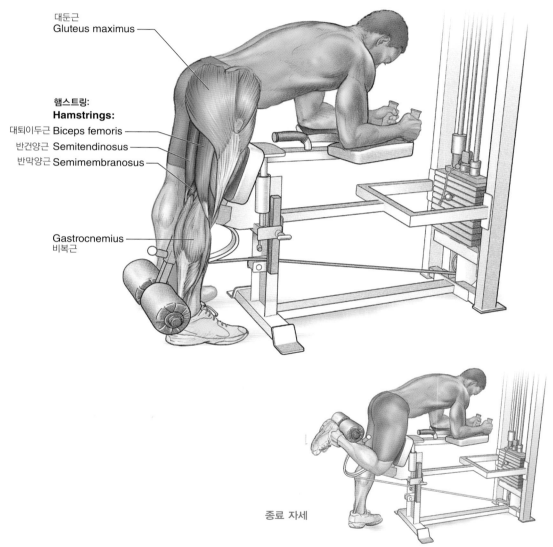

대둔근
Gluteus maximus

햄스트링:
Hamstrings:
대퇴이두근 Biceps femoris
반건양근 Semitendinosus
반막양근 Semimembranosus

Gastrocnemius
비복근

종료 자세

운동

1. 머신을 마주하고 서서 한쪽 발뒤꿈치를 롤러 패드 밑에 걸고 다른 쪽 다리로 체중을 지지한다.

2. 무릎을 구부려 웨이트를 감아올리면서 발뒤꿈치를 둔부 쪽으로 올린다.

3. 웨이트를 다시 시작 자세로 내린다.

관련근육

주동근육: 햄스트링(반건양근, 반막양근과 대퇴이두근)

이차근육: 대둔근, 비복근

아나토미 포커스

발 자세: (a) 발가락을 똑바로 향하게 하면 3개의 햄스트링 근육을 모두 목표로 한다. (b) 발가락을 안쪽으로 향하게 하면 안쪽 햄스트링(반막양근과 반건양근)을 강조하는 경향이 있다. (c) 발가락을 바깥쪽으로 향하게 하면 노력을 바깥쪽 햄스트링(대퇴이두근)에 집중시킨다. 감아올리는 쪽 다리의 발목을 90도로 구부린 상태(족배굴곡)를 유지하면 종아리 근육의 작용이 최소화되므로 햄스트링의 구분 훈련에 도움이 된다.

몸 자세: 대부분의 머신에서 패드를 댄 표면은 엉덩이 높이에서 각이 져서 상체가 앞쪽으로 약간 구부러진다. 이러한 자세는 골반을 기울이고 햄스트링을 신장시키므로 햄스트링의 구분 훈련에 도움이 된다. 머신의 디자인에 따라 지지하는 다리는 선 자세 또는 무릎 꿇은 자세(응용운동 참조)를 취할 수 있다.

운동범위: 상향 단계에서 무릎을 가능한 한 많이 구부린다. 동작의 바닥에서 무릎을 완전히 펴기 몇 도 전에 멈춰 햄스트링에 가해지는 긴장을 유지하고 슬관절에 가해지는 스트레스를 최소화한다.

저항: 라잉 레그 컬과 달리, 이 운동은 한 번에 한쪽 다리로 수행하므로 근육 구분 훈련과 집중력에 도움이 된다. 저항은 꽤 일정하지만 많은 신형 머신의 경우에 저항이 시작 자세에서 더 낮은데, 이 위치에서는 햄스트링이 완전히 신장되어 있어 부상에 가장 취약하다.

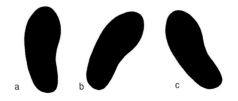

발 자세: (a) 발가락을 똑바로 (b) 안쪽으로 및 (c) 바깥쪽으로 향하게 한 자세.

응용운동

닐링 레그 컬
Kneeling Leg Curl

닐링 레그 컬 머신에서는 패드가 감아올리지 않는 쪽 다리를 지지하고 팔꿈치가 몸통을 지지한다. 상체가 앞쪽으로 구부러져 있기 때문에 햄스트링이 신장되는데, 이는 스탠딩 레그 컬 머신에서 운동을 수행하는 것에 비해 이점이 된다.

바벨 스티프-레그드 데드리프트
Barbell Stiff-Legged Deadlift

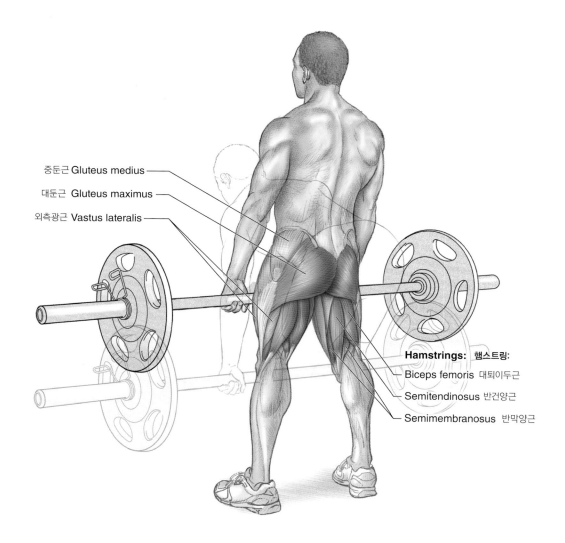

중둔근 Gluteus medius

대둔근 Gluteus maximus

외측광근 Vastus lateralis

Hamstrings: 햄스트링:

Biceps femoris 대퇴이두근

Semitendinosus 반건양근

Semimembranosus 반막양근

운동

1. 발을 엉덩이 바로 아래에 두고 똑바로 서서 바벨을 팔을 편 채 든다.

2. 상체를 앞쪽으로 구부리면서 바벨을 내리되, 다리를 곧게 편 상태를 유지한다.

3. 바벨이 바닥에 닿기 전에 멈추고 시작 자세로 되돌아간다.

관련근육

주동근육: 햄스트링(반건양근, 반막양근과 대퇴이두근), 대둔근

이차근육: 척추기립근, 대퇴사두근(대퇴직근, 외측광근, 내측광근과 중간광근)

아나토미 포커스

양발 간격: 발을 엉덩이 바로 아래에 위치시킨다. 그보다 더 넓은 스탠스는 안쪽 햄스트링에 더 강조점을 둔다.

발 자세: 발가락을 정면 또는 약간 바깥쪽으로 향하게 한다.

그립: 양손을 어깨너비로 벌려 팔이 수직으로 늘어뜨려지고 손이 외측 대퇴를 따라 움직이도록 한다. 한쪽 손바닥은 앞쪽으로 향하고 다른 쪽 손바닥은 뒤쪽으로 향하는 오버-언더 그립은 바가 구르지 않도록 한다.

동작 궤도: 바는 곧장 위아래로 움직이고 몸 가까이 유지되어야 한다.

몸 자세: 무릎을 약간 구부릴 수도 있지만 햄스트링을 구분 훈련시키기 위해서는 곧게 편 상태를 유지해야 한다. 동작 내내 등을 곧게 편 상태를 유지한다. 양발의 볼을 1.3cm 두께의 웨이트 플레이트에 올려놓은 채 이 운동을 실시하는 것은 햄스트링을 사전에 신장시키는 안전한 방법이다.

운동범위: 척추를 구부리지 않은 채 햄스트링이 완전한 신장에 이를 때까지 바벨을 내린다. 운동범위를 증가시키기 위한 방법으로 벤치나 블록 위에 서서 이 운동을 수행할 필요는 없다. 골반이 완전한 전방 경사를 이룰 때 햄스트링이 완전히 신장된다. 하부 척추를 구부려도 햄스트링에 영향을 미치거나 하향 운동범위를 증가시키지 못하며, 오히려 부상의 위험을 증가시킬 뿐이다. 자신의 유연성에 따라 바벨을 무릎 아래 또는 발목 바로 위 지점으로 내린다.

저항: 이 운동은 표준 바벨 데드리프트(제3장 118페이지 참조)에서 등 하부를 강화하기 위해 사용하는 웨이트보다 더 가벼운 웨이트를 요한다.

응용운동

머신 스티프-레그드 데드리프트
Machine Stiff-Legged Deadlift

제3장의 머신 데드리프트(120페이지)에서 설명한 대로 앞의 운동을 스미스 머신을 사용해 실시한다.

덤벨 스티프-레그드 데드리프트
Dumbbell Stiff-Legged Deadlift

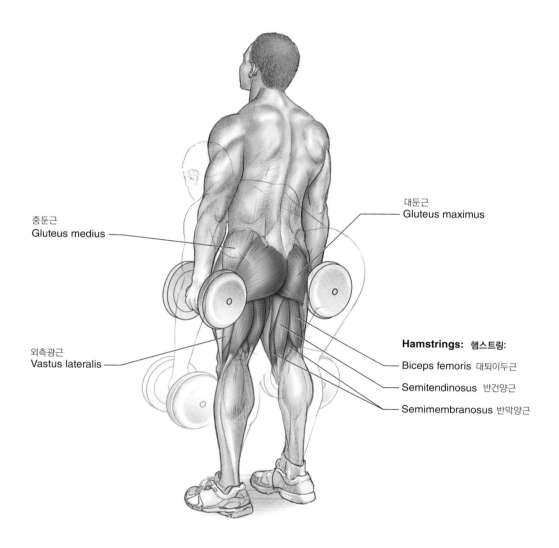

중둔근
Gluteus medius

대둔근
Gluteus maximus

외측광근
Vastus lateralis

Hamstrings: 햄스트링:

Biceps femoris 대퇴이두근

Semitendinosus 반건양근

Semimembranosus 반막양근

운동

1. 발을 엉덩이 바로 아래에 두고 똑바로 서서 덤벨을 양손에 팔을 편 채 든다.

2. 상체를 앞쪽으로 구부리면서 덤벨을 내리되, 다리를 곧게 편 상태를 유지한다.

3. 덤벨이 바닥에 닿기 전에 멈추고 시작 자세로 되돌아간다.

관련근육

주동근육: 햄스트링(반건양근, 반막양근과 대퇴이두근), 대둔근

이차근육: 척추기립근, 대퇴사두근(대퇴직근, 외측광근, 내측광근과 중간광근)

아나토미 포커스

양발 간격: 발을 엉덩이 바로 아래에 위치시킨다. 그보다 더 넓은 스탠스는 안쪽 햄스트링에 더 강조점을 둔다.

발 자세: 발가락을 정면 또는 약간 바깥쪽으로 향하게 한다.

그립: 팔을 수직으로 늘어뜨린 채 덤벨을 어깨너비로 벌려 들어 덤벨이 외측 대퇴를 따라 위아래로 움직일 때 다리에서 떨어져 있도록 한다.

동작 궤도: 덤벨은 곧장 위아래로 움직이고 몸 가까이 유지되어야 한다.

몸 자세: 무릎을 약간 구부릴 수도 있지만 햄스트링을 구분 훈련시키기 위해서는 곧게 편 상태를 유지해야 한다. 동작 내내 등을 곧게 편 상태를 유지한다.

운동범위: 척추를 구부리지 않은 채 햄스트링이 완전한 신장에 이를 때까지 덤벨을 내린다. 자신의 유연성에 따라 덤벨을 무릎 아래 또는 발목 바로 위 지점으로 내린다.

저항: 이 운동은 표준 바벨 데드리프트(제3장 118페이지 참조)에서 등 하부를 강화하기 위해 사용하는 웨이트보다 더 가벼운 웨이트를 요한다.

스탠딩 카프 레이즈
Standing Calf Raise

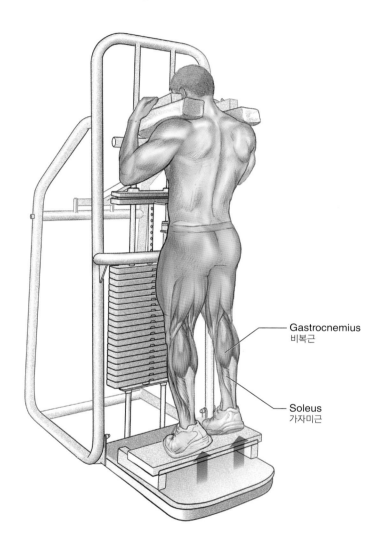

Gastrocnemius
비복근

Soleus
가자미근

운동

1. 발가락을 스탠딩 카프 레이즈 머신의 발판에 올려놓고 어깨를 패드 밑에 댄 채 선다. 완전한 근육 신장을 위해 발뒤 꿈치를 가능한 한 멀리 내린다.
2. 발뒤꿈치를 가능한 한 높이 올려 웨이트를 들어 올리되, 다리를 편 상태를 유지한다.
3. 천천히 발뒤꿈치를 다시 시작 자세로 내린다.

관련근육

주동근육: 비복근

이차근육: 가자미근

아나토미 포커스

발 자세: (a) 발가락을 정면으로 향하게 하면 비복근 전체를 목표로 한다. (b) 발가락을 바깥쪽으로 향하게 하면 안쪽 부위(내측두)를 강조한다. (c) 발가락을 안쪽으로 향하게 하면 바깥쪽 부위(외측두)를 목표로 한다.

양발 간격: 발을 엉덩이 너비로 벌리면 비복근 전체를 목표로 한다. (d) 그보다 넓은 스탠스는 안쪽 부위(내측두)를 강조하는 경향이 있는 반면, (e) 좁은 스탠스는 바깥쪽 부위(외측두)를 목표로 한다.

몸 자세: 무릎과 등을 곧게 편 상태를 유지한다. 무릎을 편 상태를 유지하면 비복근이 신장되며, 이는 노력을 비복근에 집중시키는 데 도움이 되고 가자미근의 작용을 최소화한다. 무릎을 구부리면 가자미근이 동작에 기여한다.

운동범위: 운동범위를 극대화하기 위해서는 동작의 바닥에서 완전한 신장 그리고 동작의 꼭대기에서 완전한 조임을 목표로 한다.

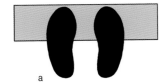 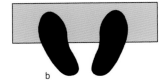 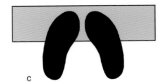

발 자세: (a) 발가락을 똑바로 (b) 바깥쪽으로 및 (c) 안쪽으로 향하게 한 자세.

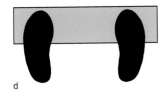 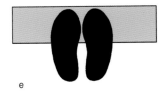

양발 간격: (a) 넓고 (b) 좁은 간격.

응용운동

스미스 머신 레이즈
Smith Machine Raise

앞의 운동을 스미스 머신에서 7.5cm 두께의 나무 발판에 선 채 실시한다.

덤벨 원레그 카프 레이즈
Dumbbell One-Leg Calf Raise

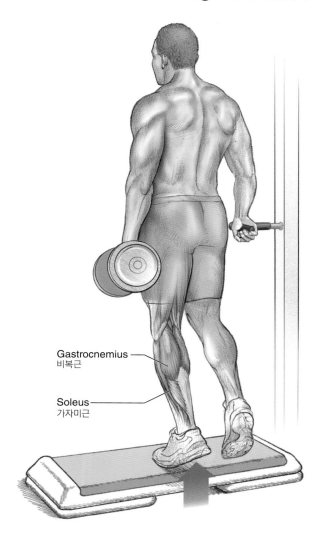

Gastrocnemius
비복근

Soleus
가자미근

운동

1. 덤벨을 한쪽 손에 들고 같은 쪽 발의 발가락을 7.5cm 두께의 발판에 올려놓는다. 발뒤꿈치를 가능한 한 멀리 내린다. 반대쪽 손으로 몸통을 지지한다.

2. 발뒤꿈치를 가능한 한 높이 올려 웨이트를 들어 올리되, 다리를 편 상태를 유지한다.

3. 천천히 발뒤꿈치를 다시 시작 자세로 내린다. 카프 레이즈를 한 번에 한쪽 다리로 실시한다. 원하는 횟수의 반복을 실시하였으면 반대쪽으로 바꾼다.

관련근육

주동근육: 비복근

이차근육: 가자미근

아나토미 포커스

발 자세: 발가락을 정면으로 향하게 하면 비복근 전체를 목표로 한다. 발가락을 안쪽 또는 바깥쪽으로 향하게 하면 안쪽 부위(내측두)와 바깥쪽 부위(외측두) 사이에서 강조점을 옮길 수 있다.

몸 자세: 무릎을 완전히 편 상태를 유지하면 비복근의 구분 훈련에 도움이 된다. 무릎을 약간 구부리면 가자미근이 동작에 기여할 수 있다.

운동범위: 운동범위를 극대화하기 위해서는 동작의 바닥에서 완전한 신장 그리고 동작의 꼭대기에서 완전한 조임을 목표로 한다. 움직임은 슬관절이 아니라 발목에서 일어나야 한다.

동작 궤도: 발판은 완전한 운동범위를 허용하면서 하향 단계에서 발뒤꿈치가 바닥에 닿지 않을 정도로 두꺼워야 한다.

덩키 카프 레이즈
Donkey Calf Raise

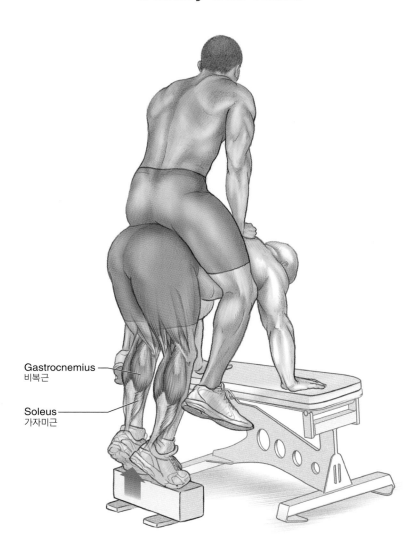

Gastrocnemius
비복근

Soleus
가자미근

운동

1. 발가락을 7.5cm 두께의 발판에 올려놓는다. 상체를 앞쪽으로 기울여 벤치로 지지한다. 발뒤꿈치를 가능한 한 멀리 내린다.

2. 발뒤꿈치를 가능한 한 높이 올려 체중을 들어 올리되, 다리를 편 상태를 유지한다.

3. 천천히 발뒤꿈치를 다시 시작 자세로 내린다.

관련근육

주동근육: 비복근

이차근육: 가자미근

아나토미 포커스

발 자세: (a) 발가락을 정면으로 향하게 하면 비복근 전체를 목표로 한다. (b) 발가락을 바깥쪽으로 향하게 하면 안쪽 부위(내측두)를 강조한다. (c) 발가락을 안쪽으로 향하게 하면 바깥쪽 부위(외측두)를 목표로 한다.

양발 간격: 발을 엉덩이 너비로 벌리면 비복근 전체를 목표로 한다. 그보다 넓은 스탠스는 안쪽 부위(내측두)를 강조하는 반면, 좁은 스탠스는 바깥쪽 부위(외측두)를 목표로 한다.

몸 자세: 척추를 곧게 펴고 몸통이 바닥과 평행한 상태를 유지한다. 무릎을 완전히 편 상태를 유지하면 비복근의 구분 훈련에 도움이 된다. 무릎을 약간 구부리면 가자미근이 동작에 기여할 수 있다.

운동범위: 운동범위를 극대화하기 위해서는 동작의 바닥에서 완전한 신장 그리고 동작의 꼭대기에서 완전한 조임을 목표로 한다.

동작 궤도: 발판은 완전한 운동범위를 허용하면서 하향 단계에서 발뒤꿈치가 바닥에 닿지 않을 정도로 두꺼워야 한다.

저항: 훈련 파트너가 엉덩이에 올라앉게 해서 파트너의 체중이 추가로 저항을 제공하도록 한다.

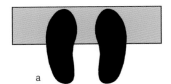 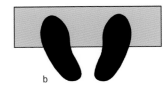 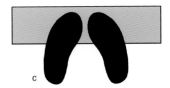

발 자세: (a) 발가락을 똑바로 (b) 바깥쪽으로 및 (c) 안쪽으로 향하게 한 자세.

응용운동

머신 덩키 카프 레이즈
Machine Donkey Calf Raise

앞의 운동을 등 하부에 걸치는 패드를 통해 하중을 전달하는 머신을 사용해 실시한다.

머신 카프 레이즈
Machine Calf Raise

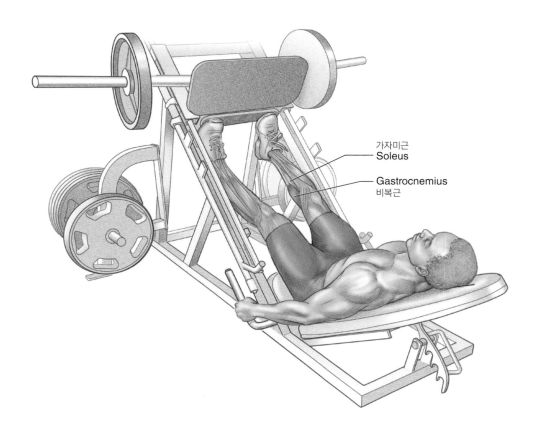

가자미근
Soleus

Gastrocnemius
비복근

운동

1. 레그 프레스 머신에 앉는다. 발볼을 발판의 가장자리에 올려놓고 웨이트를 가능한 한 멀리 내리되, 무릎을 편 상태를 유지한다.
2. 종아리 근육을 수축시키면서 웨이트를 가능한 한 멀리 민다.
3. 천천히 웨이트를 다시 시작 자세로 내린다.

관련근육

주동근육: 비복근

이차근육: 가자미근

아나토미 포커스

발 자세: (a) 발가락을 정면으로 향하게 하면 비복근 전체를 목표로 한다. (b) 발가락을 바깥쪽으로 향하게 하면 안쪽 부위(내측두)를 강조한다. (c) 발가락을 안쪽으로 향하게 하면 바깥쪽 부위(외측두)를 목표로 한다.

양발 간격: 발을 엉덩이 너비로 벌리면 비복근 전체를 목표로 한다. 그보다 넓은 스탠스는 안쪽 부위(내측두)를 강조하는 반면, 좁은 스탠스는 바깥쪽 부위(외측두)를 목표로 한다.

몸 자세: 생체역학 면에서 이 운동은 시티드 스트레이트-레그 카프 레이즈(seated straight-leg calf raise)라고 부를 수 있다. 무릎을 곧게 편 상태를 유지해 움직임이 오로지 발목에서만 일어나도록 한다. 무릎을 완전히 편 상태를 유지하면 비복근의 구분 훈련에 도움이 된다. 무릎을 약간 구부리면 가자미근이 동작에 기여할 수 있다.

운동범위: 운동범위를 극대화하기 위해서는 동작의 바닥에서 완전한 신장 그리고 동작의 꼭대기에서 완전한 조임을 목표로 한다.

저항: 레그 프레스 머신에서는 저항이 발판을 통해 전달된다. 무릎이 편 상태로 유지되고 몸통이 다리에 대해 90도로 구부러지기 때문에, 이 운동은 앞서 소개한 덩키 카프 레이즈와 비슷하다.

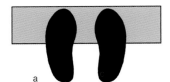 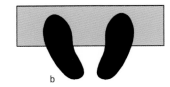 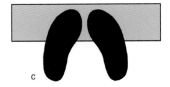

발 자세: (a) 발가락을 똑바로 (b) 바깥쪽으로 및 (c) 안쪽으로 향하게 한 자세.

응용운동

카프-슬레드 머신
Calf-Sled Machine

카프-슬레드 머신은 대개 고정 발판을 사용하고 저항이 움직이는 몸통 썰매(torso sled)를 통해 전달된다. 썰매에 똑바로 누워 어깨를 패드에 대고 발을 플랫폼에 놓는다. 발가락과 발볼을 발판에 올려놓고 다리를 편다. 완전한 근육 신장을 위해 발뒤꿈치를 내린 다음 발뒤꿈치를 가능한 한 높이 올려 체중을 들어 올린다.

시티드 카프 레이즈
Seated Calf Raise

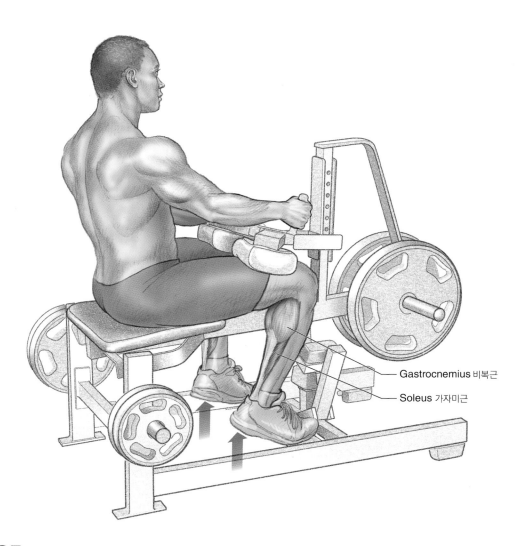

Gastrocnemius 비복근
Soleus 가자미근

운동

1. 발볼을 시티드 카프 레이즈 머신의 발판에 올려놓고, 패드를 넓적다리 하부에 걸치며, 발뒤꿈치를 가능한 한 멀리 내린다.
2. 발뒤꿈치를 가능한 한 높이 올려 웨이트를 들어 올린다.
3. 천천히 발뒤꿈치를 다시 시작 자세로 내린다.

관련근육

주동근육: 가자미근

이차근육: 비복근

아나토미 포커스

발 자세: (a) 발가락을 정면으로 향하게 하면 종아리 근육 전체를 목표로 한다. (b) 발가락을 바깥쪽으로 향하게 하면 안쪽 종아리 근육을 강조한다. (c) 발가락을 안쪽으로 향하게 하면 종아리 근육의 바깥쪽 부분을 목표로 한다.

양발 간격: 발을 엉덩이 너비로 벌리면 종아리 근육 전체를 목표로 한다. 그보다 넓은 스탠스는 안쪽 부위(내측두)를 강조하는 반면, 좁은 스탠스는 바깥쪽 부위(외측두)를 목표로 한다.

몸 자세: 패드를 넓적다리에서 너무 위로 걸치지 말고 무릎 바로 위에 위치시킨다. 앉은 자세에서 구부린 무릎은 가자미근과 비복근에 모두 강조점을 둔다.

운동범위: 운동범위를 극대화하기 위해서는 동작의 바닥에서 완전한 신장 그리고 동작의 꼭대기에서 완전한 조임을 목표로 한다.

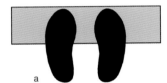 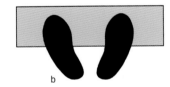 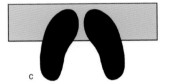

발 자세: (a) 발가락을 똑바로 (b) 바깥쪽으로 및 (c) 안쪽으로 향하게 한 자세.

응용운동

바벨 시티드 카프 레이즈
Barbell Seated Calf Raise

앞의 운동을 벤치에 앉아 발가락을 발판에 올려놓고 바벨을 넓적다리 하부에 걸친 채 실시한다.

CHAPTER 6
배

ABDOMINALS

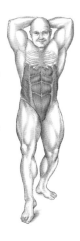

복벽(그림 6-1)은 해부학상 두 부분으로 나눌 수 있고 각 부분은 다른 기능을 한다. 복벽 전면은 복직근(rectus abdominis)이란 하나의 근육으로 이루어져 있다. 이 근육은 치골에 서 기시하여 수직으로 올라가 흉곽의 하연과 흉골에 부착된다. 나란히 있는 2개의 복직근 (각 측에 하나씩)은 근막초(fascia sheath)로 싸여 있고 이 근막초는 복직근의 중앙에서 수 직으로 경계를 짓는데, 이 경계선을 백선(linea alba)이라고 한다. 아울러 위 근막초는 수평 으로도 구획을 만들어 식스팩(six pack) 모양이 나타난다.

복직근의 상부 근육이 수축하면 흉곽을 골반 쪽으로 당겨 내리고 하부 근육이 수축하 면 골반을 가슴 쪽으로 들어 올린다. 이렇게 복직근은 상부 및 하부 근육의 수축이 함께 일어나 몸통을 앞쪽으로 구부린다.

복벽 측면은 3개의 근육 층으로 이루어져 있다. 외복사근(external oblique)은 눈에 보이 는 가장 바깥에 있는 근육 층으로 흉곽으로부터 골반 뼈로 비스듬히 내려간다. 내복사근 (internal oblique)은 중간층 근육으로 골반 뼈로부터 늑골로 비스듬히 올라간다. 내복사근 은 외복사근 밑에 놓여 있으며, 두 근육의 섬유는 서로 직각으로 주행한다. 배의 한쪽에 그쪽 손의 손바닥을 비스듬히 아래로 향하게 대고 그 손 위에 다른 쪽 손의 손바닥을 비 스듬히 아래로 향하게 얹으면, 밑의 손가락과 위의 손가락이 가리키는 방향이 각각 외복

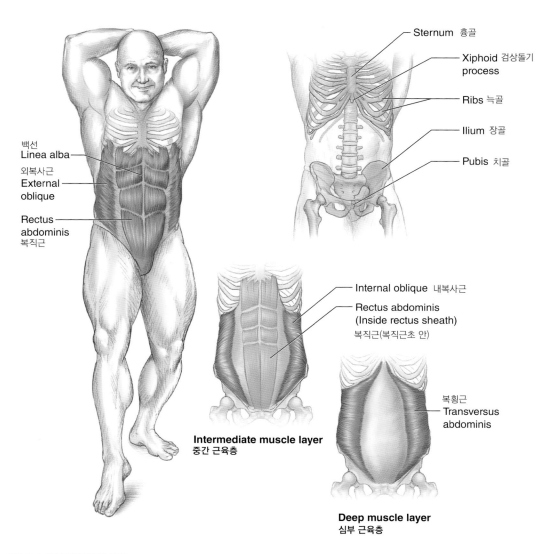

백선
Linea alba

외복사근
External
oblique

Rectus
abdominis
복직근

Sternum 흉골

Xiphoid 검상돌기
process

Ribs 늑골

Ilium 장골

Pubis 치골

Internal oblique 내복사근

Rectus abdominis
(Inside rectus sheath)
복직근(복직근초 안)

복횡근
Transversus
abdominis

Intermediate muscle layer
중간 근육층

Deep muscle layer
심부 근육층

그림 6-1. 배의 해부구조와 근육

사근과 내복사근이 주행하는 방향이 된다. 복횡근(transversus abdominis)은 가장 안쪽에 있는 근육 층으로 복벽을 수평으로 가로질러 놓여 있다.

외복사근 또는 내복사근의 한쪽이 수축하면 몸통이 그쪽으로 측면 굴곡되고, 외복사근 또는 내복사근의 양쪽이 동시에 수축하면 몸통이 전방 굴곡된다. 또한 두 복사근은 몸통 회전도 일으킨다. 외복사근의 한쪽이 수축하면 그 반대쪽으로 몸통이 회전하는 반면, 내복사근의 한쪽이 수축하면 그쪽으로 몸통이 회전한다. 복횡근은 몸통을 현저히 움직이지 않으나, 복부 내장을 압박하고 보호하며 복벽을 안정화하는 기능을 한다.

전거근(serratus anterior) 등 기타 근육이 이 장에서 소개하는 많은 운동을 할 때 복근과 함께 동원될 수 있다. 전거근은 흉벽 측면의 일부를 형성한다. 이 근육은 상위 8개 늑골의 외측면에서 기시해 흉벽을 돌아 후방으로 지나가 척주에 인접한 견갑골의 내측연에 부착된다. 이 근육에서 톱니 모양을 한 가장자리는 대흉근의 외측연 아래에서 나타나 손가락처럼 외복사근으로 돌출된다. 전거근은 견갑골을 앞쪽으로 당겨(전인, 내밈) 흉곽에 밀착시켜 견갑골을 안정화한다. 전거근은 대흉근과 광배근이 수축할 때에는 언제나 필수적인 보조 기능을 제공한다. 또한 이 근육은 복사근을 단련시키는 운동 중에 목표로 할 수 있다. 전거근에 관한 자세한 내용에 대해서는 제2장을 참조한다.

효과적인 복근 운동에는 중심부의 모든 부위를 목표로 하는 운동들이 포함되어야 한다. 상부 복근을 위해서는 크런치 또는 싯업을 선택한다. 하부 복근을 위해서는 레그 레이즈, 니업 또는 리버스 크런치를 선택한다. 운동을 마치기 위해서는 트위스팅 기법, 어블리크 크런치 또는 사이드 벤드로 측벽을 목표로 한다.

싯업
Sit-Up

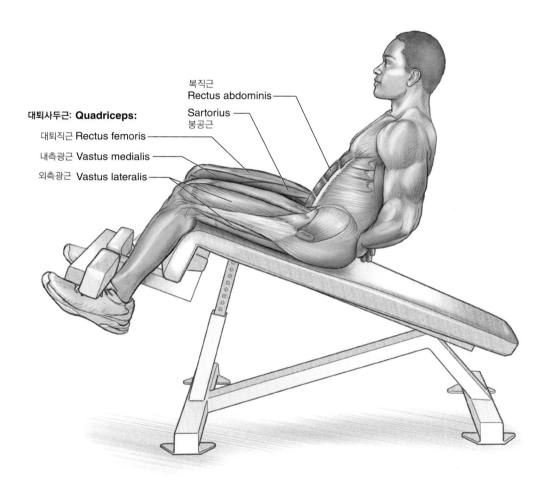

복직근
Rectus abdominis

Sartorius
봉공근

대퇴사두근: Quadriceps:

대퇴직근 Rectus femoris

내측광근 Vastus medialis

외측광근 Vastus lateralis

운동

1. 발을 디클라인 벤치의 패드 밑에 걸고 상체를 똑바로 세운 채 벤치에 앉는다.

2. 상체를 뒤쪽으로 내려 바닥과 거의 평행하게 한다.

3. 상체를 구부려 똑바로 세운 자세로 되돌아간다.

관련근육

주동근육: 복직근

이차근육: 대퇴사두근(대퇴직근, 외측광근, 내측광근과 중간광근), 고관절 굴근(봉공근과 장요근)

아나토미 포커스

손 위치: 손은 등 하부 뒤로 모으거나, 가슴의 앞쪽에서 팔짱 끼거나, 혹은 머리 뒤로 깍지 껴도 된다. 손이 등 하부에
서 가슴으로 그리고 머리로 옮겨갈수록 상대적인 저항이 증가한다.

발 자세: 발을 롤러 패드 또는 상응하는 지지대 밑에 고정시킨다.

몸 자세: 무릎을 구부려 등 하부에 가해지는 스트레스를 감소시킨다.

운동범위: 몸통은 앉은 자세에서 배가 거의 넓적다리에 닿을 정도로 둔 채 수직으로 똑바로 세워야 한다. 몸통을 뒤
쪽으로 내리되, 벤치에 닿는 운동범위의 3/4 정도로 내려 몸통이 바닥과 거의 평행하게 한다. 뒤쪽으로 너무 멀리
기울여서는 안 되는데, 복근에서 긴장이 풀리면 등 하부에 스트레스가 가해지기 때문이다.

동작 궤도: 벤치의 하향 경사 각도는 보통 30~45도이다. 벤치를 더 가파른 각도로 기울이면 운동의 난이도가 올라
간다.

저항: 벤치를 더 가파른 각도로 기울이거나 가슴에 웨이트 플레이트를 들어 저항을 증가시킨다.

응용운동

플로어 싯업
Floor Sit-Up

앞의 운동을 바닥에 앉아 무릎을 구부리고 발을 바닥에 고정시킨 채 실시한다.

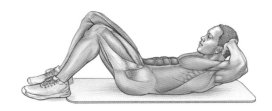

크런치
Crunch

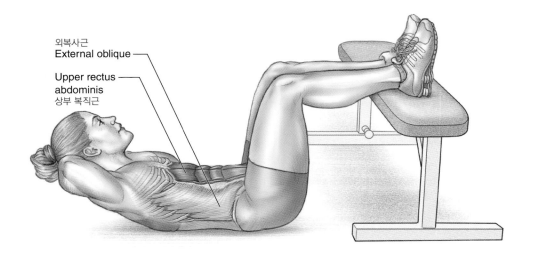

외복사근
External oblique

Upper rectus
abdominis
상부 복직근

운동

1. 바닥에 평평하게 누워 엉덩이를 90도로 구부리고 손을 머리 뒤에 둔다.

2. 어깨를 바닥에서 올리고 가슴을 당겨 들여 크런치를 수행하되, 등 하부가 바닥에 닿은 상태를 유지한다.

3. 어깨를 시작 자세로 내린다.

관련근육

주동근육: 상부 복직근

이차근육: 외복사근, 내복사근

아나토미 포커스

손 위치: 손은 몸의 양옆으로 두거나, 가슴에서 팔짱 끼거나, 혹은 머리 뒤로 깍지 껴도 된다. 손이 몸의 양옆에서 가슴으로 그리고 머리로 옮겨갈수록 저항이 증가한다.

발 위치: 발은 바닥에 둔부 가까이 두거나 벤치에 올려놓아도 된다. 다리를 올려놓으면 저항이 증가한다.

몸 자세: 넓적다리는 몸통과 90도 각도로 위치시켜야 한다. 하퇴부를 플랫 벤치의 꼭대기로 지지하거나 발을 바닥에 둔부 가까이 두어도 된다.

운동범위: 크런치 동작은 상부 척추에서 일어나며, 어깨는 바닥에서 몇 센티미터 들려야 한다. 등 하부는 바닥에 닿은 상태를 유지하며, 엉덩이에서는 움직임이 일어나지 않는다. 이는 움직임이 허리와 엉덩이에서 일어나는 싯업과 대조된다.

저항: 손을 머리 뒤로 두거나 다리를 벤치에 올려놓으면 난이도를 증가시킬 수 있다.

로프 크런치
Rope Crunch

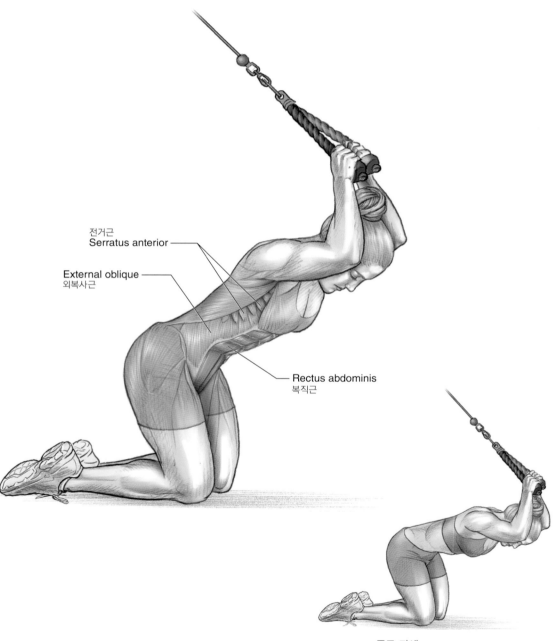

전거근
Serratus anterior

External oblique
외복사근

Rectus abdominis
복직근

종료 자세

운동

1. 웨이트 스택을 등지거나 마주한 채 하이 풀리 아래로 바닥에 무릎을 꿇는다. 하이 풀리에 연결된 로프를 머리 뒤에서 양손으로 잡는다.
2. 상체를 감아 내리고 앞쪽으로 구부리면서 웨이트를 아래쪽으로 당겨 크런치를 실시한다.
3. 시작 자세로 되돌아간다.

관련근육

주동근육: 복직근

이차근육: 외복사근, 내복사근, 전거근

아나토미 포커스

손 위치: 로프는 머리의 위로, 머리의 양측으로, 혹은 상흉부의 앞쪽으로 두어도 된다. 손이 높이 위치할수록 난이도가 올라간다.

몸 자세: 이 운동은 개인의 선호에 따라 웨이트 스택을 마주하거나 등진 채 실시해도 된다.

운동범위: 몸통은 똑바로 세운 자세로부터 바닥과 거의 평행한 자세로 움직여야 한다.

동작 궤도: 몸이 풀리에서 떨어진 거리가 짧으면 크런치를 수행할 때 운동범위가 더 커져 효과를 보게 된다.

저항: 웨이트 스택을 조정해 저항을 변경시킨다.

응용운동

머신 로프 크런치
Machine Rope Crunch

다양한 머신이 로프 크런치를 대체한다. 일부 머신에는 허리 보호대가 있어 몸통을 움직일 때 등 하부를 지지하고 오버헤드 케이블 풀리가 저항을 제공한다.

머신 크런치
Machine Crunch

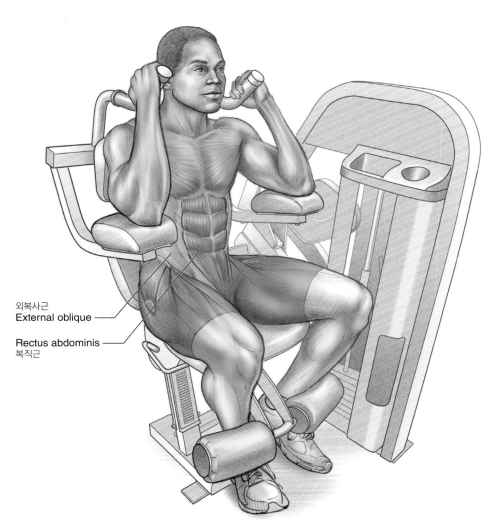

외복사근
External oblique

Rectus abdominis
복직근

운동

1. 크런치 머신의 자리에 앉아 핸들을 잡고 발을 발목 패드 밑에 둔다.

2. 몸통을 무릎 쪽으로 감아 내리면서 크런치를 실시한다.

3. 똑바로 세운 자세로 되돌아간다.

관련근육

주동근육: 복직근

이차근육: 외복사근, 내복사근, 전거근

아나토미 포커스

손 위치: 머신의 디자인에 따라 손은 머리 옆으로 핸들을 잡거나, 혹은 그저 가슴 패드에 얹게 된다.

발 위치: 머신의 디자인에 따라 발은 바닥에 위치시키거나, 혹은 발목 패드 밑에 걸칠 수 있다.

몸 자세: 일부 머신에서는 핸들이 저항을 제공하는 반면, 다른 일부 머신에서는 저항이 가슴 패드를 통해 전달된다.

운동범위: 몸통은 똑바로 세운 자세로부터 바닥과 거의 평행한 자세로 움직여야 한다.

저항: 머신의 디자인에 따라 핸들을 잡거나 패드를 가슴에 대고 웨이트를 움직인다. 웨이트 스택을 조정하여 저항을 변화시킨다.

응용운동

체스트 패드 머신 크런치
Machine Crunch With Chest Pad

일부 복근용 머신에서는 저항이 핸들 대신 가슴 패드에 의해 제공된다.

시티드 싯업
Seated Sit-Up

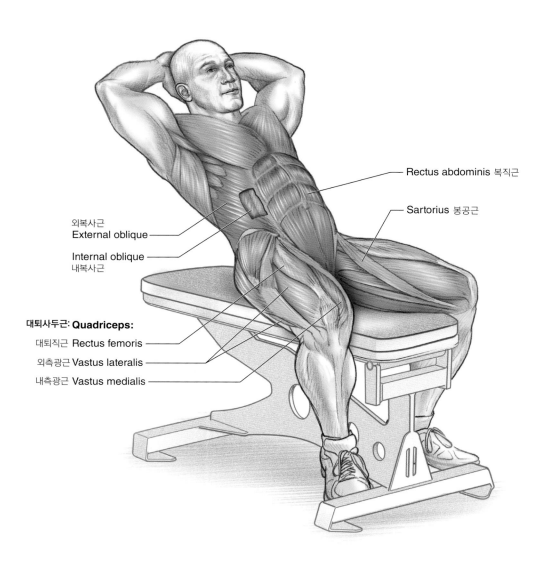

Rectus abdominis 복직근

Sartorius 봉공근

외복사근
External oblique

Internal oblique
내복사근

대퇴사두근: **Quadriceps:**

대퇴직근 Rectus femoris

외측광근 Vastus lateralis

내측광근 Vastus medialis

운동

1. 시티드 싯업 기구에 똑바로 앉아 무릎을 구부리고 발을 지지 패드 밑에 고정시킨다.

2. 상체를 뒤쪽으로 내려 바닥과 거의 평행하게 한다.

3. 상체를 구부려 똑바로 세운 자세로 되돌아간다.

관련근육

주동근육: 복직근, 외복사근, 내복사근

이차근육: 대퇴사두근(대퇴직근, 외측광근, 내측광근과 중간광근), 고관절 굴근(봉공근과 장요근)

아나토미 포커스

몸 자세: 무릎을 90도로 구부린 채 기구에 앉는다.

발 위치: 발을 롤러 패드 또는 상응하는 지지대 밑에 고정시킨다.

손 위치: 손은 등 하부 뒤로 모으거나, 가슴의 앞쪽에서 팔짱 끼거나, 혹은 머리 뒤로 깍지 껴도 된다. 손이 등 하부에서 가슴으로 그리고 머리로 옮겨갈수록 상대적인 저항이 증가한다.

운동범위: 몸통은 시작 자세에서 수직으로 똑바로 세운 상태에 가까워야 하고 운동 중에는 뒤쪽으로 약 60~90도 내려가야 한다. 몸통을 너무 멀리 뒤쪽으로 기울이거나 너무 멀리 앞쪽으로 구부리면 복근에서 긴장이 풀어진다.

저항: 가슴에 웨이트 플레이트를 들어 저항을 증가시킬 수 있다.

응용운동

트위스팅 시티드 싯업
Twisting Seated Sit-Up

싯업 도중 몸통을 비트는 동작을 추가하면 복사근이 운동에 더 기여할 수 있다. 윗몸을 일으키면서 오른쪽 팔꿈치를 왼쪽 무릎으로 향하게 해서 몸통을 비튼다. 등을 시작 자세로 내린다. 다음의 반복 동작에서는 왼쪽 팔꿈치를 오른쪽 무릎으로 향하게 한다.

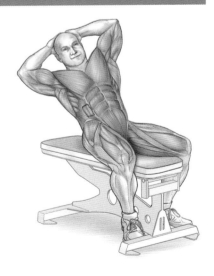

인클라인 레그 레이즈
Incline Leg Raise

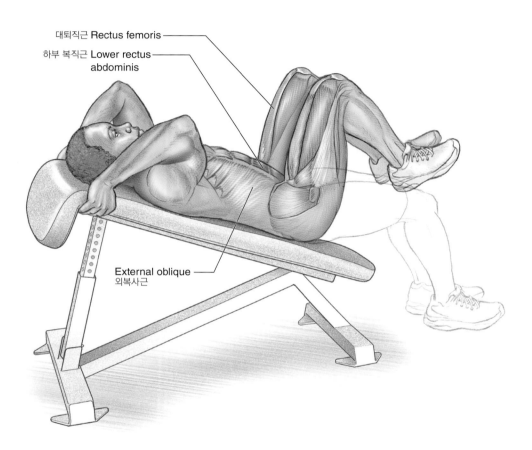

대퇴직근 Rectus femoris

하부 복직근 Lower rectus abdominis

External oblique
외복사근

운동

1. 복근용 인클라인 벤치에 바로(얼굴이 위쪽으로 향하게) 누워 다리를 내리고 머리 위와 뒤로 벤치를 손으로 붙잡는다.

2. 엉덩이를 구부려 다리를 올리고 넓적다리를 가슴 쪽으로 당기되, 무릎을 약간 구부린 상태를 유지한다.

3. 천천히 다리를 시작 자세로 내린다.

관련근육

주동근육: 하부 복직근

이차근육: 외복사근, 내복사근, 장요근, 대퇴직근

아나토미 포커스

손 위치: 손으로 벤치를 붙잡거나 머리 위의 핸들을 잡아 몸통을 안정시킨다.

발 자세: 발을 모으고 무릎을 약간 구부린 상태를 유지한다.

몸 자세: 몸통 상부는 벤치와 접촉한 상태를 유지해야 한다. 다리를 올리면서 골반을 벤치에서 약간 들어 올려 하부 복근의 수축을 극대화한다.

운동범위: 다리를 올리면서 근육 수축을 극대화하기 위해서는 무릎을 가슴 쪽으로 가능한 한 높이 올린다. 복근에 가 해지는 긴장을 유지하기 위해서는 다리를 곧장 내리거나 발이 바닥에 닿게 하지 말아야 한다.

동작 궤도: 바닥에 대한 벤치의 각도가 난이도에 영향을 미친다. 벤치를 더 가파른 각도로 기울이면 운동의 난이도가 올라간다.

저항: 벤치를 내려 경사를 감소시킴으로써 저항을 줄인다. 벤치를 올려 경사를 증가시킴으로써 저항을 늘린다.

응용운동

덤벨 인클라인 레그 레이즈
Dumbbell Incline Leg Raise

저항을 증가시키기 위해 앞의 운동을 양발 사이로 덤벨을 든 채 실시한다.

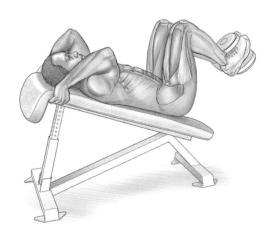

행잉 레그 레이즈
Hanging Leg Raise

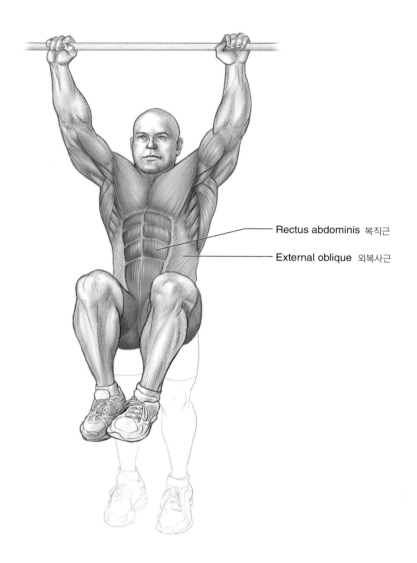

Rectus abdominis 복직근

External oblique 외복사근

운동

1. 손으로 친업 바를 잡거나 복근용 팔걸이 기구(ab slings, 이 기구는 체중을 지지하기 위해 바에 연결한다)에 상완을 걸친다. 다리를 늘어뜨린다.

2. 발을 모으고 무릎을 약간 구부린 채 양 무릎을 가슴 쪽으로 들어 올린다.

3. 몸이 흔들리지 않게 하면서 천천히 다리를 시작 자세로 내린다.

관련근육

주동근육: 복직근

이차근육: 외복사근, 내복사근, 장요근, 대퇴직근

아나토미 포커스

손 자세: 친업 바를 어깨너비 오버핸드 그립으로 잡고 팔을 편 채 매달린다. 아니면 복근용 팔걸이 기구처럼 상완을 걸쳐 체중을 지지하는 기구를 사용한다.

발 자세: 발을 모으고 무릎을 약간 구부린 상태를 유지한다.

몸 자세: 몸통은 수직으로 매달려 바닥과 직각이 되어야 한다.

운동범위: 무릎을 가능한 한 높이 올려 근육 작용을 극대화한다. 다리를 내리면서 무릎을 약간 구부린 상태를 유지하여 복근에 가해지는 긴장을 유지한다.

동작 궤도: 다리를 들어 올리면서 골반도 들어 올려 하부 복근의 수축을 극대화한다.

저항: 이 운동은 다리를 편 상태를 유지하려 하면 더 어렵다. 무릎을 더 구부릴수록 운동이 더 쉬워진다.

응용운동

버티컬 레그 레이즈
Vertical Leg Raise

버티컬 레그 레이즈 기구에서는 등을 등받이로 지지하고 팔꿈치를 패드에 얹는다. 이에 따라 다리와 몸통이 흔들리지 않는다.

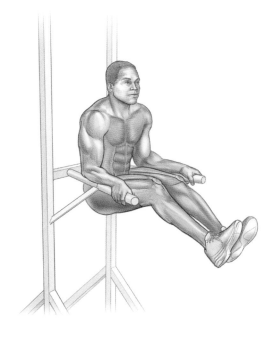

니업
Knee-Up

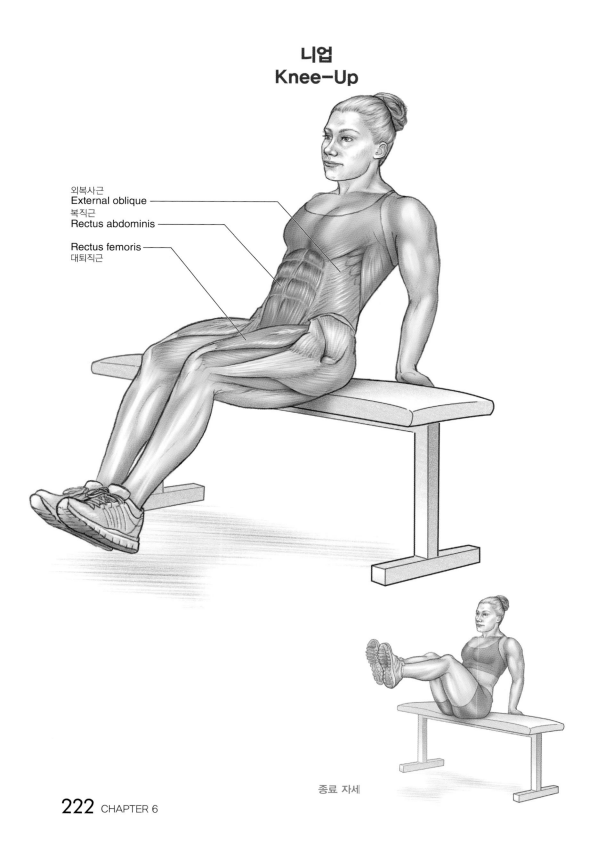

외복사근
External oblique

복직근
Rectus abdominis

Rectus femoris
대퇴직근

종료 자세

운동

1. 평평하고 안정된 벤치의 가장자리에 앉아 다리를 늘어뜨리고 무릎을 약간 구부린다. 몸통 뒤로 벤치를 잡는다.
2. 다리를 모은 상태를 유지하면서 무릎을 가슴 쪽으로 올린다.
3. 다리를 내려 발뒤꿈치가 바닥에 거의 닿도록 한다.

관련근육

주동근육: 복직근
이차근육: 외복사근, 내복사근, 장요근, 대퇴직근

아나토미 포커스

손 위치: 지지를 위해 엉덩이 뒤로 벤치를 잡는다.

발 자세: 발을 모으고 무릎을 약간 구부린 상태를 유지한다.

몸 자세: 몸통을 뒤쪽으로 약간 기울여 몸통이 벤치와 45~60도 각도를 이루도록 한다. 자세를 취하는 동안에 안정성을 위해 발을 바닥에 대도 된다.

운동범위: 무릎을 올려 넓적다리가 배에 거의 닿도록 한다. 다리를 내리면서 발뒤꿈치가 바닥에 닿기 전에 멈춰 근육에 가해지는 긴장을 유지한다.

동작 궤도: 몸통을 뒤쪽으로 기울이면 운동범위가 증가할 수 있다.

저항: 발목 사이로 작은 덤벨을 들어 저항을 증가시킨다.

리버스 크런치
Reverse Crunch

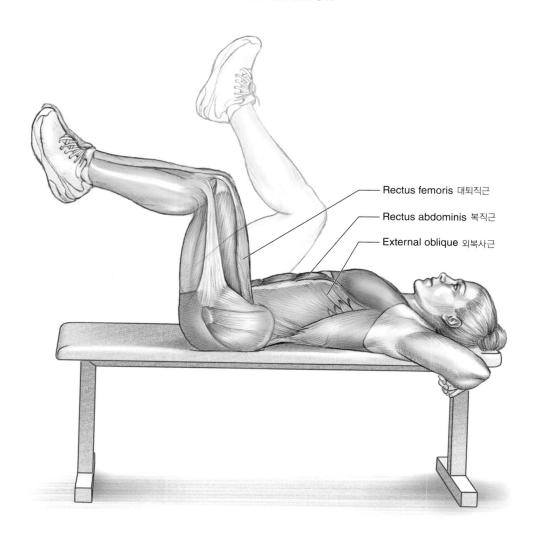

Rectus femoris 대퇴직근

Rectus abdominis 복직근

External oblique 외복사근

운동

1. 평평하고 안정된 벤치에 누워 무릎과 엉덩이를 90도로 구부려 발을 위치시킨다. 지지를 위해 머리 뒤로 벤치를 붙잡는다.
2. 골반을 벤치에서 들어 올려 발이 천장으로 향하도록 한다.
3. 다리를 시작 자세로 내린다.

관련근육

주동근육: 복직근

이차근육: 외복사근, 내복사근, 고관절 굴근(장요근과 대퇴직근)

아나토미 포커스

손 위치: 지지를 위해 손을 머리 뒤에 두어 벤치를 붙잡는다.

발 자세: 시작 자세에서 넓적다리는 수직이고 하퇴부는 벤치와 평행해야 무릎과 엉덩이가 90도로 구부러진다. 발과 다리를 모은 상태를 유지한다.

몸 자세: 몸통 상부를 벤치와 접촉시킨 상태를 유지한다.

운동범위: 하부 복근을 수축시켜 골반을 벤치에서 들어 올리면서 다리를 올려 발가락이 천장을 향하도록 한다.

안전 수칙: 벤치에서 균형 잡기가 어려운 사람은 이 운동을 바닥에 누운 채 수행해도 된다.

응용운동

힙 플렉서 머신
Hip Flexor Machine

힙 플렉서 머신에서 머신이 제공하는 저항은 넓적다리 하부에 걸치는 띠를 통해 전달된다.

스트레이트-레그 싯업
Straight-Leg Sit-Up

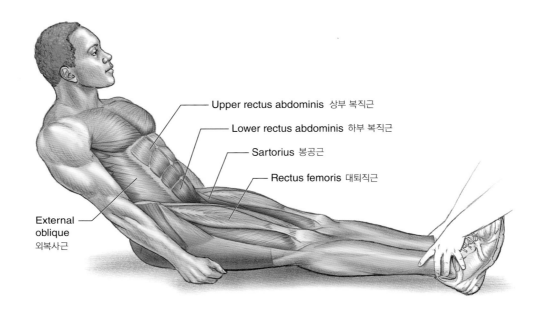

Upper rectus abdominis 상부 복직근

Lower rectus abdominis 하부 복직근

Sartorius 봉공근

Rectus femoris 대퇴직근

External oblique 외복사근

운동

1. 바닥에 평평하게 누워 다리를 펴고, 발을 고정시키며, 팔을 몸의 양옆으로 둔다.
2. 등을 곧게 편 상태를 유지하면서, 몸통을 바닥에서 올려 손이 무릎에 닿도록 한다. 손은 넓적다리를 따라 밀릴 것 이다.
3. 몸통을 시작 자세로 내린다.

관련근육

주동근육: 하부 복직근

이차근육: 외복사근, 내복사근, 상부 복직근, 고관절 굴근(봉공근, 장요근과 대퇴직근)

아나토미 포커스

운동범위: 척추를 편 상태를 유지하면서 몸통을 바닥에서 올린다. 어깨는 바닥에서 약 15~30cm 올라가거나 손이 무릎에 닿을 때까지 올라가야 한다. 움직임이 상부 척추에서 일어나는 크런치와 달리 여기서는 움직임이 엉덩이에서 일어난다.

몸 자세: 다리를 편 상태를 유지한다. 무릎의 뒤쪽과 발뒤꿈치는 동작 내내 바닥과 접촉되어 있어야 한다.

발 자세: 발을 롤러 패드 또는 상응하는 지지대 아래로 고정시킨다. 대안으로 파트너가 발목을 잡게 한다.

손 자세: 팔을 펴서 내뻗은 상태를 유지하면서 손이 넓적다리를 따라 밀려야 한다. 손이 무릎에 닿을 때 동작을 종료하면 하부 복근에 대한 초점이 유지된다.

저항: 손을 머리 뒤로 두거나 가슴에 웨이트를 들면 난이도가 올라갈 수 있다.

트위스팅 싯업
Twisting Sit-Up

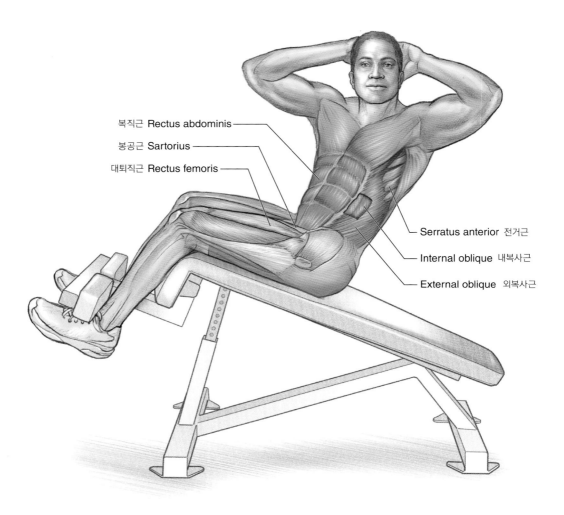

복직근 Rectus abdominis

봉공근 Sartorius

대퇴직근 Rectus femoris

Serratus anterior 전거근

Internal oblique 내복사근

External oblique 외복사근

운동

1. 디클라인 벤치에 앉아 발을 패드 밑에 걸고, 몸통을 뒤쪽으로 기울이며, 손을 머리 뒤로 위치시킨다.

2. 윗몸을 일으키면서 오른쪽 팔꿈치를 왼쪽 무릎 쪽으로 향하게 해서 몸통을 비튼다.

3. 몸통을 다시 시작 자세로 내린다. 다음의 반복 동작에서는 왼쪽 팔꿈치를 오른쪽 무릎 쪽으로 향하게 한다.

관련근육

주동근육: 복직근, 외복사근, 내복사근

이차근육: 전거근, 고관절 굴근(봉공근, 장요근과 대퇴직근)

아나토미 포커스

손 위치: 손을 머리 뒤로 위치시킨다.

발 위치: 발을 롤러 패드 또는 상응하는 지지대 밑에 고정시킨다.

몸 자세: 무릎을 구부린 상태를 유지하여 등 하부에 가해지는 스트레스를 감소시킨다.

운동범위: 몸통은 동작의 꼭대기에서 수직으로 똑바로 세우고 한쪽 팔꿈치가 반대쪽 무릎에 거의 닿아야 한다. 몸통을 뒤쪽으로 내리되, 벤치에 닿는 운동범위의 3/4 정도로 내려 몸통이 바닥과 거의 평행하게 한다. 뒤쪽으로 너무 멀리 기울이면 복근에서 긴장이 풀리고 등 하부에 더 많은 스트레스가 가해진다.

동작 궤도: 벤치를 더 가파른 각도로 기울이면 운동이 더 어려워진다.

저항: 벤치를 더 가파른 각도로 기울이거나 머리 뒤로 작은 웨이트 플레이트를 들어 저항을 증가시킨다.

응용운동

브룸스틱 트위스트
Broomstick Twist

플랫 벤치의 끝에 똑바로 앉아 목 뒤로 대걸레 자루를 든다. 상체를 좌우로 비튼다. 우측으로 비틀 때 우측 복사근이 수축하는 것을 느끼고, 그 반대로도 해본다.

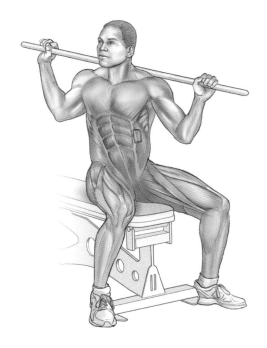

어블리크 크런치
Oblique Crunch

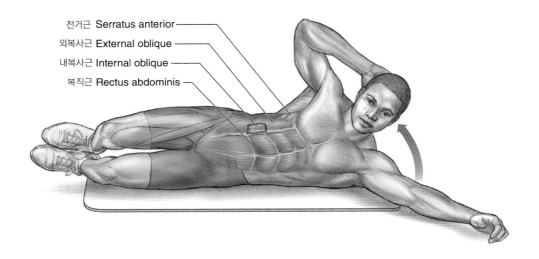

전거근 Serratus anterior

외복사근 External oblique

내복사근 Internal oblique

복직근 Rectus abdominis

운동

1. 좌측으로 누워 무릎을 구부리고 모으며 오른손을 머리 뒤로 둔다.

2. 오른쪽 복사근을 수축시켜 천천히 상체를 들어 올린다.

3. 상체를 다시 내린다.

관련근육

주동근육: 외복사근, 내복사근, 복직근

이차근육: 전거근

아나토미 포커스

손 위치: 위쪽 손을 머리 뒤로 두고 균형을 위해 다른 쪽 손을 측면으로 내뻗어 놓거나 무릎 위로 놓는다. 손으로 목을 당겨 올려서는 안 된다.

발 위치: 무릎이 거의 90도로 구부러지도록 발을 위치시킨다. 다리를 모은 상태를 유지한다.

몸 자세: 좌측으로 누워 오른쪽 복사근을 단련시킨 다음 우측으로 바꿔 왼쪽 복사근을 단련시킨다. 이 운동을 바닥에 깐 운동용 쿠션 매트에서 실시한다.

운동범위: 몸통을 바닥에서 30~45도 당겨 올려 크런치를 실시한다.

응용운동

인클라인 어블리크 크런치
Incline Oblique Crunch

복근용 인클라인 체어를 사용한다. 발을 지지용 발판에 단단히 고정시키고 몸을 뒤와 옆으로 자리로 기울이되, 한쪽 둔부만 댄다. 위쪽 손을 머리 뒤로 두고 몸통을 당겨 올려 크런치를 실시한다.

머신 어블리크 크런치
Machine Oblique Crunch

앞의 운동을 크런치 머신의 자리에 비스듬히 앉은 채 한 번에 한 쪽 측면을 단련시키면서 실시한다.

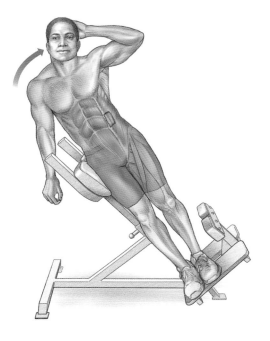

케이블 어블리크 크런치
Cable Oblique Crunch

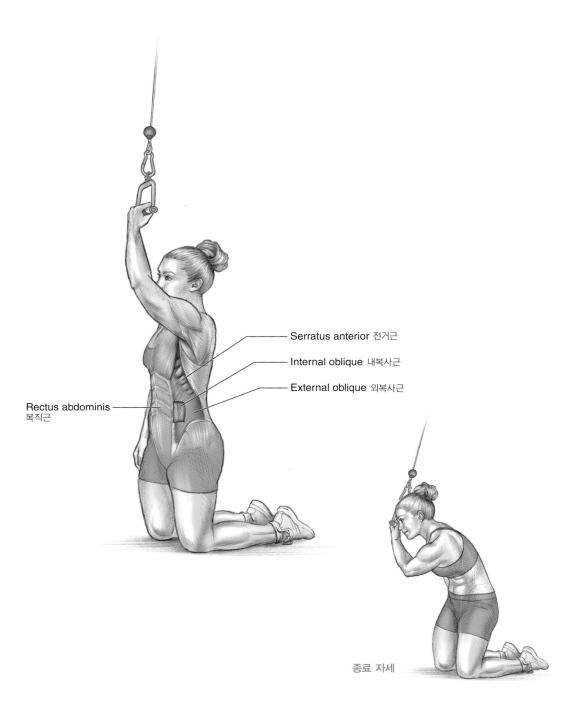

Serratus anterior 전거근

Internal oblique 내복사근

External oblique 외복사근

Rectus abdominis
복직근

종료 자세

운동

1. 케이블 머신의 하이 풀리에 연결된 D-핸들을 잡는다.
2. 팔꿈치를 반대편 무릎 쪽으로 향하게 하면서 몸통을 당겨 내려 크런치를 실시한다.
3. 천천히 시작 자세로 되돌아간다.

관련근육

주동근육: 외복사근, 내복사근, 전거근
이차근육: 복직근

아나토미 포커스

손 위치: 핸들을 머리 위로 또는 옆으로 잡는다.
발 위치: 이 운동은 서거나, 무릎 꿇거나, 혹은 앉은 채 실시해도 된다.
몸 자세: 개인의 선호에 따라 이 운동은 웨이트 스택을 마주하거나 등진 채 실시해도 된다.
운동범위: 몸통은 똑바로 세운 자세로부터 바닥과 거의 평행한 자세로 움직여야 한다.
저항: 웨이트 스택을 조정해 저항을 변경시킨다.

응용운동

케이블 스탠딩 어블리크 크런치
Cable Standing Oblique Crunch

웨이트 스택 옆으로 서서 하이 풀리에 연결된 D-핸들을 가까운 쪽 손으로 잡는다. 팔꿈치를 같은 쪽 엉덩이로 향하게 하면서 몸통을 당겨 내려 크런치를 실시한다.

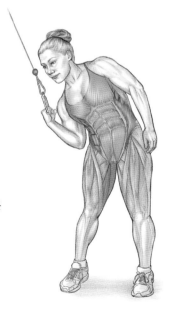

로프 어블리크 크런치
Rope Oblique Crunch

하이 풀리에 연결된 로프를 양손으로 잡고 몸통을 한쪽으로 비튼 다음 다른 쪽으로 비틀어 크런치를 실시한다. 복사근을 단련시키는 이러한 동작은 트위스팅 싯업(228페이지)에서 하는 동작과 비슷하다.

덤벨 사이드 벤드
Dumbbell Side Bend

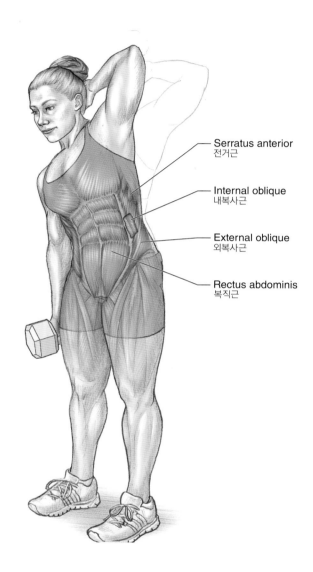

Serratus anterior
전거근

Internal oblique
내복사근

External oblique
외복사근

Rectus abdominis
복직근

운동

1. 똑바로 서서 덤벨을 오른손에 들고 왼손을 머리 뒤로 둔다.

2. 몸통을 오른쪽으로 구부려 덤벨을 무릎 쪽으로 내린다.

3. 왼쪽 복사근을 수축시켜 몸통을 다시 펴서 시작 자세로 올린다.

관련근육

주동근육: 외복사근, 내복사근, 전거근

이차근육: 복직근, 요방형근

아나토미 포커스

손 위치: 덤벨을 한쪽 손으로 팔을 편 채 몸의 옆으로 들고 다른 쪽 손은 머리 뒤로 둔다.

발 자세: 양발을 엉덩이 너비로 벌린 채 선다.

몸 자세: 몸통을 오른쪽으로 구부리면 왼쪽 복사근이 단련되며, 그 반대쪽으로 구부리면 오른쪽 복사근이 단련된다.

운동범위: 몸통은 대략 45도로 또는 덤벨이 무릎 높이가 될 때까지 구부려야 한다.

동작 궤도: 몸통은 앞쪽이나 뒤쪽으로 기울지 않고 바로 옆쪽으로 움직여야 한다.

저항: 이 운동을 위해서는 무거운 덤벨을 사용하지 않도록 한다. 복사근이 크게 과다 발달되면 허리가 두툼해 보일 것이다.

케이블 사이드 벤드
Cable Side Bend

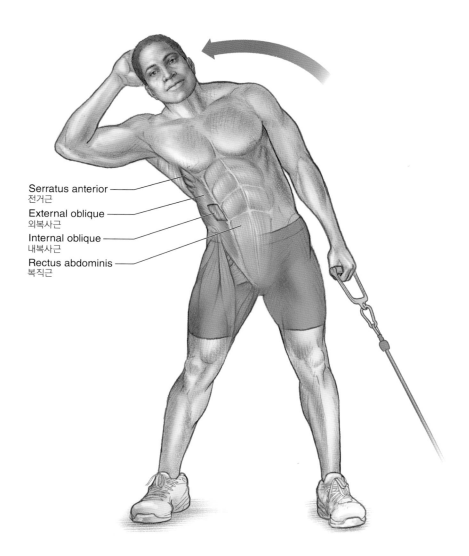

Serratus anterior
전거근

External oblique
외복사근

Internal oblique
내복사근

Rectus abdominis
복직근

운동

1. 똑바로 서서 케이블 머신의 로우 풀리에 연결된 D-핸들을 왼손으로 잡는다.

2. 오른손을 머리 뒤로 둔 채 오른쪽 복사근을 수축시켜 몸통을 오른쪽으로 구부린다.

3. 몸통을 다시 펴서 시작 자세로 올린다.

관련근육

주동근육: 외복사근, 내복사근, 전거근
이차근육: 복직근, 요방형근

아나토미 포커스

손 위치: 한쪽 손으로 팔을 편 채 로우 풀리에 연결된 D-핸들을 잡고 다른 쪽 손은 머리 뒤로 둔다.
발 자세: 양발을 엉덩이 너비보다 약간 더 넓게 벌린 채 선다. 다리와 팔의 자세는 4면 별 모양과 비슷해야 한다.
몸 자세: 풀리로부터 충분히 떨어져 서서 핸들을 잡는 팔이 충분히 신장되어 있도록 한다. 핸들을 오른손으로 잡아 웨이트를 올리면 왼쪽 복사근이 단련되며, 왼손으로 잡아 올리면 오른쪽 복사근이 단련된다.
운동범위: 몸통은 측면으로 왔다갔다 대략 60도 범위로, 또는 거울을 마주하고 있다면 10시 및 2시 방향 사이로 구부려야 한다. 몸통을 웨이트 스택 쪽으로 구부려 복사근을 신장시킨 후 반대쪽 방향으로 수축시켜도 된다.
동작 궤도: 몸통은 앞쪽이나 뒤쪽으로 기울지 않고 바로 옆쪽으로 움직여야 한다.
저항: 자신의 능력에 따라 웨이트 스택이 가하는 저항을 조정한다. 무거운 웨이트는 주의해야 하는데, 복사근이 과다 발달되면 허리가 두툼해 보일 것이기 때문이다.

덤벨 풀오버
Dumbbell Pullover

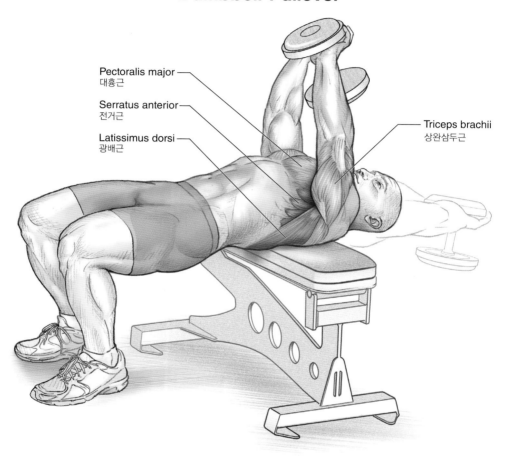

Pectoralis major
대흉근

Serratus anterior
전거근

Latissimus dorsi
광배근

Triceps brachii
상완삼두근

운동

1. 플랫 벤치에 횡으로 등 상부를 대고 눕는다. 덤벨을 가슴 직상방으로 든다.

2. 덤벨을 아래와 뒤로 내려 벤치 높이에 이르도록 하면서, 숨을 깊이 들이쉬어 흉곽을 신장시킨다.

3. 덤벨을 다시 수직 위치로 밀어 올리면서, 숨을 내쉰다.

관련근육

주동근육: 전거근, 늑간근, 광배근

이차근육: 대흉근, 소흉근, 상완삼두근

요령

이 운동은 전거근을 강화하지만 복사근을 직접 목표로 하지는 않는다. 그러나 전거근은 대부분의 복사근 운동 중에 작용하기 때문에 이 운동을 여기에 포함시켰다.

아나토미 포커스

그립: 덤벨을 한쪽 끝 내측에 손바닥을 대고 잡아, 엄지와 검지로 다이아몬드 모양을 만들어 플레이트를 감싼다.

몸 자세: 몸통은 움직이지 않고 바닥과 평행한 상태를 유지해야 하며, 등 상부는 벤치에 얹고 발은 안정성을 위해 바닥에 단단히 댄다.

운동범위: 덤벨을 약 90도의 호를 그리면서 움직인다. 덤벨을 내리면서 흉곽을 완전히 신장시키는 것을 목표로 한다.

저항: 이 운동 중에는 어깨관절이 부상에 취약하기 때문에 무거운 웨이트를 사용해서는 안 된다.

응용운동

바벨 또는 머신 풀오버
Barbell or Machine Pullover

앞의 운동을 바벨 또는 머신을 사용해 실시한다.

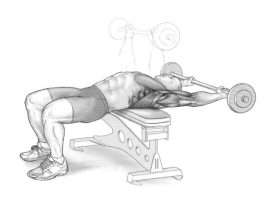

운동 색인

244

배

부록

창용찬

- 1·2급 생활스포츠지도사, 전문스포츠지도사
  시험 대비 보디빌딩 실기 및 구술시험 가이드
- 자주 사용하는 트레이닝 용어
- 웨이더 훈련기술 원칙
- 근육 이름

1·2급 생활스포츠지도사, 전문스포츠지도사 시험 대비 보디빌딩 실기 및 구술시험 가이드

한국스포츠개발원에서는 국민체육진흥법, 국민체육진흥법 시행령, 체육지도자 연수 및 자격검정에 관한 규칙에 의거해서 체육지도자 연수 및 자격검정 사업을 통하여 우수한 체육지도자를 육성함은 물론 선진 스포츠지식의 보급을 통하여 국민체육의 진흥에 이바지함을 그 목적으로 하고 있다. 전문스포츠지도사 1급 및 2급에 보디빌딩을 포함하여 54개 종목, 생활스포츠지도사 1급 및 2급에 보디빌딩을 포함하여 54개 종목으로 체육지도자는 매년 5~6월경에 검정이 있고 합격자에 한해 연수를 한다. 프로스포츠 단체 선수나 해당 종목 국가대표급 선수이면 검정의 일부를 면제받을 수 있다. 체육지도자는 자격검정 시험과목을 통과한 후 종목별 실기 및 구술시험을 거쳐 각 연수원에서 소정의 연수를 이수해야 한다. 아래 홈페이지에서 시험과목, 참가자격, 일정 등에 관한 상세한 정보를 얻을 수 있다.

- 문화체육관광부: www.mcst.go.kr
- 한국스포츠개발원: www.sports.re.kr
- 체육지도자자격검정·연수원: www.insports.or.kr (지원서접수, 연수등록, 합격자발표)

* 체육지도자 자격 종류: 생활스포츠지도사, 전문스포츠지도사, 건강운동관리사, 장애인스포츠지도사, 유소년스포츠지도사, 노인스포츠지도사
* 양성과정: 필기시험 → 실기·구술시험 → 실무연수 (2015.1.1. 개정시행)

자격을 취득하기 위해서는 스포츠심리학, 운동생리학, 스포츠사회학, 운동역학, 스포츠교육학, 스포츠윤리 및 한국체육사 중 5과목을 선택하여 필기시험을 통과해야 하고 필기시험을 통과한 자만이 실기에 응시할 수 있다. 보디빌딩 종목은 실기시험이 70%, 구술시험이 30%를 차지하는 시험을 통과해야 한다. 정확한 웨이트트레이닝 동작 및 자세를 취해야 하며, 운동기구 사용법이 숙련되어야 시험에서 좋은 성적을 얻을 수 있다. 각 대학교의 실기시험장은 큰 차이가 없으나, 머신보다는 프리 웨이트인 덤벨 및 가벼운 바벨을 이용하여 기본적인 실기 테스트를 한다. 덤벨과 바벨로 다양하게 운동할 수 있는 팔운동, 가슴운동, 어깨운동, 다리운동 등의 올바른 동작 및 호흡법을 숙지하고 반복 훈련으로 숙달해야 한다. 또한 보디빌딩 지도자 자격시험인 만큼 보디빌딩 경기규정도 숙지해야 한다.

2차 보디빌딩 자격검정 실기 및 이론 시험장에는 다른 생활스포츠 종목에 비해 응시생이 많고 시험관으로부터 많은 수험생이 동시에 테스트를 받는데, 실내 소음이나 시험관의 작은 목소리로 인해 질문 내용을 알지 못해 답변을 못하는 경우가 있다. 수험생은 시험관의 질문 내용을 정확하게 파악해야 올바른 답변을 할 수 있다. 수험자의 복장이 단정하지 못하거나 질의응답에서 불분명한 운동 동작이나 답변을 하면 점수를 얻지 못한다. 생활스포츠지도사로서 신뢰감을 줄 수 있는 단정한 복장이나 자신감 있는 답변과 성실한 태도는 좋은 점수를 얻는 데 도움이 된다.

실기시험

팔(Arm): 상완이두근, 상완삼두근 및 전완근으로 구분된다. 상완이두근 운동으로는 바벨 컬, 덤벨 컬, 덤벨 컨센트레이션 컬, 리버스 바벨 컬, 해머 컬 등이 있다. 상완삼두근 운동으로는 트라이셉스 익스텐션, 바벨 프렌치 프레스, 덤벨 트라이셉스 익스텐션, 덤벨 킥백 등이 있다. 전완근 운동으로는 바벨 리스트 컬, 리버스 리스트 컬, 벤치 온 덤벨 리스트 컬 등이 있다.

가슴(Chest): 가슴운동은 벤치 프레스, 벤치 온 덤벨 플라이, 덤벨 풀오버, 내로우 그립 벤치 프레스, 덤벨 벤치 프레스 등이 있다.

어깨(Shoulder): 어깨운동은 비하인드 넥 프레스, 바벨 숄더 프레스, 밀리터리 바벨 프레스, 투 핸드 덤벨 프레스, 사이드 래터럴 레이즈, 프론트 래터럴 레이즈, 벤트 암 래터럴 레이즈 등이 있다.

등(Back): 상부 등 운동으로는 바벨 벤트오버 로우, 덤벨 벤트오버 로우 등이 있다. 하부 등 운동으로는 데드리프트, 백 익스텐션, 굿모닝 엑서사이즈 등이 있다. 승모근 운동으로는 바벨 또는 덤벨 숄더 슈러그, 업라이트 로우 등이 있다.

복부(Abs): 하복부 운동으로는 레그 레이즈, 시티드 니업, 리버스 크런치, 인클라인 힙 트러스트, 시저 킥 등이 있다. 상복부 운동으로는 크런치, 컬업, 오버헤드 크런치 등이 있다. 복사근 운동으로는 크로스 보디 크런치, 어블리크 크런치, 사이드 벤드, 리어 사이드 벤드 등이 있다.

다리(Leg): 다리운동은 바벨 스쿼트, 덤벨 스쿼트, 런지, 시시 스쿼트, 스티프 레그드 데드리프트(루마니안 데드리프트와 동일), 프론트 스쿼트 등이 있고 종아리 운동인 카프 레이즈가 있다.

구술시험

50%의 배점이 있는 구술시험에서는 문제은행식 출제방식에 의해 수험생이 5가지 문항을 시험장 현장에서 선택하여 선택한 질문을 본인이 읽고 올바른 답을 해야 한다. 생활스포츠지도사의 역할, 생활스포츠지도의 원리, 트레이닝 이론, 스포츠생리, 각 부위별 운동종목, 영양학, 보디빌딩 경기규칙 등에서 다양하게 출제된다. 시험관이 묻는 질문의 요지를 파악하고 정확하고 간단명료하게 답하는 것이 좋다.

트레이닝론
준비운동과 정리운동의 중요성, 초보자 훈련방법, 목표 심박수를 구하는 방법, 각 부위별로 운동할 수 있는 종목 숙지, 트레이닝 원리(과부하의 원리, 점진성의 원리, 반복성의 원리, 개별성의 원리), 정적 스트레칭, 동적 스트레칭, 운동프로그램 구성요소, 등속성·등장성·등척성 운동, 세트 간 휴식시간, 1RM, 다중관절운동과 단순관절운동, 외전운동과 내전운동, 플라이오메트릭 운동(plyometric training), 유산소 운동, 무산소 운동, 웨이더 훈련기술인 점진적 과부하 훈련, 이중 분할 훈련, 피라미드 훈련, 슈퍼 세트 훈련, 복합 세트 훈련, 고립 훈련, 디센딩 세트법, 서킷 트레이닝, 트라이 세트법, 근육 우선 훈련법, 인터벌 트레이닝 등

근육 및 스포츠생리
보디빌더 체형의 종류(중배엽형, 내배엽형, 외배엽형), 근수축의 종류, 근육의 종류, 체력의 개념, 기초대사량, 길항근(antagonist), 건·인대·근의 차이점, 근섬유, 관절, HDL 및 LDL 콜레스테롤, 에스트로겐과 테스토스테론, 데피니션, 체질량지수(BMI), 근세포, 근신경, 수분의 역할, 오버 트레이닝 시 증세와 처방, 근육통 해소, 운동가동범위(range of

motion), 젖산역치 등

스포츠영양학

단백질의 역할과 하루 섭취량, 운동 전후 단백질 및 탄수화물 섭취량, 탄수화물의 기능, 비타민, 미네랄, 글리코겐과 글루코스의 차이, 에너지 시스템에 대한 이해, 아데노신3인산, 근섬유의 형태, 인슐린, 카보로딩(carbohydrate loading), 아나볼릭 스테로이드(anabolic steroid), 크레아틴, 아미노산, BCAA, WPI, WPC, 도핑 테스트 등

보디빌딩 경기규칙

세계보디빌딩연맹(IFBB) 경기규칙, 보디빌딩이란, 남자 보디빌딩 9개 체급, 여자 피지크 대회, 남자 보디빌딩 규정포즈 7가지 동작 및 자세, 여자 피지크 대회 규정포즈 4가지 동작 및 자세, 보디빌딩 경기에서 1라운드 자유포즈, 2라운드 규정포즈, 3라운드 비교심사, 한국보디빌딩의 역사 등

* 스포츠지도사 자격요건

구분	요건
1급 전문스포츠지도사	·해당 종목 2급 전문 취득 후 해당 종목 경기 지도경력 3년 이상
2급 전문스포츠지도사	·해당 종목 경기경력 4년 이상 ·다음 각 호에 해당하는 사람은 수업 연한을 경기경력으로 인정 　－ 고등교육법 제2조에 따른 학교에서 체육 분야에 관한 학문을 전공하고 졸업한 사람(졸업예정자 포함) 　－ 문화체육관광부 장관이 인정하는 외국의 학교에서 체육 분야에 관한 학문을 전공하고 졸업한 사람
1급 생활스포츠지도사	·해당 종목 2급 생활 취득 후 해당 종목 지도경력 3년 이상
2급 생활스포츠지도사	·18세 이상
건강운동관리사	·고등교육법 제2조에 따른 학교에서 체육 분야에 관한 학문을 전공하고 졸업한 사람(졸업예정자 포함) ·문화체육관광부 장관이 인정하는 외국의 학교에서 체육 분야에 관한 학문을 전공하고 졸업한 사람
1급 장애인스포츠지도사	·해당 종목 2급 장애인 취득 후 해당 종목 지도경력 3년 이상
2급 장애인스포츠지도사	·18세 이상
유소년스포츠지도사	·18세 이상
노인스포츠지도사	·18세 이상

* 스포츠지도사 자격종목

구분	종목
전문스포츠지도사(54)	검도, 골프, 궁도, 근대5종, 농구, 당구, 럭비, 레슬링, 루지, 봅슬레이 스켈레톤, 바이애슬론, 배구, 배드민턴, 보디빌딩, 복싱, 볼링, 빙상, 사격, 사이클, 산악, 세 팍타크로, 소프트볼, 수상스키, 수영, 수중, 스쿼시, 스키, 승마, 씨름, 아이스하 키, 야구, 양궁, 역도, 요트, 우슈, 유도, 육상, 인라인롤러, 정구, 조정, 체조, 축구, 카누, 컬링, 탁구, 태권도, 테니스, 트라이애슬론, 펜싱, 하키, 핸드볼, 공수도, 댄 스스포츠, 택견 ※ 그밖에 문화체육관광부 장관이 고시하는 종목
생활스포츠지도사(54)	검도, 게이트볼, 골프, 복싱, 농구, 당구, 라켓볼, 럭비, 레슬링, 레크리에이션, 리 듬체조, 배구, 배드민턴, 보디빌딩, 볼링, 빙상, 자전거(사이클), 등산(산악), 세팍 타크로, 수상스키, 수영, 스킨스쿠버(수중), 스쿼시, 스키, 승마, 씨름, 야구, 에어 로빅, 오리엔티어링, 요트, 우슈, 윈드서핑, 유도, 인라인스케이트(인라인롤러), 정 구, 조정, 축구, 카누, 탁구, 태권도, 테니스, 행글라이딩, 궁도, 댄스스포츠, 사격, 아이스하키, 육상, 족구, 철인3종, 패러글라이딩, 하키, 핸드볼, 풋살, 파크골프 ※ 그밖에 문화체육관광부 장관이 고시하는 종목
장애인스포츠지도사(34)	공수도, 골볼, 농구, 레슬링, 론볼, 배구, 배드민턴, 보치아, 볼링, 사격, 사이클, 수영, 승 마, 양궁, 역도, 오리엔티어링, 요트, 유도, 육상, 조정, 축구, 카누, 탁구, 태권도, 테니 스, 트라이애슬론, 핸드볼, 댄스스포츠, 럭비, 펜싱, 스노보드, 아이스하키, 알파인 스 키, 바이애슬론, 크로스컨트리, 컬링 ※ 그밖에 문화체육관광부 장관이 고시하는 종목
유소년스포츠지도사(57)	생활스포츠지도사 종목(54) + 줄넘기, 플라잉디스크, 피구 ※ 그밖에 문화체육관광부 장관이 고시하는 종목
노인스포츠지도사(55)	생활스포츠지도사 종목(54) + 그라운드 골프 ※ 그밖에 문화체육관광부 장관이 고시하는 종목

자격검정 필기시험과목

1. 과목 총괄표

시험과목	2급 전문 스포츠 지도사	2급 생활 스포츠 지도사	2급 장애인 스포츠 지도사	유소년 스포츠 지도사	노인 스포츠 지도사	건강 운동 관리	1급 전문 스포츠 지도사	1급 생활 스포츠 지도사	1급 장애인 스포츠 지도사
① 스포츠심리학	선택	선택	선택	선택	선택	필수			
② 운동생리학	선택	선택	선택	선택	선택	필수			
③ 스포츠사회학	선택	선택	선택	선택	선택				
④ 운동역학	선택	선택	선택	선택	선택				
⑤ 스포츠교육학	선택	선택	선택	선택	선택				
⑥ 스포츠윤리	선택	선택	선택	선택	선택				
⑦ 한국체육사	선택	선택	선택	선택	선택				
⑧ 운동상해						필수	필수	필수	필수
⑨ 체육측정평가론							필수	필수	필수
⑩ 트레이닝론							필수	필수	필수
⑪ 기능해부학 (운동역학 포함)						필수			
⑫ 건강·체력 평가						필수			
⑬ 운동처방론						필수			
⑭ 병태생리학						필수			
⑮ 운동부하검사						필수			
⑯ 특수체육론			필수						
⑰ 유아체육론				필수					
⑱ 노인체육론					필수				
⑲ 스포츠영양학								필수	
⑳ 건강교육론								필수	
㉑ 장애인스포츠론									필수
	5과목 (7과목 중 5과목 선택)	5과목 (7과목 중 5과목 선택)	5과목 (7과목 중 4과목 선택/ 필수 1)	5과목 (7과목 중 4과목 선택/ 필수 1)	5과목 (7과목 중 4과목 선택/ 필수 1)	8과목 (필수)	4과목 (필수)	4과목 (필수)	4과목 (필수)

* 시험 검정위원

1. 보디빌딩 실기 및 구술시험 검정위원은 각 조별로 3명 이상으로, 검정위원은 자격검정기관의 장이 위촉한다.

2. 보디빌딩 검정위원 자격요건

　필기시험
　 – 체육 분야 박사학위 소지자
　 – 대학 또는 전문대학에서 체육 분야 전임강사급 이상
　 – 보디빌딩 분야 10년 이상 실무에 종사한 사람으로서 이 분야에 관한 학식과 경험이 풍부하여 그 자격이 있다고
　　 인정되는 사람

　실기 및 구술시험
　 – 해당 자격 보유하고 지도경력 3년 이상인 사람
　 – 대학 또는 전문대학 체육 분야 전임강사 이상으로 해당 종목 지도경력 3년 이상인 사람
　 – 체육지도자 자격에 관한 전문성 및 대표성을 확보하고 있는 체육단체 또는 경기단체에 등록된 사람으로서 지도
　　 경력이 3년 이상인 사람

• 보디빌딩 실기 검정편

어깨(Shoulder)

1. 덤벨 숄더 프레스(Dumbbell Shoulder Press)

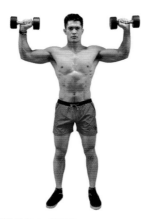

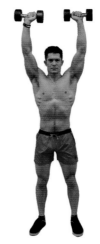

⑴ 덤벨을 양손에 들고 팔꿈치를 구부려 덤벨을 귀 높이 정도에 위
치시킨다.

⑵ 어깨 근육을 사용해 팔꿈치를 펴면서 어깨 근육의 긴장을 유지
하며 덤벨을 머리 위로 들어 올리고 내리는 동작을 반복한다.

2. 아놀드 프레스(Arnold Press)

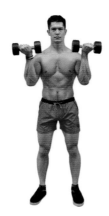

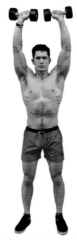

⑴ 덤벨을 양손에 잡고 팔꿈치를 구부려 덤벨이 어깨 앞에 위치하도
록 한다. 이때 손바닥은 몸 쪽을 향하게 한다.

⑵ 손바닥이 앞쪽으로 향하도록 팔을 바깥쪽으로 틀면서 덤벨을 머
리 위로 들어 올리고 내리는 동작을 반복한다.

3. 밀리터리 프레스(Military Press)

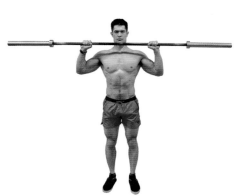 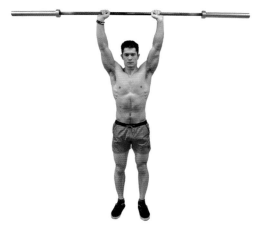

⑴ 양발을 어깨너비만큼 벌리고 서서 바벨을 오버 그립으로 잡고 쇄
골 앞에 위치시킨다. 시선은 정면을 바라보면서 바벨을 올리고 내
리는 동작을 반복한다.

⑵ 몸통을 바르게 유지한 채 어깨의 힘으로 바벨을 들어 올린다. 삼
각근에 긴장을 유지하면서 천천히 시작자세로 돌아간다.

4. 비하인드 더 넥 프레스(Behind-the-Neck Press)

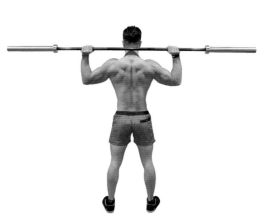 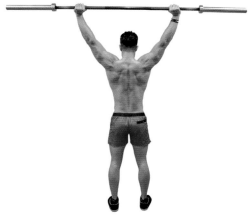

⑴ 양발을 어깨너비만큼 벌리고 바닥에 고정시킨다. 양손을 어깨너
비보다 넓게 벌려 바벨을 오버 그립으로 잡고 머리를 앞으로 살짝
숙인 채 바벨을 머리 뒤에 위치시킨다.

⑵ 몸통을 바르게 유지한 채 어깨의 힘으로 바벨을 들어 올린 후 후
면삼각근의 긴장을 유지하면서 천천히 시작자세로 돌아간다.

5. 덤벨 프론트 레이즈(Dumbbell Front Raise)

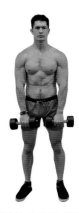 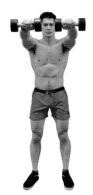

(1) 덤벨을 손등이 전면으로 향하도록 잡고 허벅지 앞에 위치시킨 후 양발을 어깨너비로 벌린 채 바로 선다.

(2) 전면삼각근에 집중해서 상완이 바닥과 수평이 될 때까지 천천히 덤벨을 들어 올린다. 앞으로 들어 올린 지점에서 잠시 멈춘 다음 중량을 버티면서 시작자세로 돌아간다.

6. 사이드 래터럴 레이즈(Side Lateral Raise)

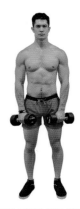 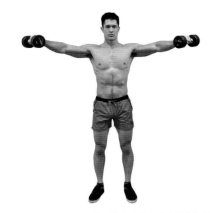

(1) 덤벨을 손바닥이 몸 쪽을 향하게 잡고 양발을 어깨너비로 벌린 채 선다.

(2) 가슴을 들고 상체의 반동을 이용하지 않으면서 덤벨을 양옆으로 던진다는 느낌으로 최대한 중간삼각근에 집중해서 천천히 덤벨을 양옆으로 들어 올린다. 들어 올린 지점에서 잠시 멈춘 후 중량을 버티면서 시작자세로 돌아간다.

258

7. 벤트오버 래터럴 레이즈(Bent-Over Lateral Raise)

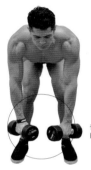

손바닥이
비스듬히 마주함

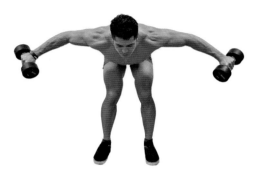

(1) 덤벨을 양손에 잡고 상체가 바닥과 평행을 이루도록 상체를 앞으로 숙인다. 양손은 손바닥이 비스듬히 마주하도록 한다.

(2) 허리를 앞으로 구부린 자세를 유지하면서 덤벨을 양옆으로 최대한 들어 올린다. 후면삼각근에 힘을 주면서 올리고 잠시 멈춘 다음 천천히 시작자세로 돌아간다.

8. 슈러그(Shrug)

1) 바벨 슈러그(Barbell Shrug)

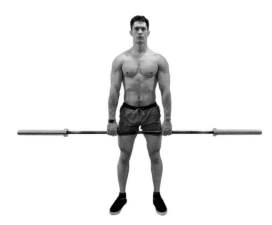

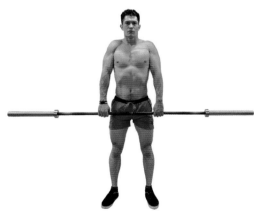

(1) 양손을 어깨너비보다 넓게 벌려 바벨을 오버 그립으로 잡고 몸 앞으로 늘어뜨린다. 무게를 들기 위해 골반을 앞으로 조금 구부려 실시해도 좋다.

(2) 어깨를 최대한 높이 들어 올린다는 느낌으로 바벨을 수직으로 올린 후 올린 지점에서 잠시 멈춘 다음 시작자세로 돌아가는 동작을 반복한다.

2) 덤벨 슈러그(Dumbbell Shrug)

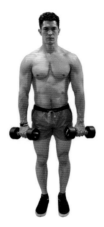 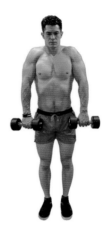

(1) 덤벨을 양손에 들고 허벅지 앞에 위치시킨 후 어깨를 아래로 늘 어뜨린다.

(2) 어깨를 최대한 높이 들어 올린다는 느낌으로 덤벨을 수직으로 올 린 후 올린 지점에서 잠시 멈춘 다음 시작자세로 돌아가는 동작 을 반복한다.

9. 업라이트 로우(Upright Row)

1) 바벨 업라이트 로우(Barbell Upright Row)

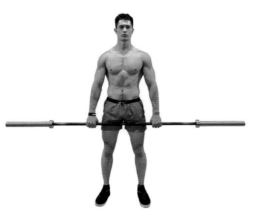 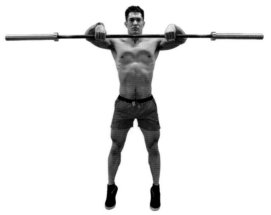

(1) 바벨을 어깨너비의 오버 그립으로 잡고 몸통 앞쪽에 위치시킨 후 바벨이 허벅지 앞에 닿도록 한다.

(2) 바벨을 바닥에서 수직으로 올리듯이 몸통 가까이 위로 들어 올 린다. 바벨을 올린 지점에서 잠시 멈춘 다음 천천히 시작자세로 돌아가는 동작을 반복한다.

2) 덤벨 업라이트 로우(Dumbbell Upright Row)

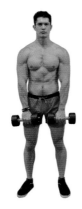 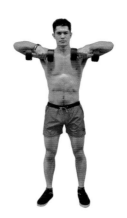

(1) 덤벨을 양손에 오버 그립으로 잡고 허벅지 앞에 위치시킨 채 바로 선다.

(2) 덤벨을 바닥에서 위로 끌어당기듯이 몸 가까이 들어 올린다. 덤벨을 가슴 위까지 올린 지점에서 잠시 멈춘 다음 천천히 시작자세로 돌아가는 동작을 반복한다.

10. 이지 바 업라이트 로우(EZ-Bar Upright Row)

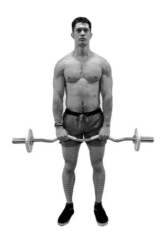 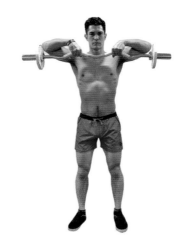

(1) 이지 바의 가운데 볼록 솟은 부분이 지면을 향하게 하여 구부러진 곳을 오버 그립으로 잡는다.

(2) 양 팔꿈치를 바깥쪽 방향으로 향하게 하면서 이지 바를 수직으로 올린다는 느낌으로 들어 올리고 내리는 동작을 반복한다.

11. 덤벨 익스터널 로테이션(Dumbbell External Rotation)

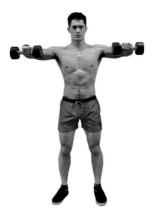 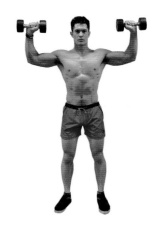

(1) 양발을 어깨너비로 벌리고 바로 선 자세에서 상완을 바닥과 수평
이 되도록 앞으로 들어 올린다.

(2) 전완을 들어 올려 바닥과 수직이 되도록 한다. 이때 손목과 상완
을 고정시킨 상태에서 전완만 움직여 올리고 내리는 동작을 반복
한다.

12. 덤벨 인터널 로테이션(Dumbbell Internal Rotation)

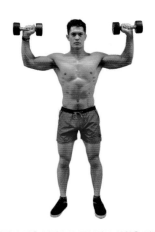 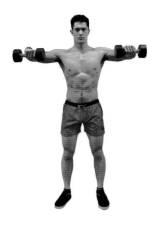

(1) 바로 선 상태에서 팔을 직각으로 구부리고 상완을 바닥과 수평
이 되도록 들어 올린다.

(2) 전완을 앞쪽 방향으로 내려 상완과 전완이 모두 바닥과 수평이
되도록 내린 다음 올리는 동작을 반복한다.

가슴(Chest)

1. 푸시업(Push Up)

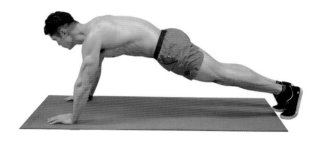

(1) 양손을 어깨너비보다 넓게 벌려서 상체를 유지하고 엉덩이가 바닥에 닿거나 몸통 위로 올라오지 않도록 해서 몸을 일직선으로 유지한다.

(2) 팔꿈치를 구부려 가슴이 바닥에 거의 닿을 때까지 몸을 내리고 가슴 근육에 긴장을 유지한다. 가슴 근육에 체중을 실어 힘을 주면서 올리고 내리는 동작을 반복한다.

2. 체스트 프레스(Chest Press)

1) 바벨 벤치 프레스(Barbell Bench Press)

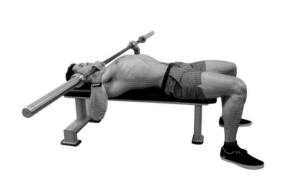
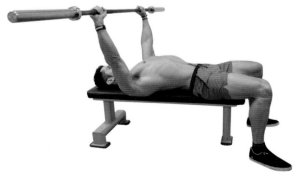

(1) 플랫 벤치에 바로 누워 바벨이 가슴 중앙에 위치하도록 한다. 양발을 바닥에 밀착시켜서 허리를 들고 엉덩이와 등이 닿게 하여 상체가 흔들리지 않도록 한다.

(2) 가슴 근육에 힘을 주어 바벨을 들어 올린다. 바벨을 수직으로 내리면서 가슴 근육의 긴장을 유지한다. 올리고 내리는 동작을 반복하되, 호흡은 올릴 때 내쉰다.

2) 덤벨 벤치 프레스(Dumbbell Bench Press)

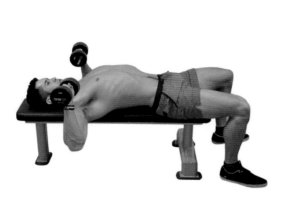 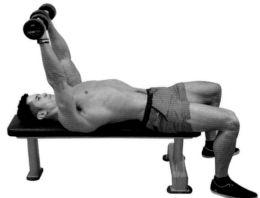

(1) 플랫 벤치에 바로 누워 덤벨을 양손에 어깨너비보다 넓게 잡고
　　가슴 위쪽으로 들어 올린다.

(2) 덤벨을 가슴 근육에 긴장을 유지하면서 최고 지점까지 올리고
　　가슴 옆까지 오도록 천천히 내리는 동작을 반복하되, 호흡은 올
　　릴 때 내쉰다.

3. 벤치 온 덤벨 플라이(Bench-on Dumbbell Fly)

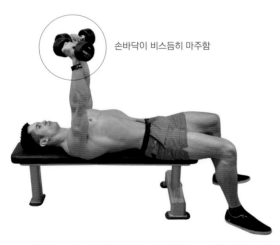

손바닥이 비스듬히 마주함

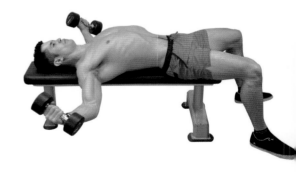

(1) 벤치 프레스와 같은 자세로 플랫 벤치에 눕고 덤벨을 어깨 높이에
　　서 위로 뻗는다. 덤벨을 쥔 손바닥이 비스듬히 마주하도록 한다.

(2) 상완이 바닥과 수평을 이룰 때까지 서서히 양팔을 벌린다. 동작
　　시 가슴 근육이 늘어나는 것을 느낄 수 있으며, 팔꿈치를 구부리
　　고 해도 운동 효과에는 차이가 없다.

264

4. 덤벨 풀오버(Dumbbell Pull-Over)

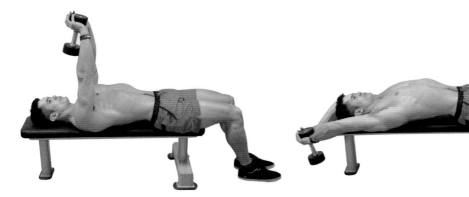

(1) 벤치에 바로 누운 상태에서 덤벨을 양손으로 모아잡고 팔꿈치를 바르게 펴서 덤벨을 가슴 위로 들어 올린다.

(2) 가슴이 이완되게 머리 위쪽 정수리 방향으로 덤벨을 끌어내렸다가 시작자세로 끌어올리는 동작을 반복한다.

등(Back)

1. 바벨 벤트오버 로우(Barbell Bent-Over Row)

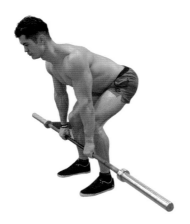
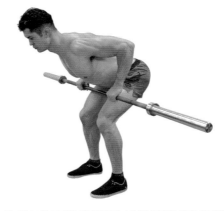

(1) 양발을 어깨너비보다 약간 넓게 벌리고 바벨을 오버 그립으로 잡은 후 상체를 앞으로 숙인다. 가슴은 곧게 펴고 바닥과 수평이 되도록 기울인다.

(2) 허리와 등에 긴장을 유지하면서 시선은 정면을 향한 채 바벨을 하복부 쪽으로 당긴다. 중량을 버티면서 천천히 시작자세로 돌아간다.

2. 덤벨 벤트오버 로우(Dumbbell Bent-Over Row)

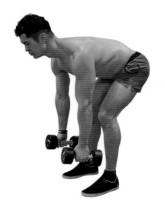 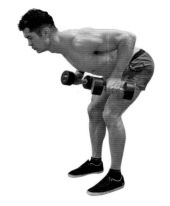

(1) 덤벨을 양손에 잡고 엉덩이를 뒤로 빼며 무릎을 구부린다. 그 상
　　태에서 등을 펴고 상체를 바닥과 수평이 될 정도로 기울인다.

(2) 상체를 그대로 유지하면서 의식적으로 등 근육을 이용해서 덤벨
　　을 뒤로 당긴다. 등 근육에 긴장을 유지하면서 천천히 시작자세
　　로 돌아가 동작을 반복한다.

3. 데드리프트(Deadlift)

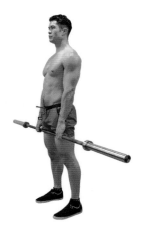 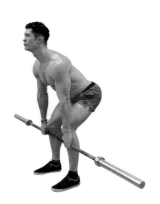

(1) 양발을 어깨너비로 벌려 바닥에 고정시킨다. 바벨을 어깨너비보
　　다 넓게 오버 그립으로 꽉 말아 잡고 무릎 위에 둔다.

(2) 바벨을 정강이까지 천천히 내리고 상체 각도가 약 45도를 이루
　　도록 한다. 무릎과 허리의 긴장을 유지한 채 동시에 펴면서 바벨
　　을 들어 올린 다음 동작을 반복한다.

4. 스티프 레그드 데드리프트(Stiff-Legged Deadlift)

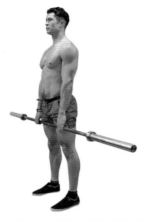 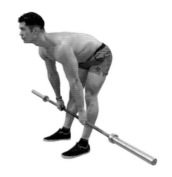

(1) 양발을 어깨너비 정도로 벌리고 상체를 고정시킨다. 바벨을 어깨 너비보다 약간 넓게 꽉 잡는다.

(2) 바벨을 발목까지 내리는데, 허리가 말리지 않도록 펴고 무릎도 바르게 편다. 햄스트링이 운동되도록 바벨을 들어 올린 다음 동작을 반복한다.

5. 바벨 굿모닝 엑서사이즈(Barbell Good Morning Exercise)

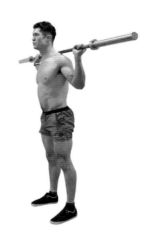 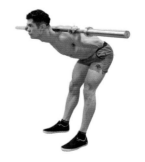

(1) 바벨을 어깨 뒤 승모근에 올리고 정면을 바라본 채 양발을 어깨 너비만큼 벌려 바닥에 고정시킨다.

(2) 바벨을 움직이지 않도록 한 채 인사하듯 천천히 상체를 앞으로 숙인다. 이때 가슴을 들고 허리를 펴며, 등이 굽어서는 안 된다. 일어선 다음 동작을 반복한다.

팔(Arm)

1. 투 핸드 덤벨 컬(Two-Hand Dumbbell Curl)

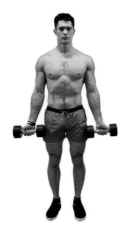 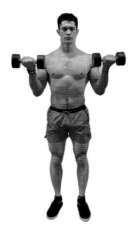

(1) 양발은 안정되게 어깨너비로 벌리고 덤벨을 양손에 언더 그립으로 잡는다.

(2) 양 팔꿈치를 고정시킨 채 상완이두근에 집중하면서 천천히 덤벨을 들어 올린다. 이두근의 긴장을 풀지 않고 끝까지 수축시킨 후 버티면서 천천히 내린 다음 동작을 반복한다.

2. 덤벨 얼터네이트 컬(Dumbbell Alternate Curl)

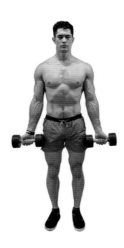 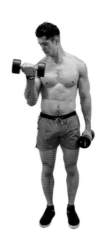

(1) 양발을 어깨너비로 벌리고 바닥에 고정시킨 후 덤벨을 양손에 언더 그립으로 잡는다.

(2) 팔꿈치를 고정시킨 채 상완이두근에 집중하면서 천천히 오른손의 덤벨을 들어 올린다. 이두근의 긴장을 풀지 않고 끝까지 수축시킨 후 이두근으로 버티면서 천천히 덤벨을 내린다. 같은 동작을 교대로 실시한다.

3. 시티드 덤벨 컬(Seated Dumbbell Curl)

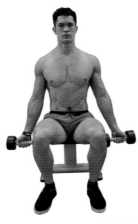 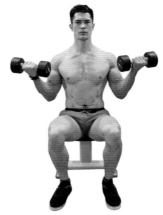

(1) 플랫 벤치의 모서리에 편하게 앉아 덤벨을 양손에 언더 그립으로 잡는다.

(2) 양 팔꿈치를 고정시킨 채 상완이두근에 집중하면서 덤벨을 최대한 들어 올린다. 들어 올린 지점에서 이두근의 긴장을 유지하면서 천천히 시작자세로 돌아간다.

4. 해머 컬(Hammer Curl)

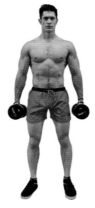 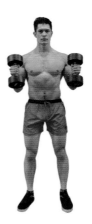

(1) 양발을 어깨너비로 벌리고 서서 양팔을 자연스럽게 위치시킨 후 덤벨을 손바닥이 마주하도록 잡는다.

(2) 양 팔꿈치를 고정시킨 채 덤벨을 위로 망치질하듯 들어 올린다. 위로 올린 후 상완이두근의 긴장을 유지하면서 천천히 시작자세로 돌아가는 동작을 반복한다.

5. 덤벨 컨센트레이션 컬(Dumbbell Concentration Curl)

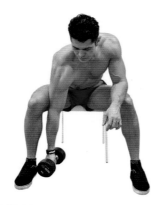 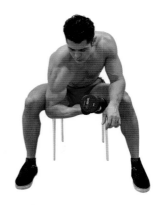

(1) 덤벨을 한 손으로 잡고 팔꿈치를 무릎 안쪽에 흔들리지 않도록 대어 상체를 고정시킨다.

(2) 상완이두근에 집중하면서 덤벨을 최대한 들어 올리고 이두근에 긴장을 유지하면서 천천히 시작자세로 돌아가는 동작을 반복한다.

6. 리버스 그립 덤벨 컬(Reverse-Grip Dumbbell Curl)

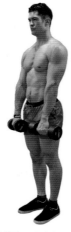 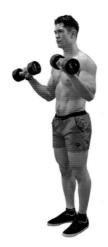

(1) 양발을 어깨너비로 벌리고 바닥에 고정시킨 후 덤벨을 손등이 앞쪽을 향하도록 하여 오버 그립으로 잡는다.

(2) 상완을 고정시킨 채 상완이두근에 집중하면서 천천히 들어 덤벨을 올린다. 들어 올린 지점에서 이두근의 긴장을 풀지 않고 수축시킨 후 천천히 덤벨을 내리는 동작을 반복한다.

7. 이지 바 암 컬(EZ-Bar Arm Curl)

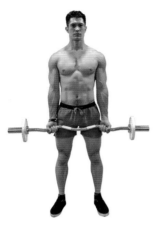

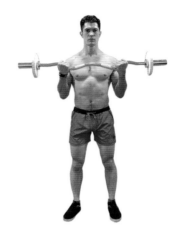

(1) 양발을 어깨너비로 벌리고 서서 이지 바를 언더 그립으로 휘어진 바의 각도대로 잡는다.

(2) 양 팔꿈치를 고정시킨 채 상완이두근에 집중하면서 이지 바를 들어 올린다. 이두근의 긴장을 풀지 않고 끝까지 수축시킨 후 버티면서 천천히 내린 다음 동작을 반복한다.

8. 이지 바 리버스 컬(EZ-Bar Reverse Curl)

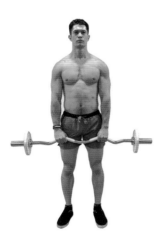

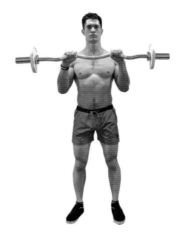

(1) 양발을 어깨너비로 벌리고 바닥에 고정시킨 후 이지 바를 오버 그립으로 잡는다.

(2) 양 팔꿈치를 고정시킨 채 상완이두근에 집중하면서 천천히 이지 바를 들어 올린다. 이두근의 긴장을 풀지 않고 끝까지 수축시킨 후 버티면서 천천히 내린 다음 동작을 반복한다.

9. 리스트 컬(Wrist Curl)

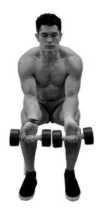

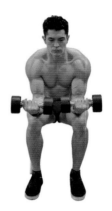

(1) 전완을 허벅지 위에 고정시킨 채 덤벨을 양손에 언더 그립으로 잡고 손목을 아래로 떨어트린다.

(2) 손목을 위로 구부리면서 손바닥이 몸통을 향하도록 덤벨을 감아올린 후 내리는 동작을 천천히 반복한다.

10. 리버스 리스트 컬(Reverse Wrist Curl)

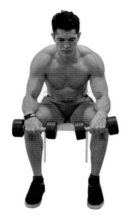

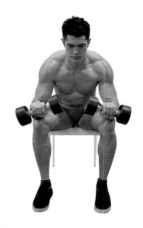

(1) 전완을 허벅지 위에 고정시킨 채 덤벨을 양손에 오버 그립으로 잡고 손목을 아래로 내린다.

(2) 손목을 위로 올리면서 손등이 위로 향하도록 덤벨을 들어 올린 후 내리는 동작을 천천히 반복한다.

11. 뉴트럴 그립 덤벨 컬(Neutral-Grip Dumbbell Curl)

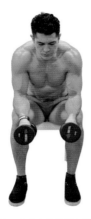 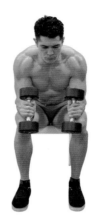

(1) 전완을 허벅지 위에 고정시킨 채 덤벨을 양손에 뉴트럴 그립으로 잡고 손목을 아래로 내린다.

(2) 손목을 위로 구부리면서 덤벨 끝이 위로 향하도록 들어 올린 후 내리는 동작을 천천히 반복한다.

12. 바벨 리스트 컬(Barbell Wrist Curl)

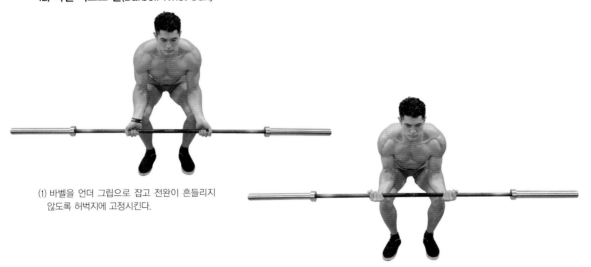

(1) 바벨을 언더 그립으로 잡고 전완이 흔들리지 않도록 허벅지에 고정시킨다.

(2) 전완근에 긴장을 주면서 손목을 최대한 위쪽으로 감아올리고 내리는 동작을 천천히 반복한다.

13. 바벨 리버스 리스트 컬(Barbell Reverse Wrist Curl)

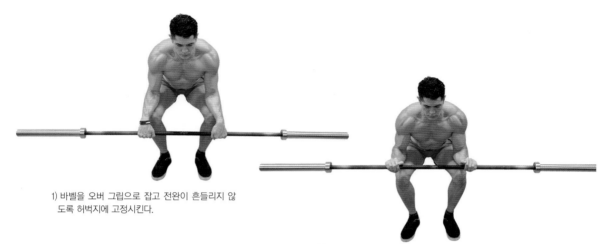

1) 바벨을 오버 그립으로 잡고 전완이 흔들리지 않
   도록 허벅지에 고정시킨다.

(2) 바벨을 떨어트리지 않도록 잡고 손목을 최대한 위쪽으로 들어 올
   리고 내리는 동작을 천천히 반복한다.

14. 덤벨 트라이셉스 익스텐션(Dumbbell Triceps Extension)

1) 원 암 덤벨 트라이셉스 익스텐션(One-Arm Dumbbell Triceps Extension)

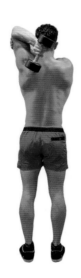

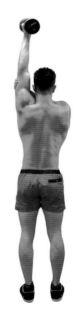

(1) 덤벨을 한 손으로 잡고 양발을 어깨너비만큼 벌려 바닥에 고정
   시키고 선다. 그런 다음 덤벨을 잡은 팔의 팔꿈치를 귀 쪽에 최대
   한 가까이 붙여서 고정시킨다.

(2) 상완삼두근에 최대한 집중하면서 덤벨을 들어 올린다. 팔꿈치
   가 완전히 펴지는 위치까지 올리고 삼두근의 긴장을 유지하면서
   천천히 시작자세로 돌아간다.

274

2) 투 암 덤벨 트라이셉스 익스텐션(Two-Arm Dumbbell Triceps Extension)

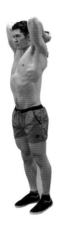 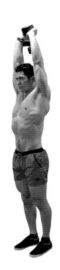

(1) 양발을 어깨너비만큼 벌리고 바르게 서서 덤벨을 깍지 끼듯 잡아 머리 위로 올린다. 이때 전완이 바닥과 수평이 되도록 한다.

(2) 팔꿈치가 너무 많이 벌어지지 않도록 하면서 천천히 덤벨을 들어 올린다. 상완삼두근의 긴장을 유지하면서 덤벨을 뒤로 내린 다음 동작을 반복한다.

15. 라잉 덤벨 트라이셉스 익스텐션(Lying Dumbbell Triceps Extension)

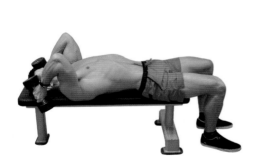 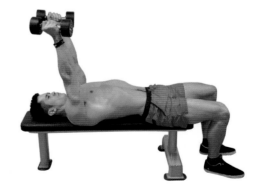

(1) 덤벨을 양손에 잡고 바닥이나 플랫 벤치에 등과 엉덩이를 대고 눕는다. 양 팔꿈치를 흔들리지 않도록 고정시킨 채 덤벨을 아래로 내린다.

(2) 양 팔꿈치를 고정시킨 채 덤벨을 반원 그리듯이 올린다. 상완삼 두근의 긴장을 유지하면서 천천히 시작자세로 돌아간다.

16. 이지 바 트라이셉스 익스텐션(EZ-Bar Triceps Extension)

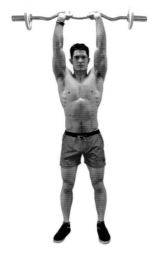 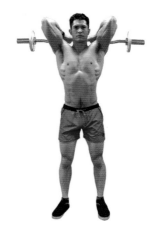

(1) 이지 바를 오버 그립으로 주먹 하나 간격이 되도록 좁게 잡은 후 팔을 펴서 이지 바를 머리 위로 들어 올린다.

(2) 양 팔꿈치를 고정시킨 채 전완이 바닥과 수평을 이룰 때까지 팔 꿈치를 구부려 이지 바를 머리 뒤로 내린다. 아래 지점까지 상완 삼두근의 긴장을 유지하면서 내린 다음 올리는 동작을 반복한다.

17. 벤치 딥스(Bench Dips)

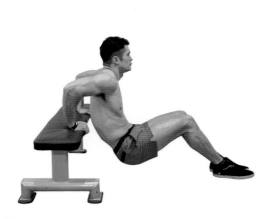 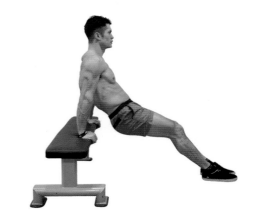

(1) 플랫 벤치의 가장자리에 양손을 짚고 벤치의 앞쪽에 무릎을 구 부리고 앉는다. 이때 벤치를 짚은 팔은 90도가 되도록 팔꿈치를 구부린다.

(2) 팔꿈치를 펴면서 상완삼두근에 긴장을 주며 몸을 위로 들어 올 린다. 팔꿈치가 바깥쪽으로 벌어지지 않도록 주의한다.

18. 트라이셉스 덤벨 킥백(Triceps Dumbbell Kickback)

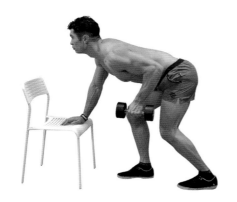 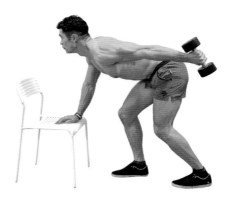

(1) 의자 위에 한 손을 올리고 몸통을 벤트오버 자세로 고정시킨다. 한 손에 덤벨을 들고 팔꿈치를 90도로 구부려 상완이 바닥과 수평을 이루게 한다.

(2) 팔꿈치를 고정시킨 채 팔은 뒤로 뻗듯이 펴면서 덤벨을 최대한 들어 올리고 내리는 동작을 반복한다.

하체(Thigh)

1. 보디 웨이트 스쿼트(Body-Weight Squat)

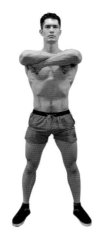 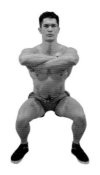

(1) 양팔을 팔짱 껴서 어깨 높이로 올린다. 가슴을 내밀고 등이 구부러지지 않도록 곧게 서며 시선은 정면을 바라본다.

(2) 자세를 유지한 상태로 엉덩이에 긴장을 주면서 앉는다. 허벅지 근육의 긴장이 풀리지 않도록 유지하면서 허벅지가 바닥과 수평이 되도록 내렸다가 시작자세로 돌아간다.

2. 바벨 백 스쿼트(Barbell Back Squat)

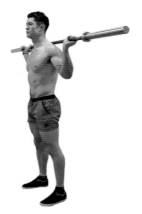

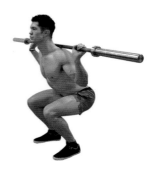

(1) 바벨을 어깨 뒤 승모근에 안정적으로 얹고 오버 그립으로 잡은 후 가슴을 들고 등이 구부러지지 않도록 정면을 바라본 채 바르게 선다.

(2) 허리를 바른 상태로 유지하면서 엉덩이에 긴장을 주고 무릎을 구부려 몸을 최대한 낮춘다. 허벅지가 바닥과 수평이 될 정도로 구부려 앉은 후 시작자세로 돌아가는 동작을 반복한다.

3. 바벨 프론트 스쿼트(Barbell Front Squat)

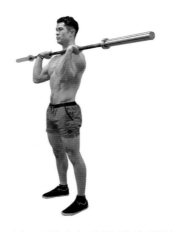

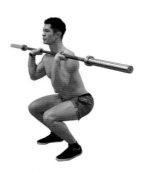

(1) 양발을 어깨너비로 벌리고 바벨을 오버 그립으로 잡는다. 바벨이 쇄골 위에 올라가도록 들어 올린다.

(2) 허리를 편 상태에서 엉덩이에 긴장을 주고 다리를 구부리면서 앉는다. 무릎의 위치가 발끝을 넘어서 무리가 가지 않도록 한다. 허벅지가 바닥과 수평을 이룰 정도까지 앉았다가 천천히 시작자세로 돌아가는 동작을 반복한다.

4. 덤벨 스쿼트(Dumbbell Squat)

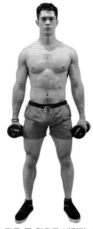 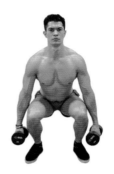

(1) 덤벨을 양손에 들고 팔을 몸 옆으로 내린다. 그 상태에서 가슴을
펴고 허리를 바르게 세운다.

(2) 양손의 덤벨 무게를 유지하면서 천천히 무릎을 구부려서 몸을
내린다. 하체의 긴장이 풀리지 않도록 유지하면서 천천히 시작자
세로 돌아가는 동작을 반복한다.

5. 덤벨 와이드 스탠스 스쿼트(Dumbbell Wide-Stance Squat)

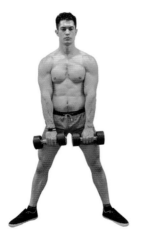 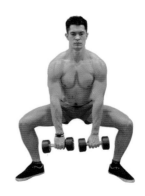

(1) 양발을 어깨너비보다 넓게 벌리고 서서 덤벨을 오버 그립으로 잡
는다. 덤벨은 양 허벅지 앞쪽에 위치시킨다.

(2) 정면을 바라보고 상체를 곧게 편 채 허벅지가 지면과 평행한 지
점까지 엉덩이에 긴장을 주면서 천천히 앉고 일어서는 동작을 반
복한다.

6. 싱글 레그 스쿼트(Single-Leg Squat)

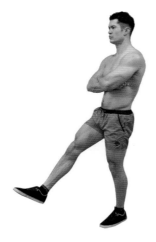 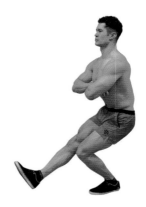

(1) 한쪽 발로 균형을 유지하고 양팔은 팔짱 끼며 시선은 정면을 바라본 채 선다.

(2) 한쪽 발로 균형을 잡으면서 스쿼트 자세로 천천히 앉는다. 자세가 흐트러지지 않도록 집중하면서 시작자세로 돌아가고 양쪽을 교대로 실시한다.

7. 시시 스쿼트(Sissy Squat)

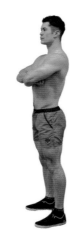 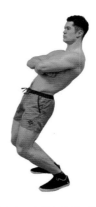

(1) 양발을 어깨너비보다 좁게 벌려 서고 양팔은 흔들리지 않도록 팔짱 껴서 가슴 앞에 모은다.

(2) 상체 중심을 유지하면서 서서히 무릎을 구부리고 허벅지에 긴장을 주면서 천천히 상체를 뒤로 젖힌다.

8. 프론트 런지(Front Lunge)

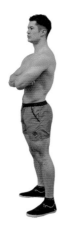 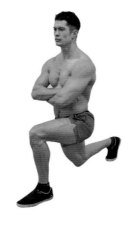

(1) 정면을 바라보고 팔짱을 끼며 어깨너비로 선다.

(2) 한쪽 발을 앞으로 내밀어 스플리트 스쿼트 자세를 취한다. 시작 자세로 돌아가고 반대쪽 다리도 같은 방법으로 수행한다.

9. 사이드 런지(Side Lunge)

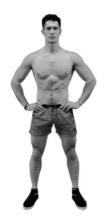 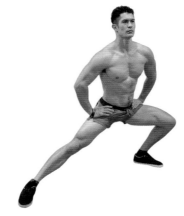

(1) 양발을 어깨너비로 벌리고 무릎과 상체를 바르게 하며 정면을 바라본다. 이때 등이 구부러지면 안 된다.

(2) 오른쪽 다리를 최대한 벌리고 허벅지에 긴장을 주면서 바르게 편다. 반대쪽 허벅지도 반복해서 실시한다.

10. 덤벨 카프 레이즈(Dumbbell Calf Raise)

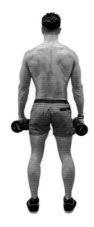 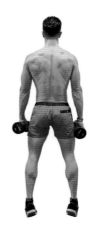

(1) 덤벨을 양손에 들고 양발을 어깨너비로 벌리며 정면을 바라본 채 선다.

(2) 양 발뒤꿈치를 최대한 높게 들어 올린다. 높이 올린 지점에서 잠시 멈춘 후 종아리에 긴장을 주면서 천천히 내린 다음 동작을 반복한다.

11. 바벨 스탠딩 카프 레이즈(Barbell Standing Calf Raise)

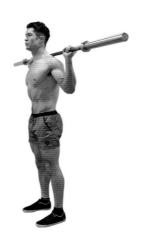 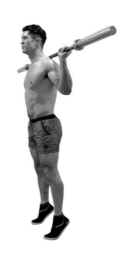

(1) 바벨을 어깨 뒤 승모근 위에 올려놓고 양발을 어깨너비로 또는 어깨너비보다 약간 좁게 하여 선다.

(2) 양 발뒤꿈치를 들어 올렸다가 내린다. 무릎이 구부러지지 않도록 해야 하고 종아리에 계속 긴장을 주어야 한다.

282

12. 시티드 카프 레이즈(Seated Calf Raise)

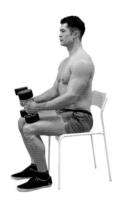 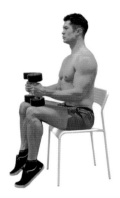

(1) 의자에 앉아서 덤벨을 양손에 잡고 무릎 위에 두어 종아리로 덤벨 무게를 유지한다.

(2) 무릎 위의 덤벨 무게를 유지하면서 양 발뒤꿈치를 들어 올렸다가 내리는 동작을 반복한다.

13. 토우 레이즈(Toe Raise)

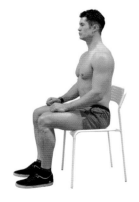 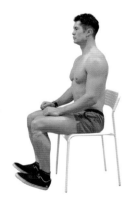

(1) 의자에 앉아서 정면을 바라보고 허리를 바르게 하며 양발을 바닥에 밀착시킨다.

(2) 양 발뒤꿈치를 바닥에 고정시킨 후 종아리 앞쪽 근육에 힘을 주면서 발끝을 위로 들어 올리는 동작을 천천히 실시한다.

복근(Abdominal)

1. 싯업(Sit-Up)

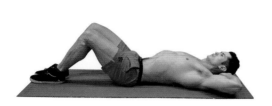 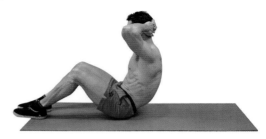

(1) 트레이닝 매트에 바로 누워 무릎을 구부리고 양발을 바닥에 밀착시킨다. 양손은 머리 뒤로 깍지 껴서 상체를 흔들리지 않도록 고정시킨다.

(2) 오직 복근의 힘으로 머리와 어깨를 들어 올린다. 가슴이 허벅지에 닿을 때까지 상체를 들어 올린 후 천천히 시작자세로 내리되, 어깨가 바닥에 완전히 닿기 전에 다시 상체를 들어 올린다.

2. 크런치(Crunch)

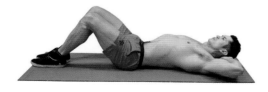 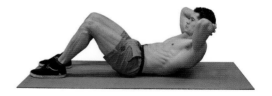

(1) 트레이닝 매트에 바로 누워 무릎을 구부리고 양발을 바닥에 밀착시킨다. 양손은 머리 뒤로 깍지 껴서 상체를 흔들리지 않도록 고정시킨다.

(2) 복근의 힘으로 머리와 어깨를 들어 올린다. 오직 복부의 힘만으로 상체를 앞으로 구부렸다가 천천히 시작자세로 내리되, 상체가 바닥에 완전히 닿기 전에 다시 상체를 들어 올린다.

3. 리버스 크런치(Reverse Crunch)

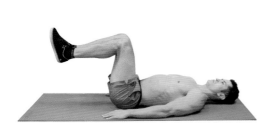 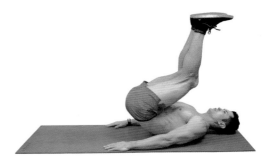

(1) 트레이닝 매트에 바로 누워 양팔을 몸 옆으로 곧게 뻗고 손바닥을 바닥에 밀착시켜 고정한다. 그런 다음 엉덩이와 무릎을 90도로 구부린다.

(2) 바닥으로부터 엉덩이를 들어 올리면서 복근에 힘을 준다. 하복부에 긴장을 주면서 잠시 멈춘 다음 천천히 엉덩이를 내리고 동작을 반복한다.

4. 어블리크 크런치(Oblique Crunch)

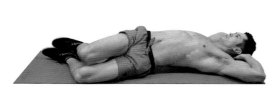 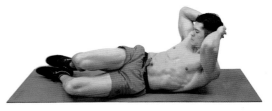

(1) 트레이닝 매트에 바로 누워 다리를 한쪽 방향으로 틀고 양손은 머리 뒤로 깍지 끼며 엉덩이와 어깨는 바닥에 댄다.

(2) 복부에 긴장을 주면서 머리와 어깨를 옆으로 들어 올린 후 시작 자세로 돌아간다. 머리를 강제로 들어 올리지 않도록 주의한다.

5. 사이드 크런치(Side Crunch)

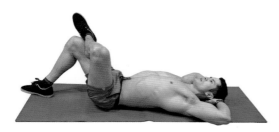 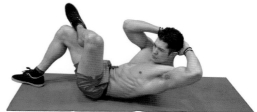

(1) 왼쪽 다리를 반대쪽 다리 위에 올려놓고 양손은 머리 뒤로 깍지 껴서 상체를 고정시킨다.

(2) 바닥에서 어깨를 들어 사선으로 크런치 동작을 실시한다. 왼쪽 다리를 올렸다면 오른쪽에서 왼쪽 방향 대각선으로 크런치 동작을 하며, 양쪽을 교대로 실시한다.

6. 레그 레이즈(Leg Raise)

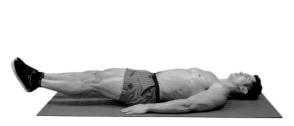 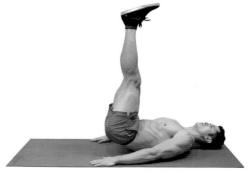

(1) 트레이닝 매트에 바로 누워 무릎을 곧게 편 후 발뒤꿈치를 바닥에서 살짝 들어 올린다.

(2) 하복부에 긴장을 주면서 다리를 들어 90도 정도로 올리고 시작 자세로 내리는 동작을 반복한다.

286

7. 시티드 니업(Seated Knee-Up)

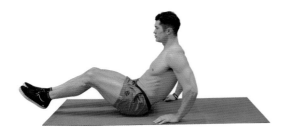 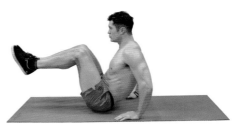

(1) 바닥에 앉아 무릎을 살짝 구부리고 발을 지면에서 조금 떨어뜨린다. 양손은 엉덩이 옆 바닥에 위치시켜 상체가 흔들리지 않도록 한다.

(2) 양손으로 상체가 흔들리지 않도록 하면서 무릎을 가슴 방향으로 끌어당기고 내리는 동작을 반복한다.

8. 브이 업(V-Up)

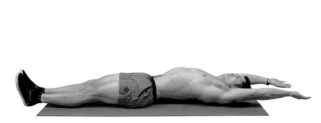 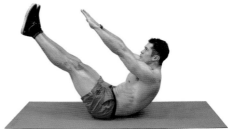

(1) 바닥에 바로 누워 다리를 곧게 펴고 양팔도 머리 위로 곧게 펴 올린다. 발뒤꿈치는 바닥에서 살짝 들어 올린다.

(2) V자 모양이 되도록 발끝을 향해 손끝을 뻗어 올리면서 몸통과 다리를 한 동작으로 동시에 들어 올린다. 그런 다음 몸통과 다리를 내리면서 시작자세로 돌아간다.

9. 사이드 벤드(Side Bend)

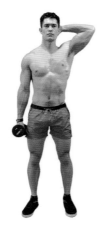 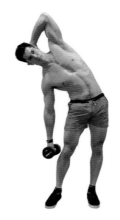

(1) 정면을 바라보고 양발을 어깨너비로 벌려 바르게 서서 한 손에 는 덤벨을 들고 다른 손은 반대 방향 머리 뒤에 고정시킨다.

(2) 옆구리에 긴장을 주면서 덤벨 쪽 방향으로 몸통을 완전히 구부린 후 다시 반대 방향으로 몸통을 구부리는 동작을 반복한다.

10. 플랭크(Plank)

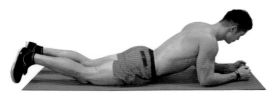 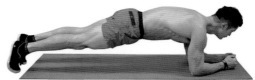

(1) 푸시업 기본자세에서 팔꿈치를 구부려 손 대신 전완에 체중을 싣는다.

2) 몸이 발목부터 어깨까지 일직선을 이루게 한 다음 복근에 긴장을 주고 심호흡을 하면서 이 자세를 30초간 유지한다.

11. 사이드 플랭크(Side Plank)

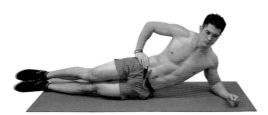 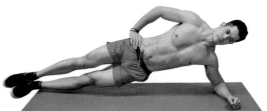

(1) 무릎을 펴고 측면으로 바닥에 눕는다. 왼쪽 팔꿈치를 어깨 아래에 위치시키고 팔꿈치와 전완으로 상체를 지지해 올린다.

(2) 플랭크와 마찬가지로 복근에 힘을 단단히 주면서 발목부터 어깨까지 몸 전체가 일직선이 되도록 엉덩이를 들어 올린다. 몸의 위치를 교대로 바꾸어 같은 동작으로 자세를 30초 정도 유지한다.

전신운동(Power Exercise)

1. 파워 클린(Power Clean)

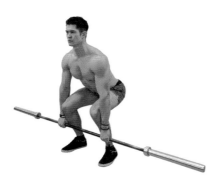 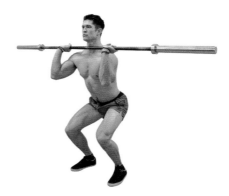

(1) 양발을 어깨너비로 벌려 바닥에 지지하고 바벨을 오버 그립으로 잡는다. 바벨은 어깨너비보다 넓게 잡아 팔과 다리가 접촉되지 않도록 주의한다.

(2) 바벨을 무릎 위로 올리면서 위로 빠른 동작으로 채듯 손목을 이용하여 꺾는다. 그런 다음 무릎과 허리를 동시에 펴면서 바벨을 들어 올린다.

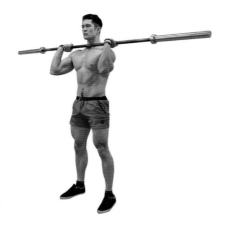

(3) 가슴 상부 쇄골 위치에서 양손으로 바벨의 무게를 지지한다. 머리를 뒤로 조금 젖히고 시작자세로 내리는 동작을 반복한다.

2. 파워 스내치(Power Snatch)

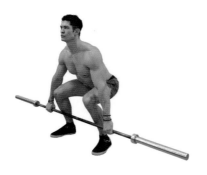

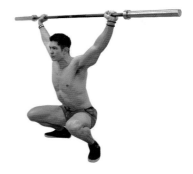

(1) 양발을 어깨너비로 벌리고 앉아서 데드리프트 자세를 취한다. 팔꿈치를 바르게 펴고 바벨을 한 동작으로 위로 올릴 수 있도록 오버 그립으로 넓게 잡는다.

(2) 바벨을 머리 위로 빠르게 들어 올리면서 안정된 자세로 앉는다. 이때 완전히 주저앉지 않고 스쿼트 자세를 취하면서 올리고 내리는 동작을 반복한다.

• 보디빌딩 구술 검정편

1. 보디빌딩 복장규정(남/여)에 대해 말하시오.

(1) 남자선수: 경기복은 골반 쪽 라인이 1인치(약 2.5cm) 이상인 검정색 또는 깔끔한 단색의 트렁크를 착용해야 하며, T팬티는 불가이다.

(2) 여자선수: 경기복은 복부와 등 하부가 보이고 최소한 둔부 2/3를 가리는 무늬가 없는 단색 비키니를 착용해야 하며, 경기복의 연결 부위에 단추 및 장식품 사용은 허용하지 않는다. 복장규정 위반 시 출전불가 또는 감점요인이 된다.

2. 시합 무대의 포즈대 규격에 대해 말하시오.

무대는 최소한 길이 6m, 너비 1m 50cm, 높이 60cm가 되어야 하고 근육이 잘 비추어질 수 있도록 조명이 설치되어야 한다. 단상 정면에는 IBBF 로고를 붙이고 선수들이 맨발로 무대 위에 서기 때문에 바닥에는 카펫이 깔려 있어야 한다. 무대 위에는 가로로 선을 구분해주고 중심 라인을 표시한다.

3. 남자 경기 규정포즈 7가지를 말하시오.

(1) 프론트 더블 바이셉스(Front Double Biceps): 전면으로 상완이두근 보여주기

(2) 프론트 랫 스프레드(Front Lat Spread): 전면 광배근 펼쳐 보이기

(3) 사이드 체스트(Side Chest): 측면으로 흉근 보여주기

(4) 백 더블 바이셉스(Back Double Biceps): 뒤돌아 상완이두근 보여주기

(5) 백 랫 스프레드(Back Lat Spread): 뒤돌아 광배근 펼쳐 보이기

(6) 사이드 트라이셉스(Side Triceps): 측면 상완삼두근 보여주기

(7) 업도미널 앤 타이(Abdominal & Thighs): 복직근과 대퇴사두근 보여주기

4. 여자 경기 규정포즈 4가지를 말하시오.

(1) 프론트 포즈(Front Pose): 전면 근육 보여주기

(2) 사이드 체스트(Side Chest): 측면 근육 보여주기

(3) 백 포즈(Back Pose): 뒤돌아 전체적인 후면 근육 보여주기

(4) 사이드 트라이셉스(Side Triceps): 측면 상완삼두근 보여주기

5. 보디빌딩의 심사규정에 대한 심판원의 주의사항에 대해 말하시오.

(1) 다른 심판원과 담화를 할 수 없다.

(2) 다른 심판원의 심판 결정에 의도적인 영향을 주어서는 안 된다.

(3) 심사하는 동안에는 사진을 찍을 수 없다.

(4) 참가 선수 누구에게라도 지도를 해서는 안 된다.

(5) 심사하는 동안에는 알코올 함량이 있는 음료수를 마실 수 없다.

(6) 선수로 참가할 수 없다.

6. 본선 시합 제1라운드의 경기방식에 대해 말하시오.

보디빌딩 본선 시합 1라운드는 자유포즈로, 본인이 준비한 음악에 맞춰 1분간 본인이 자신 있는 다양한 포즈를 예술적으로 표현한다.

7. 예선 시합 제2라운드의 경기방식에 대해 말하시오.

보디빌딩 예선 시합 2라운드는 비교포즈로, 상위 5명 또는 6명을 앞으로 호명하여 규정포즈 1, 3, 4 및 7번 등 4가지 포즈를 평가해 결승전에 오를 선수를 결정한다.

8. 도핑방지 규정 위반에 대해 말하시오.

경기력을 향상시킬 목적으로 의도적으로 금지약물을 섭취해 도핑 테스트에서 양성 반응이 나타난 경우를 도핑이라고 정의한다. 도핑에 대한 제재는 일반 경기에서의 반칙 행위보다 훨씬 엄격하다. 일정 기간 자격정지뿐만이 아니라 영구제명까지 될 수 있다. 해당 경기와 관련된 일체의 메달, 점수, 포상, 경기기록 등이 몰수되며, 제재 받은 선수의 실명이 1년 이상의 기간 동안 웹페이지에 게시되어 일반인에게 공개된다.

9. '의도하지 않은 도핑'에 대해 말하시오.

의도하지 않은 도핑은 선수가 도핑 테스트 대상자임을 밝히지 않고 의사에게 처방전을 받아 의약품을 복용하거나 처방전 없이 구매 가능한 의약품(예로 감기약, 혈압약 등)을 복용한 후 도핑 테스트 결과에서 금지 성분이 검출되거나, 운동 보충제 및 건강기능식품을 금지약물 성분이 함유되어 있는지 모르고 섭취해 도핑 테스트에서 양성 반응이 나오는 경우를 말한다.

* 의도하지 않은 도핑을 예방하는 방법

① 의사에게 진료를 받을 때 도핑검사 대상자인 운동선수라는 것을 얘기한다.

② 처방전이 필요 없는 의약품을 복용할 때 금지약물이 포함되어 있는지 확인한다.

③ 보충제를 섭취할 때에는 유용성과 위험성을 판단한다.

10. 인공 피부용품 사용 위반에 대해 말하시오.

경기 당일에는 혈관을 왕성하게 해주는 핫스타프 및 피부를 반짝이게 하는 무색 오일과 컬러 크림은 사용하지 못하게 되어 있고 프로탄만 사용해야 하며, 적발 시 대회 출전불가 및 감점요인이 될 수 있다. 피부용품이 경기 중 땀과 함께 과도하게 흘러내려도 감점요인이 된다.

11. 응급처치 시 일반적인 주의사항에 대해 말하시오.

⑴ 출혈 시: 상처 부위를 심장보다 높게 올리고 거즈를 대어 단단하게 묶어 지혈을 하며, 출혈이 과다할 경우에 119 구조를 요청한다.

⑵ 심장정지: 환자의 의식을 확인하고 호흡과 맥박을 확인하며 119 구조를 요청한 후 구조대가 올 때까지 심폐소생술을 시행한다.

⑶ 쇼크: 환자에게 음식이나 마실 것을 주지 않는다. 위장 운동이 저하되어 있으므로 토할 수 있다.

⑷ 염좌, 골절 시: 해당 부위를 움직이지 않게 하기 위해 삼각건, 부목 또는 압박붕대로 고정한 후 병원에 간다.

12. 의식이 없는 환자의 응급처치법에 대해 말하시오.

심장정지 또는 의식이 없을 시 119 구조를 요청하고 호흡과 맥박을 확인한다. 호흡과 맥박이 없으면 기도를 유지하고 몸을 압박할 수 있는 단추나 허리띠를 푼 다음 바로 심폐소생술(CPR)을 시행해 30회 압박에 호흡 2번을 한다. 음식물과 같은 이물질로 기도가 막힌 경우(기도폐쇄)에 의식이 없는 상태일 때에는 CPR을 시행한다.

13. 의식이 있는 환자의 응급처치법에 대해 말하시오.

⑴ 출혈 시: 상처 부위를 심장보다 높게 올리고 거즈를 대어 단단하게 묶어 지혈을 하며, 출혈이 과다할 경우에 119 구조를 요청한다.

⑵ 심장정지: 환자의 의식을 확인하고 호흡과 맥박을 확인하며 119 구조를 요청한 후 구조대가 올 때까지 심폐소생술을 시행한다. 특별한 증상이 없는 경증일 경우에는 환자를 그늘지고 시원한 장소로 옮겨서 편안한 자세를 취해주고 대화를 청하며 환자의 상태를 파악한다. 필요 시 119 구조를 요청한다.

14. 보디빌딩에 맞는 영양섭취 계획에 대해 말하시오.

웨이트트레이닝을 통해 근육을 발달시키기 위해서는 충분한 칼로리를 섭취하고, 탄수화물, 단백질과 지방을 5:3:2 정도의 비율로 섭취하며, 신체대사 조절을 위해 비타민과 미네랄도 충분히 섭취한다. 정기적으로 또는 대회 시즌기에 돌입하게 되면 양양섭취의 비율을 재조정함으로써 근육이 최대한 유지 또는 증가될 수 있게 하고 체지방은 최대한 태울 수 있게 계획되어야 한다.

15. 대상별 영양섭취 방법에 대해 말하시오.

⑴ 고혈압 환자는 저염식 및 고칼륨 식품의 섭취를, 당뇨병 환자는 저염식 및 GI지수가 낮은 탄수화물인 고구마와 현미의 섭취를 권장한다.

⑵ 비만과 당뇨일 경우에는 저지방 저탄수화물 식이요법을 권장한다.

⑶ 심혈관 질환자는 저지방 식이요법을 권장한다.

⑷ 다이어트 목적으로는 저지방 저탄수화물 식이요법이 좋고 탄수화물, 단백질 및 지방의 비율을 2:5:3 정도로 계획한다.

16. 초보 보디빌더에게 가장 중요한 것은 무엇인가?

금지된 불법약물을 사용하지 않고 올바른 정신에서 비롯한 땀과 노력에 기반을 해야 하며, 운동에서 적응, 자세 및 균형, 그리고 운동, 영양 및 휴식을 통한 헌신적인 육체 형성 과정이 반드시 필요하다.

17. 전문 보디빌더를 위한 가장 중요한 훈련 형태는 무엇인가?

부상을 방지하는 바른 자세, 적절한 운동 강도, 고강도 운동에 따른 오버 트레이닝의 예방을 위한 컨디션 조절(휴식)과 시합 시즌을 고려한 훈련계획이 필요하다. 또한 단순하게 운동을 하는 차원을 뛰어넘어 보다 효율적으로 트레이닝을 할 수 있도록 다양한 트레이닝 기술을 이용하여 초보자와는 달리 집중력 있게 훈련하는 것이 중요하다.

18. 적당한 자세를 사용한 후 근육 성장을 위한 다음 단계는 무엇인가?

가장 중요한 것이 자세이다. 그 다음은 신체 부위별로 세분화하여 운동 강도를 점점 높이고 다양한 자극을 주기 위하여 컴파운드, 디센딩 등 다양한 훈련방법으로 근육을 공략한다.

19. 여성은 남성에 비해 훈련방법에 차이가 있을까?

여성은 호르몬의 영향에 의해 남성에 비해 근육량이 적고 체지방량이 많기 때문에 상대적으로 근력이 약하다. 그렇기 때문에 여성과 남성은 중량의 차이가 생길 수밖에 없지만 훈련방법에는 차이가 없다. 또한 여성은 가역성의 원리가 더 크게 작용하여 보다 꾸준한 운동 및 노력이 필요하다.

20. 나이든 사람은 젊은 사람에 비해 다르게 운동을 해야 하는가?

나이든 사람은 유연성이 떨어지기 때문에 지나치게 큰 가동범위를 피하고, 부상의 방지를 위하여 15RM 정도의 중저강도로 운동을 하며, 심혈관계를 향상시키기 위하여 유산소 운동을 병행해야 한다.

21. 근력 증가에 관심이 있다면 가장 좋은 반복 횟수는?

근력 증가를 위해서는 상대적으로 무거운 부하로 훈련하는 것이 좋다. 1RM의 85~90% 정도로 3~6RM이 권장된다.

22. 보디빌딩을 하고 있다면 저횟수 방법을 피해야 하는가?

운동생리학적으로 근력과 근육의 횡단면적은 비례하기 때문에 고중량 저횟수 운동도 필요하며, 분할법을 적용하여 훈련을 하면 근육에 휴식을 주어 성장에 도움이 된다.

23. 얼마나 자주 저횟수를 사용해야 하는가?

훈련 스타일의 개인차가 있겠지만 저반복과 고반복을 병행하여 훈련하는 것이 좋다. 2번 중 1번 정도 저횟수 훈련을 하면 근력 및 근비대 효과를 동시에 볼 수 있다.

24. 근육량 증가를 위하여 가장 좋은 반복 횟수 범위는?

보디빌딩에서 근육 발달을 꾀하고자 하는 부분은 근비대 운동 방법으로 1세트 당 6~12RM이 권장된다.

25. 근육 크기(사이즈)와 근력은 상관관계가 있는가?

근육세포는 그 개수가 많아지는 것이 아니라 세포 자체가 비대해지면서 사이즈가 커지며, 그러면 근육의 횡단면적이 증가하고 그로 인해 근력도 향상된다. 따라서 근육 크기와 근력 사이에는 정적인 상관관계가 있다.

26. 훈련을 하기에 가장 좋은 시간은 언제인가?

언제든 자신이 편하고 원하는 시간에 운동하면 좋으나, 너무 늦은 시간에 운동하면 수면에 방해가 되고 너무 이른 시간이면 몸이 덜 풀린 상태이기 때문에 권장하지 않는다. 본인이 가장 편안하게 운동에 집중할 수 있는 시간대에 운동하는 것이 제일 좋다.

27. 1주일에 며칠 훈련을 해야 하나?

운동의 목적과 강도에 따라 다르지만 고강도일 경우에 1주일에 2회 정도 휴식이 필요하며, 운동의 효과를 보기 위해서는 최소한 2일에 1회, 주 3~4회 정도의 훈련을 해야 한다.

28. 피로 회복에는 24~48시간이 걸리는가?

한 부위를 고강도로 훈련하였을 경우에 최소 48시간의 휴식이 필요하며, 작은 근육은 큰 근육에 비해 더 빨리 회복되는 경향이 있기 때문에 12~24시간 정도이면 회복되기도 한다.

29. 근육의 종류를 말하시오.

(1) 수의근: 자신의 의지로 움직일 수 있는 근육이다.

(2) 불수의근: 자신의 의지대로 움직일 수 없는 근육이다.

(3) 평활근: 혈관벽과 내장의 벽을 구성하고 있는 근육이다.

30. 근섬유의 종류는?

(1) 속근: 백근이라고도 하며, 수축 속도가 빠르고 근형질세망이 발달해 있으며 피로도에 약하여 장시간 운동이 불가능하다.

(2) 지근: 적근이라고도 하며, 수축 속도가 느리고 세포 내 미토콘드리아와 모세혈관의 농도가 높으며 피로도에 강하여 장시간 운동이 가능하다.

31. 1RM(1 repetition maximum)은 무엇인가?

최대근력으로 1번 들 수 있는 중량으로, 근력 측정의 지표가 된다.

32. 오버 트레이닝이란 무엇인가?

오버 트레이닝은 트레이닝을 너무 과하게 하는 것을 말하는데, 훈련과 회복 사이의 불균형이라고 볼 수 있다. 본인이 감당해낼 수 있는 양보다 더 과한(빈도수가 많은) 트레이닝을 했을 경우를 말한다. 대개 전신을 운동한 다음에는 하루 정도 휴식을 취해준다.

33. 오버 트레이닝은 어떻게 알 수 있을까?

예전에 들리던 중량이 들리지 않거나 무기력함이 찾아온다. 의욕이 떨어진다. 감기, 몸살기 등이 오고 식욕이 감소하며 아침에 일어나도 피곤함 등을 느낀다.

34. 웨이트트레이닝의 연료원은 무엇인가?

고중량에서는 주로 PC와 탄수화물을 이용하고 기아 상태이거나 훈련시간이 길어지면 지방과 단백질을 사용하기도 한다.

35. 단축성 수축과 신장성 수축은 무엇인가?

관절의 각도에 변화가 생기면서 근육이 짧아지거나 길어지는 등장성 수축으로, 장력이 발생할 때 근육이 짧아지는 단축성 수축과 근육이 길어지면서 수축하는 신장성 수축이 있다. 단축성 수축은 컨센트릭 컨트랙션, 포지티브, 동심성, 구심성 또는 양의 수축이라고도 하며, 신장성 수축은 익센트릭 컨트랙션, 네거티브, 원심성 또는 음의 수축이라고도 한다.

36. 근육 수축의 종류는?

(1) 등장성 수축: 근육의 길이와 관절의 각도가 변함과 동시에 근육에서 장력이 발생한다.

(2) 등척성 수축: 근육의 길이와 관절의 각도에 변화가 없는 상태에서 근육에서 장력이 발생한다.

(3) 등속성 수축: 근육에서 장력이 발생하는 동안 수축 속도가 일정하며, 특정 운동 장비가 필요하다.

37. 에너지 대사 과정을 설명하시오.

(1) ATP-PC 시스템: 10초 내에 끝나는 단시간 고강도의 운동에서 산소 없이 에너지를 공급한다. 예) 100m 달리기, 역도, 구기 종목에서 슈팅 또는 스윙

(2) 젖산 시스템: 중강도의 운동에서 사용되며, 산소가 없는 상황에서 탄수화물을 이용함으로써 피로물질인 젖산이 생성되어 장시간 운동이 불가능하다. 무산소 운동에 속한다.

(3) 유산소 시스템: 장시간 저강도의 운동에서 사용되며, 산소가 충분한 상태에서 주로 탄수화물과 지방을 이용하여 에너지를 생성한다. 피로물질이 축적되지 않기 때문에 장시간 운동이 가능하다. 때로는 단백질도 에너지원으로 이용된다.

38. 유산소 운동 시 주로 사용되는 에너지원은 무엇인가?

유산소 운동 시에는 주로 탄수화물과 지방을 에너지원으로 사용하지만 에너지 고갈 상태이거나 운동 시간이 길어지면 단백질을 분해하여 에너지로 사용하기도 한다.

39. 점진적 과부하의 원칙은 무엇인가?

체력은 트레이닝에 의해 증가하다가 일정한 부하 강도에 적응하면 더 이상 증가를 기대하기가 어렵다. 따라서 체력이 증가함에 따라 점진적으로 부하를 높여가면서 트레이닝을 실시하는 것을 말한다.

40. 운동 시 고원 현상은 무엇인가?

일정 기간 동안 쭉 체력이나 운동 수행능력이 증가하다가 피로나 권태 따위의 생리적 및 심리적 요인에 의해 체력이 정체되는 현상을 말한다.

41. 유산소 운동의 필요성과 효과는 무엇인가?

유산소 운동은 보디빌딩 시합 준비 시 피하지방을 감소시키기 위해 필수적이고 일반인에게는 비만 및 성인병의 예방과 개선을 위해서 필요하다.

42. 저항운동의 필요성과 효과는 무엇인가?

저항운동은 기타 종목 운동선수의 경기력 향상, 노화에 따른 근위축(muscle atrophy)의 예방, 기초대사량 증가에 의한 비만 방지에 따른 성인병 예방, 재활, 골다공증의 예방, 심혈관 자극으로 심폐기능을 증가시켜 궁극적으로 건강을 향상시키는 것 등을 목적으로 하는 운동이다.

43. 오버 트레이닝의 정의와 극복하는 방법은?

오버 트레이닝은 지나치게 너무 많은 트레이닝을 실시하여 신체가 정상적인 기능을 하지 못하고 과도하게 피로하거나 무기력해져 있는 상태를 말한다. 극복을 위해서는 충분한 휴식 및 영양섭취가 필요하다.

44. 동적 및 정적 웨이트트레이닝의 효과는 무엇인가?

동적 웨이트트레이닝은 등장성 운동으로 근력과 근육량이 함께 증가하며, 정적 웨이트트레이닝은 등척성 운동으로 가동범위의 제한을 받는 재활 환자들의 치료에 주로 이용된다.

45. 웨이트트레이닝 시의 호흡법은?

근육이 수축할 때 내쉬고 이완할 때 들이쉬는 호흡법을 일반적으로 사용한다. 큰 힘을 발휘하기 위해서는 근육이 수축할 때 호흡을 멈추는 발살바 메뉴버 호흡법을 이용하면 효과적이나, 고혈압 등이 있는 성인병 환자들은 호흡을 멈추면 좋지 않다.

46. 근비대를 위해 적절한 운동 부하는 1RM의 몇 %인가?

과도하게 무겁거나 가벼운 중량의 훈련만으로는 근비대에 좋지 않다. 근비대를 위해서는 주로 1RM의 75~85%로 훈련하는 것이 바람직하다.

47. 프리 웨이트 운동과 머신 운동의 장단점은?

프리 웨이트 운동은 근력 발달과 함께 근육의 협응력 및 양쪽 밸런스를 일정하게 유지할 수 있는 반면 초보자가 하기에는 자세가 쉽지 않다. 머신은 이용하기 편리하고 운동의 시작 및 종료 지점 저항이 일정하게 유지되는 반면 신체에 불균형을 초래할 수 있다.

48. 자각성의 원칙은 무엇인가?

운동의 목표나 목적을 운동자가 스스로 이해하고 숙지하여 훈련하는 방법이다.

49. 웨이트트레이닝 운동의 생리학적 효과는?

저항운동은 근육을 골고루 발달시켜 인체의 균형 있는 아름다움을 부각시키고, 기초대사량을 증가시켜 비만을 예방하며, 비만의 합병증인 당뇨병, 고혈압 등 성인병을 예방 및 개선할 수 있다.

50. 근비대를 목적으로 하는 트레이닝에서 세트와 운동 사이에 적절한 휴식시간은?

보통 1분에서 1분 30초 정도이고 외배엽 체형의 사람과 체력이 약한 사람은 많게는 2분까지도 휴식을 취한다.

51. 준비운동의 필요성과 효과에 대해 설명하시오.

웜업과 스트레칭을 하면 본 운동에 대비한 예비 신호를 보내고 상해를 방지한다. 또한 운동 자극이 더 효율적으로 전달되어 몸 상태를 준비시켜 주고 관절의 가동범위를 안전하고도 더 크게 확보해준다. 아울러 운동 시 발생할 수 있는 심장정지 등의 사고를 미연에 방지한다.

52. 피라미드식 훈련 원칙을 설명하시오.

세트가 늘어남에 따라 무게를 증가시키고 반복 횟수를 줄이는 훈련법이다. 첫 세트는 15회 반복이 가능한 무게로 하며, 세트 수가 늘어감에 따라 8~12회, 최종적으로 5회 반복이 가능한 무게로 실시한다. 세트 사이의 휴식시간은 1분 30초가 적당하다.

53. 자이언트 세트 훈련 원칙을 설명하시오.

한 부위에 5가지 이상의 운동을 한 세트로 묶어서 쉬지 않고 연속적으로 실시하는 방법으로 고급 훈련방법이다.

54. 강제 반복 횟수법은?

실패지점에 도달했을 때 운동 강도를 더 높이기 위해 보조자의 도움을 받아 강제로 2~3회 더 반복하는 것을 말한다.

55. 분할법은 무엇인가?

운동의 효율성과 휴식을 고려하고 훈련 강도를 높이기 위해 신체 부위를 나누어서 정기적으로 맞추어 규칙적으로 훈련하는 방법으로, 이중 분할법은 아침과 저녁으로 하루에 두 번 운동하는 트레이닝 방법이다.

56. 컴파운드 세트와 슈퍼 세트 훈련 원칙의 차이점은 무엇인가?

(1) 컴파운드 세트(compound set): 한 부위에 두 가지 운동을 쉬지 않고 연속적으로 실시하는 것이다.

(2) 슈퍼 세트(super set): 서로 다른 길항 작용을 하는 두 부위에 대한 운동을 쉬지 않고 연속적으로 실시하는 것이다.

57. 치이팅 시스템(cheating system)이란 무엇인가?

일반적으로 중량운동을 할 때 아무리 무게가 무거워도 바른 자세를 유지해야 하는 것은 당연하다. 하지만 더 이상 반복하기 힘들 때 더 많은 반복을 수행하기 위해, 즉 운동 강도를 더하기 위해 반동을 이용하여 2~3회 더 반복할 수 있게 하는 기술이 치이팅 시스템이다.

58. 운동 목표에 따른 운동 부하와 반복 횟수는?

1RM 대비 95%의 강도로 1~3회 반복할 경우에는 파워의 향상을 기대할 수 있으며, 1RM 대비 90%의 강도로 4~6회 반복할 경우에는 근력의 향상을 기대할 수 있다. 1RM 대비 78~85%의 강도로 8~12회 반복할 경우에는 근비대의 향상을 기대할 수 있으며, 1RM 대비 60~75%의 강도로 15~30회 반복할 경우에는 근지구력의 향상을 기대할 수 있다.

59. 유산소 운동 시 운동 강도를 결정하고 싶을 때 사용되는 운동 강도의 종류에 대해 설명하시오(HRmax, RPE, 최대산소섭취량 등).

(1) % HRmax: 최대 심박수는 최대 강도로 운동할 때의 심박수를 말한다.

　카보넨 공식

　* (최대 심박수 − 안정시 심박수) × 운동 강도(%) + 안정시 심박수

　* 최대 심박수 = 220 − 나이

(2) RPE법(자각적 운동 강도)

　너무 힘들다 = 10

　약간 숨이 차지만 할 만하다 = 5

　너무 쉽고 힘이 들지 않는다 = 1

(3) 최대산소섭취량

　흡기와 호기의 동정맥 산소차를 측정하여 운동 강도를 결정한다.

60. 스티프 레그드 데드리프트(stiff legged deadlift) 운동 동작 시 어느 근육에 가장 자극이 큰가?

무릎이 펴진 상태에서 고관절이 굴곡하기 때문에 슬굴곡근(hamstring)이 최대로 이완된다. 따라서 주동근은 슬굴곡근이다.

61. 웨이트트레이닝 시 운동 배열의 원리는?

운동 목적에 따라서 그에 맞게 순서를 정하는 것을 일컫는다. 예를 들어 큰 근육을 먼저 운동하고 작은 근육을 뒤에 운동한다. 일반적으로 다중관절운동을 먼저, 단순관절운동을 뒤에 실시한다.

62. 저항운동 시 발생하는 지연성 근육통은 무엇인가?

DOMS(delayed-onset muscle soreness)라고 하며, 고강도의 운동을 하고 나서 1~2일 후에 나타나는 근육의 통

증이다. 강도 높은 운동의 반복적인 충격으로 해당 근육에 구조적인 손상이 와서 근육이 불난 듯 쓰라리고 아프며, 특히 계단을 내려가기가 힘들다. 부상에 대한 생리적 반응으로 근육이 수축되어 근육의 길이나 가동범위가 줄어들고 신경근성 기능에 이상이 온다. 통상 5~6일, 길게는 1주일까지도 지속되는 경우가 있다.

63. 도핑이란?
경기력을 향상시킬 목적으로 의도적으로 세계반도핑기구(WADA)에서 정한 금지약물을 복용 또는 주사하는 불법 행위이다.

64. 도핑 테스트는?
경기력을 향상시킬 목적으로 금지약물을 복용 또는 주사했는지의 여부를 판단하는 검사로 한국도핑방지위원회(KADA)에서 실시한다.

65. 유소년 운동에 맞는 영양섭취에 대해 말하시오.
영양사는 전체 영양섭취의 55~60%는 탄수화물, 25~30%는 지방, 12~15%는 단백질로 구성해야 한다. 유소년 선수는 특히 철분을 섭취해야 하는데, 성장을 위한 생리적 요구가 증가한 시기에 운동함으로써 철분을 소모하기 때문이다. 철 결핍성 빈혈로 진단할 때 주의를 요하는데, 운동선수들은 운동으로 인해 혈장량이 증가해 가성 빈혈을 보일 수 있기 때문이다. 또한 몸에 좋지 않은 소다와 인스턴트식품을 멀리하게 하고, 탄수화물을 과잉 섭취하지 않게 하며, 야채와 적당량의 단백질 섭취를 권장하여 성장에 도움이 되게 한다.

66. 유소년의 운동 지도 시 주의할 점에 대해 말하시오.
유소년의 흥미와 능력을 고려해서 적절한 프로그램을 구성하고 혹시 모를 안전사고에 대비하여 지속적으로 주의를 기울여 관찰한다.
(1) 아이들은 작은 어른이 아니다. 18세 이하의 아이들은 생리학적으로나 신체적으로나 성숙도가 어른과 다르기 때문에 어른들과 같이 취급하면 안 된다. 안전하게 그리고 각자의 신체적 및 생리학적 성숙 단계에 맞게 지도가 이루어져야 한다.
(2) 적당한 기술이 습득되기 전까지 낮은 저항의 운동부터 실시한다.
(3) 8~15번 반복이 수행되면 작은 단위로 무게를 더해나간다.
(4) 힘의 증가를 위해서는 최소한 20~30분의 연습을 해야 하며, 적어도 주당 2~3회 운동하고 힘이 증가되는 대로 계속해서 무게와 반복 횟수를 늘려야 한다.
(5) 주당 4회 이상으로 근력운동을 하는 것은 더 이상 큰 도움이 되지 않는다.

67. 유소년의 신체적 및 정신적 변화에 따른 지도방법에 대해 설명하시오.
유소년들은 성인과 달리 다 성장하지 않은 몸 상태로 심장기능이 약하고 저혈압 상태에 있으며 산만하다는 것을 인지하여, 다치지 않을 수 있는 저강도 운동을 반복하는 형태로 흥미 위주의 프로그램을 구성하여 지도하는 것이 좋다.

68. 노인의 신체적 및 정신적 변화에 따른 지도방법에 대해 말하시오.

체온상승과 혈액순환을 위해 운동 전 반드시 준비운동을 한 후 탄성이 없는 형태의 스트레칭을 실시하고 일상에서의 활동량을 늘리게 하되, 갑작스러운 움직임을 필요로 하거나 넘어질 수 있는 동작은 프로그램에 포함시키지 않아야 한다. 체중을 이용하는 적당한 강도의 근육 운동, 유연성 향상을 위한 스트레칭과 저강도 유산소 운동을 권장한다.

69. 노인 보디빌딩에 맞는 영양섭취에 대해 말하시오.

너무 많은 양의 단백질 섭취는 간이나 신장에 부담을 줄 수 있기 때문에 체중에 맞춰서 체중 1kg 당 1.5g 정도로 적당량을 권장해야 한다. 포화 지방산이 많은 육류보다는 생선이나 가금류와 야채를 권장하는 것이 좋고 과식하지 않게 해야 한다.

70. 노인의 운동 지도 시 주의할 점에 대해 말하시오.

노인은 유연성과 균형 감각이 저하되어 있고 뼈의 약화로 골다공증이 있을 가능성이 높기 때문에 갑작스러운 움직임을 필요로 하거나 넘어질 수 있는 동작은 프로그램에 포함시키지 않아야 한다. 체중을 이용하는 적당한 강도의 근육 운동, 유연성 향상을 위한 스트레칭과 저강도 유산소 운동을 권장한다.

71. 웨이트트레이닝을 하면서 근육이 비대해지는 이유는 무엇인가?

웨이트트레이닝을 하면 근육에 지속적인 자극이 가해져 근육세포가 파괴되었다가 재생되는 반복적인 과정에서 영양소와 성장인자 등의 호르몬이 작용하여 근육세포가 커지기 때문이다.

72. 운동기구를 잡는 그립의 종류는?

오버핸드 그립(overhand grip), 언더핸드 그립(underhand grip), 패러럴 그립(parallel grip)[뉴트럴 그립(neutral grip)], 얼터네이트 그립(alternate grip), 훅 그립(hook grip) 및 섬레스 그립(thumbless grip)이 있다.

73. 체지방 감량에 가장 효과적인 유산소 운동 방법은(러닝머신 사용)?

트레드밀이나 바이크 등의 유산소 운동 장비를 사용하거나 야외에서 운동할 수 있으면 본인이 원하는 것을 택하여 최소 30분 이상 하는 것이 좋으며, 인터벌 트레이닝을 하는 방법도 좋다. 강도는 최대 심박수의 65~70%가 효율적이다.

74. 웨이트트레이닝에서 근력과 근지구력 훈련의 차이에 대해 설명하시오.

근력은 근육의 힘을 의미하고 무거운 무게와 적은 반복수로 트레이닝을 할 수 있다. 근지구력은 근육의 버티는 능력이고 비교적 가벼운 무게와 많은 반복수로 트레이닝을 할 수 있다.

75. 웨이트트레이닝 시 여성이나 40대 이상의 성인들에게 권장할 최적의 부하 강도와 세트 수는?

고강도는 상해를 일으킬 수 있으므로 낮은 강도의 근지구력 트레이닝이 권장되며, 1RM의 50~70% 강도로 20~30회 반복이 가능하게 2~3세트 정도가 좋다.

76. 노인의 건강 증진에 가장 효과적인 저항운동을 2개 이상 예를 들어 설명하시오.

노화에 따른 근위축 때문에, 특히 하지 근육이 많이 위축되기 때문에 맨몸으로 벤치 또는 의자에 앉았다가 일어나는 스쿼트 동작, 그리고 맨몸으로 하거나, 짐스틱을 이용한 데드리프트처럼 가벼운 도구를 사용하거나, 또는 체중을 이용하는 전신운동을 지도하는 것이 좋다.

77. 팔 부위를 위한 슈퍼 세트와 컴파운드 세트를 설명하시오.

슈퍼 세트는 주동근과 길항근의 관계인 상완이두근과 상완삼두근에 대한 운동을 쉬지 않고 연속적으로 한 세트로 묶어서 실시하는 방법으로, 예를 들어 바벨 컬과 바벨 트라이셉스 익스텐션 동작을 하는 방법이 있다. 컴파운드 세트는 한 근육 무리에 대해 두 가지 동작을 쉬지 않고 연속적으로 한 세트로 묶어서 실시하는 방법으로, 예를 들어 상완이두근에 대해 바벨 컬과 덤벨 컬을 쉬지 않고 연속적으로 한 세트로 묶어서 실시하는 방법이 있다.

78. 어깨와 등을 동시에 발달시킬 수 있는 운동은?

바벨 로우, 덤벨 로우 등 로우 운동들에서는 등과 동시에 후면삼각근이 작용한다.

79. 삼각근과 승모근을 동시에 강화할 수 있는 운동은?

업라이트 로우를 할 경우에 삼각근, 특히 중간삼각근과 동시에 견갑골이 위로 올라가므로 상승모근이 발달한다.

80. 상완삼두근을 발달시킬 수 있는 운동은?

바벨 트라이셉스 익스텐션, 덤벨 오버헤드 익스텐션, 딥, 클로스 그립 벤치 프레스, 덤벨 트라이셉스 킥백 등이 있다.

81. 복부비만을 해결하기 위한 저항성 운동의 예를 설명하시오.

복부미만을 해소하고자 복근 운동 위주로 트레이닝을 하는 경우가 많으나, 작은 근육을 사용하는 방법보다는 전신의 근육을 사용하는 파워 동작이나 스쿼트 동작이 칼로리 소모도 높고 기초대사량을 높일 수 있기 때문에 훨씬 효과적이다.

82. 등이 굽은 사람을 위한 교정 방법은?

등을 뒤로 펴주고 세워주기 위하여 등 부위 근육들을 발달시켜 주면 도움이 된다. 데드리프트와 백 익스텐션 같이 하부 등을 강화할 수 있는 운동 동작이 권장된다. 또한 승모근과 능형근을 발달시킬 수 있는 로우 동작도 좋다.

83. 하배근(low back)을 발달시킬 수 있는 운동은?

데드리프트, 굿모닝 엑서사이즈, 백 익스텐션 등이 있다.

84. 허리 통증을 예방할 수 있는 운동은?

데드리프트, 백 익스텐션, 백 스쿼트 등과 같이 전신의 근육을 많이 사용하면서 척추기립근, 둔근과 슬굴곡근 같이 파워 존이라고 칭하는 부분을 강화할 수 있는 운동이 좋다. 복근과 복사근을 강화할 수 있는 크런치, 리버스 크런치,

사이드 크런치 등의 운동을 해서 흔히 코르셋 근육이라고 표현하는 근육을 함께 발달시켜 주는 것이 좋다.

85. 스쿼트 운동의 종류는?
백 스쿼트, 프론트 스쿼트, 프리 스쿼트, 점프 스쿼트, 스플리트 스쿼트 등이 있다.

86. 대퇴이두근과 그 힘을 발달시킬 수 있는 운동은?
스티프 레그드 데드리프트와 레그 컬이 있다. 둔근은 대퇴이두근에서부터 연결되기 때문에 반드시 슬굴곡근의 강화와 함께 진행하는 것이 효과적이다.

87. 파워 존은 무엇이고 파워 존을 강화하기 위해 실시하는 운동에는 무엇이 있는가?
파워 존은 허리, 복부, 엉덩이와 허벅지를 의미하며, 이 부분을 강화할 수 있는 운동으로는 스쿼트, 데드리프트, 런지, 싯업, 크런치 등이 있다.

88. 트레이닝의 주기는?
근력 트레이닝의 주기화는 근래에 가장 효과가 뛰어난 트레이닝 방법으로, 5단계의 훈련을 실시한다: ① 조직 강화 → ② 최대근력 → ③ 전환 → ④ 유지 → ⑤ 회복.

89. 점프력을 강화하기 위한 운동은?
하지 트레이닝이 주가 되어야 하고 웨이트트레이닝과 순발력 트레이닝이 병행되어야 한다. 스쿼트, 카프 레이즈, 점프 스쿼트와 플라이오메트릭 트레이닝을 병행하면 점프력을 발달시킬 수 있다.

90. 척추기립근을 발달시킬 수 있는 운동은?
데드리프트, 굿모닝 엑서사이즈, 백 익스텐션 등이 있다.

91. 인체의 체형은?
대표적으로 외배엽, 중배엽, 내배엽 등 3가지의 체형이 있으며, 외배엽과 중배엽의 중간 정도 체형을 외중배엽 체형이라고 하기도 한다.
(1) 외배엽: 팔다리가 가늘고 길며 마른 체형으로, 근육의 생성 및 살찌기가 어렵다.
(2) 중배엽: 어깨가 넓고 건장한 체형으로, 어떻게 운동을 하든지 근육이 잘 생긴다.
(3) 내배엽: 팔다리가 짧고 굵은 체형으로, 체지방이 많이 생성되기 때문에 유산소 운동을 병행해야 한다.

92. 무거운 중량 사용 시 준비운동 세트는?
본 운동 동작 전에 예비 동작으로 가벼운 저항을 이용하여 20회 정도를 반복하는 형식으로 1~2세트 시행하는 것이 좋다. 준비운동 세트를 너무 많이 하면 너무 힘이 빠져서 본 운동 수행에 지장을 줄 수 있다.

93. 복부를 발달시킬 수 있는 운동은?

레그 레이즈, 크런치, 싯업, 행잉 레그 레이즈 등의 복부 관련 운동을 하면 좋으나, 운동 시 고관절의 개입을 최소한으로 하고 몸통을 굴곡시켜 복근을 자극하는 점에 주의를 기울여야 한다.

94. BCAA란?

분지사슬 아미노산(branched chain amino acid)의 약어이다. BCAA는 근육을 구성하는 필수 아미노산으로 류신, 이소류신과 발린을 뜻한다. 필수 아미노산은 인체에 필수적으로 필요하지만 체내에서 생성되지 않거나 생성되더라도 양이 적기 때문에 보충제를 통해서 섭취해주어야 한다.

95. 카보로딩이란?

카보로딩(carbohydrate loading)이란 장시간의 운동을 요구하는 지구력 운동의 수행을 위해서 주 에너지원인 탄수화물을 인체 내에 저장시키는 방법이다. 보디빌딩에서는 근육에 탄수화물 저장량을 늘려 근육의 볼륨감을 더 풍성하게 해주는 효과가 있다.

96. 카르니틴(carnitine)에 대해 설명하시오.

필수 아미노산이면서 지방 연소를 극대화시켜 주는 성분으로 운동 전후 30분 6g 정도 복용 시 효과를 볼 수 있다.

97. 글루타민산(glutamic acid)에 대해 설명하시오.

비필수 아미노산의 일종이며, 이 원료는 정량할 때 건조물로 환산하여 L-글루타민산 99% 이상을 함유한다.

98. 동화작용과 이화작용은?

동화작용(anabolism)은 근육 단백질을 합성해주는 작용을 말하고 이화작용(catabolism)은 근육이 분해되는 작용을 말한다. 웨이트트레이닝을 하면 이화작용보다 동화작용이 더 커지게 된다. 또한 동화작용을 촉진하기 위해 운동 직후에 기회의 창을 이용하여 영양을 섭취해주는 것이 바람직하다.

99. 크레아틴(creatine)에 대해 설명하시오.

크레아틴은 인체에서 고강도의 무산소 운동 시 사람마다 차이가 있지만 보통 10~15초 정도로 짧게 사용되는 에너지로, 크레아틴 보충제를 통해 섭취하면 힘과 지구력이 향상된다고 한다. 그러나 효과가 없다는 연구도 있어 아직 의견이 엇갈리고 있다.

100. 크레아틴 섭취는 운동 수행능력을 향상시킬 수 있는가?

크레아틴은 소고기에 많이 함유되어 있는 성분이기도 하고 보충제를 통해 섭취할 수 있다. 폭발적인 에너지를 필요로 하는 고강도 트레이닝 시 인체는 크레아틴인산을 사용하게 되기 때문에 크레아틴을 운동 전에 섭취하도록 권장하였으나, 현재 알려진 바에 의하면 크레아틴의 효과는 입증된 바 없다고 한다.

101. 데피니션(definition)에 대해 설명하시오.

지방이 없이 근육이 섬세하게 갈라지는 근 선명도를 말한다. 데피니션을 위해 적당한 중량의 고반복 운동을 우선하는 경향이 있지만 수분 조절, 식이요법과 유산소 운동으로 피하지방을 얇게 유지하는 것이 관건이다.

102. 포도당(glucose)에 대해 설명하시오.

포도당은 단당류에 해당하고 영어로는 글루코스라고 한다. 모든 생물에서 중요한 에너지원으로 쓰인다. 꿀, 포도, 무화과 같은 과일에 많이 들어 있다. 정상 혈액 중 포도당은 약 0.1% 정도가 함유되어 있지만 탄수화물이 많은 음식을 섭취하면 한동안 평소보다 높게 유지된다. 에너지가 급히 필요할 때에는 저장된 글리코겐이 다시 포도당으로 바뀌고 글리코겐이 저장되는 곳이 완전히 차면 여분의 포도당은 지방으로 바뀐다.

103. 글리코겐(glycogen)에 대해 설명하시오.

저장 다당류의 하나로 간이나 근육에 존재한다. 간이나 근육의 글리코겐은 혈액 중 포도당 수치(혈당치)나 운동량 등에 따라 변한다. 간 속의 글리코겐은 필요에 따라 포도당으로 분해되고 혈액을 통해 각 조직으로 가서 에너지원으로 이용된다. 근육에 함유된 글리코겐은 혈액 중 포도당으로만 합성된다. 이 글리코겐은 근육의 에너지원으로 사용되고 간 글리코겐처럼 포도당으로 바뀌어 혈액 속으로 들어가지는 않는다. 혈액 속의 포도당이 근육으로 들어가는 양은 근육 활동이 왕성할수록 크며, 장시간 운동할 때에는 간 글리코겐이 극도로 감소한다.

104. 글루타민(glutamine)에 대해 설명하시오.

글루타민은 비필수 아미노산의 하나로 면역력을 높여주고 근육통과 피로를 해소해주는 데 도움이 되는 성분이며, 시중에서 보충제로 판매되고 있다. 주로 근육의 분해를 방지하는 목적으로 복용한다.

105. 인슐린에 대해 설명하시오.

인슐린은 췌장의 베타 세포에서 합성되고 분비되며 혈당을 근육과 간에 저장하는 역할을 한다. 인슐린의 합성과 분비가 잘 이루어지지 않거나 인슐린이 충분한 기능을 하지 못하면 혈액 속의 당이 소변으로 배설되는 당뇨병이 발생할 수 있다. 또한 인슐린은 근육과 지방도 합성하는 강력한 합성 호르몬으로 작용한다.

106. 수분 보존(water retention)에 대해 설명하시오.

선수마다 자신만의 노하우가 있고 차이가 있지만, 시합 1주일 전부터 염분 섭취를 금지하고 수분 섭취를 제한하며 탄수화물 섭취를 많이 하면 피하지방층의 수분이 거의 빠져나가 근육의 선명도가 높아지고 근육에 탄수화물과 함께 수분이 채워져 사이즈의 증가를 만들어낼 수 있다. 경험이 있는 사람은 괜찮은 반면, 원하는 몸이 나오지 않을 수도 있고 경기 당일 포즈를 취할 때 쥐가 날 수도 있기 때문에 초보자에게는 권장하지 않는다.

107. 테스토스테론은 무엇인가?

남성 스테로이드인 안드로겐의 대표적인 호르몬으로 남성은 정소에서 분비되고 여성은 부신과 난소에서 적은 양으로 분비되며, 골다공증을 예방하는 기능을 하기도 한다.

108. 에스트로겐은 무엇인가?

여성의 난소와 태반에서도 분비되는 대표적인 여성 호르몬이며, 여성의 성장 및 생식 주기에 많은 영향을 미치기 때문에 월경 이상이나 피임약에 치료 목적으로 사용되기도 한다.

109. DHEA란?

DHEA(dehydroepiandrosterone)는 신장 바로 위에 있는 부신에서 대부분 생산되는 스테로이드 호르몬으로 콜레스테롤로부터 합성된다. 부신 조직에서 만들어진 DHEA는 그 자체로는 남성 호르몬이 아니지만 여성에게 과량 사용하면 남성화를 유발할 수 있다.

110. DHA란?

불포화 지방산의 일종으로 깊고 찬 바다 속의 어패류에 많이 함유되어 있다. 대표적으로 참치, 방어, 고등어, 정어리, 꽁치 등에 많으며, 두뇌 활동을 활발하게 하고 혈중 콜레스테롤 수치를 낮추는 데 도움을 준다고 알려져 있다.

111. 탈수 현상은 무엇인가?

과도한 땀 배출 등으로 체내에서 미네랄이 과도하게 빠져나가 체온 조절 능력 상실, 무기력, 운동 능력 감소 등의 부작용이 발생한다.

112. 정상 혈당 수준은?

식사 2시간 이후의 혈당 범위가 70~110mg/dl 이하가 되어야 한다. 이 혈당 범위가 120mg/dl 이상이고 당뇨병의 전형적인 증상인 3다 현상이 수반되면 당뇨병을 의심할 수 있다.

113. 고통 없이 얻을 수 없다(No pain no gain)는 슬로건은 무엇을 말하는가?

보디빌딩 및 웨이트트레이닝을 하는 많은 사람들의 격언이기도 하다. 보디빌딩 운동을 진지하게 하는 사람이라면 타들어가는 듯한 근육의 고통이 수반될 때 비로소 운동을 하는 희열을 느끼고 근육은 성장하게 된다고 하는 격언이다.

114. 유청 단백질(whey protein)이란?

우유에서 추출한 고급 단백질을 말한다. 유당을 분해하지 못하는 사람의 경우에 우유를 먹으면 복통, 설사 등의 부작용을 일으킬 수 있기 때문에 유당을 제거한 유청 단백질을 섭취하는 것이 바람직하다.

115. 당(sugar)이란 무엇인가?

1g 당 4kcal의 열량을 내고 운동할 때 빠른 에너지원으로 쓰인다. 운동 후에는 인슐린 수치를 상승시켜 근육 성장에 도움을 주기 위해 반드시 당을 섭취해주어야 한다.

116. 스포츠 보충제의 필요성과 섭취 방법을 설명하시오.

식사를 대신하는 보충제도 있지만 보충제는 말 그대로 식사 외로 영양을 보충해주는 목적으로 사용하는 것이 바람직하며, 섭취 방법은 제품, 성별 및 체중에 따라 차이가 있다. 단백질의 경우는 1회 섭취 시 남자 30g, 여자 20g을 넘지 않게 섭취해야 간이나 신장에 부담을 주지 않으며, 흡수되는 부분도 제한적이기 때문에 적정량을 운동 전후 또는 기상 직후 및 취침 전에 섭취하도록 권장한다.

117. 시합을 앞두고 체중 감량 시 탄수화물을 꼭 섭취해야 하는 이유는?

탄수화물이 체내에 없는 상태에서 지방이 에너지로 쓰이면 케톤이라는 산성 물질이 다량 발생한다. 탄수화물을 제한하게 되면 근육이 납작하게 쪼그라들어 근위축 현상을 보일 수 있고 무대에서 포징을 할 때 에너지가 부족해 최상의 경기력을 보이기 어려울 수 있다.

118. 인체에서 수분의 역할은?

우리 몸은 대부분 물로 이루어져 있다(66~75%). 체내에 수분이 부족하면 체온 조절 및 각종 기능이 저하되고 면역체계도 약해져 질병에 노출되기 쉬우며 피로감과 무력감이 증가한다. 또한 체내의 영양분을 운반하지 못할 뿐만 아니라 심한 경우에 탈수 상태에 빠진다.

119. 포화 지방과 불포화 지방은 무엇인가?

포화 지방은 붉은 고기에 함유되어 있고 시간이 지나면 굳어지는 특징을 갖고 있어 몸에 해로운 지방을 말한다. 불포화 지방은 시간이 지나도 굳어지지 않고 견과류와 생선에 함유되어 있으며 이로운 지방을 말한다.

120. 단백질 섭취 시기는?

운동을 끝낸 직후 60분 이내에 첫 번째 기회의 창이 열릴 때가 동화작용을 촉진시킬 수 있는 최적의 타이밍이다. 이때 단백질을 섭취해주어야 하고 가급적 탄수화물을 같이 섭취 하는 것이 좋다.

121. 생활스포츠의 필요성을 설명하시오.

(1) 주 5일제가 시행됨에 따라 여가시간이 증가하였고 그에 따라 건전한 여가 활용의 수단으로 그 의미가 있다.
(2) 운동이 부족한 현대 도시사회에서 허약한 인간에게 생존에 필요한 적정량의 신체활동 기회를 제공해 건강을 증진시키고 강한 체력을 만들 수 있게 한다.
(3) 사회생활을 하면서 받는 스트레스는 근심, 걱정, 갈등, 열등감, 우울증 등을 유발할 수 있는데, 이러한 정서적 변동을 운동을 통해 승화시킴으로써 스트레스 해소에 도움을 준다.
(4) 팀워크, 단련, 사회 결속의 원리 등을 터득하게 해서 원만한 사회생활을 할 수 있게 도와준다.

122. 생활스포츠 지도의 목표를 설명하시오.

(1) 기분전환이나 즐거움을 통해 건전한 여가생활을 누릴 수 있게 한다.
(2) 운동을 통해 체력을 증진시키고 이를 통해 건강을 유지 또는 증진하게 한다.
(3) 자율적인 스포츠 활동 참가를 통해 협동심, 준법정신, 책임감 등 민주적 생활태도의 기반을 함양시킨다.
(4) 다른 사람과 함께 더불어 사는 공동체 의식을 증진시키고 올바른 우주관 및 인생관을 확립하게 한다.

(5) 조화로운 신체적, 정서적 및 사회적 발달을 꾀한다.

123. 생활스포츠 지도의 원리를 설명하시오.

생활스포츠의 철학적 기초에 근거해 지도해야 하고 참가자들에게 필요한 지식을 전달하고 습득하게 해야 한다. 또한 활동 과제를 부과하되 참가자의 욕구와 개인차를 고려해 지도하고 과학적이고 체계적인 방법을 통해 효율적으로 지도해야 한다. 아울러 참가자들이 자발적으로 참가할 수 있게 유도하고 다양하고 정확한 생활스포츠 관련 정보를 제공해야 한다.

124. 생활스포츠지도사의 역할을 5가지 이상 제시하시오.

운동 기능 전수, 전문적 기능 및 지식의 전달, 체력 진단 및 운동 처방, 체육시설의 운영관리, 생활스포츠의 조직적·체계적 활동 전개, 체육에 대한 긍정적 인식 정착 등이다.

·보디빌딩 구술 검정편 (최신 기출문제)

생활체육

생애주기에 따른 생활체육 지도대상에 대하여 설명하시오.

1. 유아기 (0~7세)
2. 아동기 (8~12세)
3. 청소년기 (13~19세)
4. 성인기 (20~64세)
5. 노년기 (65세 이상)

심장자극전도계의 구성요소를 말하시오.

동방결절, 방실결절, 방실다발(히스속), 퍼킨제(푸르킨예) 섬유

호흡에 관여하는 근육 움직임에 대하여 흡기 시와 호기 시를 각각 3가지 이상 말하시오.

6. 호기 시 : 복직근, 내복사근, 복횡근, 요방형근, 하후거근, 횡경막
1. 흡기 시 : 외늑간근, 내늑간근 늑연골 사이, 횡경막, 흉쇄유돌근, 사각근, 소흉근, 전거근, 늑골거근, 상후거근

생활체육 구성의 3대 요소에 관해 설명하시오.

1. 시설 : 공공체육시설, 근린체육시설, 민간체육시설, 상업체육시설
2. 프로그램 : 각 개인의 다양한 요구와 욕구를 수용할 수 있는 프로그램 제공
3. 지도자 : 생활체육 참여자의 욕구와 흥미를 충족시켜 주는 안내자, 지시자, 동기유발자로 전문성을 갖춘 자

생활체육의 본질적인 원칙에 대하여 설명하시오.

1. 참여자의 자발성 중시한다.
2. 일상적 생활에 준한다.
3. 지역의 특성을 중시한다.
4. 통합적인 것이어야 한다. (생활과 균형유지)
5. 개인의 흥미를 중시한다.

생활체육에서 Fitness운동 개념에 관하여 설명하시오.

1. 1960년대 미국의 신체적성위원회에서 T. K. 큐리튼 박사가 체중조절 범위와 fitness운동 프로그램을 전국적으로 확산시킨 체육이론이다. 평형성(Balance), 유연성(Flexibility), 민첩성(Agility), 근력(Strength), 순발력(Power), 지구력(Endurance)의 6가지이며, 이들 요소가 강하게 종합된 운동을 말하며 운동적성 또는 체력이라 한다.
2. 신체적 운동능력 향상에 필요한 운동적성요소를 발달시킴으로서 체력을 향상시켜 건강한 삶을 영위토록 한다.

생활체육의 목적에 대하여 설명하시오.

1. 기분전환, 즐거움 충족 – 보람된 일상생활 영위
2. 체력증진, 건강의 유지·증진
3. 운동기능의 향상 – 건전 여가생활 영위를 위한 잠재력 계발
4. 민주적 생활태도 함양
5. 자연과의 접촉을 통해 가치관 확립

생활체육의 정의를 설명하시오.

남녀노소 모든 이를 대상으로 가정, 직장, 지역사회의 체육, 스포츠, 레크레이션 영역에서 운동을 삶의 일부로서 생활화하여 개인적으로 성숙한 인격의 완성에 두고, 사회적으로는 공동체 형성에 기여함으로써 궁극적으로는 행복한 삶을 영위토록 하는 것

영양

ATP 합성경로 중 무산소성 해당과정을 설명하시오.

혈당 또는 근세포에 저장된 글리코겐이 해당작용을 거치면서 피루브산(초성포도산)으로 분해되어 ATP를 생성하는 과정이다. 이때 산소가 충분히 공급되지 않아 피루브산이 젖산으로 전환되며 젖산이 생성되기 때문에 젖산체계라고도 한다.

지용성 비타민의 종류를 말하시오.

1. 비타민 A
2. 비타민 D
3. 비타민 E
4. 비타민 K

ATP 합성경로 중 ATP_PCr(인원질과정) 시스템에 대하여 설명하시오.

근수축 활동 중 AYP가 ADP와 Pi로 분해되는 것과 거의 동시에 크레아틴인산(phosphocreatine, PC)이 크레아틴 키나제(creatine kinase) 효소에 의해 Pi +Creatine으로 분해되고, PC가 분해되면서 방출되는 에너지는 ADP와 Pi를 결합시켜 ATP를 재합성하는 데 이용된다.

ATP를 재합성하는 일차적인 저장연료는 근세포에 저장되어 있는 크레아틴인산(phosphocreatine, PC)이며, 근세포에 저장되어 있는 ATP와 PC 모두 인산기(phosohate groups)를 가지고 있기 때문에 인원질과정이라고도 한다.

필수아미노산의 의미를 설명하고 종류를 3가지 이상 말하시오.

체내에서 합성이 불가한 아미노산으로 식품을 통하여 섭취해야하는 아미노산, 히스틴딘, 아이소류신, 류신, 라이신, 메티오닌, 페닐알라닌, 트레오닌, 트립토판, 발린

도핑

자신이 복용하거나 내 몸에 투여한 약물에 대하여 본인이 전적으로 책임을 져야 하는가? 져야 되지 않는가? 그 이유를 설명하시오.

책임을 져야 한다. 모든 선수는 본인의 스포츠 경력에 오점을 남기지 않도록 의문 사항이 있으면 사전에 질문해야 한다. 약물 성분을 100% 믿을 수 없거나 상태를 모르는 경우에는 복용하지 말아야 한다.

치료목적사용면책(TUE)이란 무엇인지 말하시오.

선수가 질병치료나 부상회복을 위해 금지약물을 사용해야 하는 경우 치료목적사용면책 국제표준에 따라 심사 후 사전 승인하는 제도

치료목적사용면책(TUE) 승인기준 2가지 이상 말하시오.

1. 금지약물 및 방법을 사용하지 않을 경우 선수가 건강상 심각한 손상을 입는 경우
2. 금지약물 및 방법의 사용이 선수의 건강회복 이외의 추가적인 경기력 향상 효과를 주지 않는 경우
3. 금지약물 및 방법의 사용 외에 다른 합당한 대체치료가 없는 경우
4. 치료목적사용면책의 허가 없이 사용된 금지약물 및 방법으로 인한 질환치료 목적이 아니어야 함.

세계도핑방지기구의 선수가 사용해서는 안 되는 금지약물의 기준을 말하시오.

1. 선수의 경기력을 향상시키거나 경기력을 향상시키는 잠재력을 가지고 있는 경우
2. 선수의 건강에 실제적 또는 잠재적인 위험이 되는 경우
3. 스포츠 정신에 위배되는 경우

의료적인 치료가 필요한 경우 금지약물의 사용(복용)을 위해 치료목적사용면책(TUE)제도를 신청한다면, 누가 이를 승인 또는 불승인 결정을 하는가? 그 이유를 설명하시오.

의료전문가로 구성된 위원회.

선수가 해당도핑방지기구(국제연맹 혹은 국가도핑방지기구 또는 주요 국제경기대회 주관단체)에 치료목적사용면책(TUE)을 신청하면, 독립적인 의료전문가로 구성된 치료목적사용면책위원회(TUEC)에서 이를 검토한다. 국제연맹, 국가도핑방지기구 및 주요 국제경기대회 주관단체는 본인들의 치료목적을 위해 위원회를 통하여 선수의 승인 또는 불승인할 책임이 있다.

내가 아플 때 낫기 위해 복용한 모든 약물에 대해서 면제받을 수 있는가? 없는가? 그 이유를 설명하시오.

없다. 금지약물이 포함되지 않았음을 확인하기 전까지는 감기, 독감 또는 알레르기성 비염일 경우라도, 어떠한 약품이나 약물(처방전 없이 구입 또는 처방된 약)도 복용하지 말아야 한다. 양성결과가 나오면 돌이킬 수 없다는 사실을 명심해야 한다.

선수가 너무 바쁠 경우, 도핑검사에 응하는 것을 거부할 수 있는가? 그 이유를 설명하시오.

도핑검사를 거부하는 것은 양성반응 결과와 동일한 제재로 처리할 수 있다. 도핑검사를 거부할 경우 선수는 관련 서류에 본인의 거부 사유를 기재하고, 소속단체에 관련 사실을 알려야 한다.

선수가 필요한 소변량을 제공할 수 없는 경우, 소변검사에 이어 혈액검사를 받을 수 있는가? 없는가? 그 이유를 설명하시오.

없다. 필요한 소변량을 제공할 수 없는 경우 선수가 제공한 시료는 봉인하여 기록하고 필요한 양의 시료를 추가적으로 제공하여야 한다.

대한보디빌딩협회 도핑방지규정 중 일반부와 학생부 첫 번째 위반자의 과징금을 말하시오.

일반부 400만원 / 학생부 200만원이다.

경기규정

대한보디빌딩협회 경기인등록규정 중 일반부의 등록규정을 말하시오.

일반부는 20세 이상 선수 중 대학생이 아닌 사람이 등록한다.

대한보디빌딩협회 경기인등록규정 중 기존 선수의 경기인 등록기간을 말하시오.

매년 4월 10일까지로 하고 추가등록은 연 1회에 한하며, 7월 10일부터 7월 30일까지로 한다.

대한보디빌딩협회 심판으로 등록하려면 어떤 절차로 하는지 말하시오.

1. 스포츠지원포털 사이트에서 심판등록신청서를 작성하여 등록 신청한다.
2. 회원종목단체는 등록 신청자의 결격사유를 심사 후 등록신청일로부터 15일 이내에 승인한다.

국내 1급 심판 자격 요건에 대하여 말하시오.

1. 2급 심판 자격 취득 후 2년 동안 시·도지부에서 주최한 대회에 2회 이상 참가한 심판 중 시·도지부의 추천을 받은 심판
2. 2급 심판 자격 취득 후 당해 2회 이상 시·도지부에서 주최한 대회에 참가하였다 해도 익년에는 1급 심판 자격 취득에 응할 수 없다.
3. 역대 미스터 & 미즈 코리아 대상, 국가대표 자격으로 출전한 국제대회에서 금메달을 획득한 사람, 본 협회 이사는 1급 심판 자격을 취득할 수 있다.

대한보디빌딩협회의 심판 자격의 유지 및 부활 방법에 대하여 설명하시오.

1. 심판 자격의 유지를 희망하는 심판은 경우 자격 취득 후 4년에 한 번씩 재교육을 받아야 한다.
2. 재교육을 이수하지 않아 자격을 상실한 자는 자격 상실 기간에 비례하는 소정의 추가 강습비 납부 및 재교육을 통해 동일 자격을 득할 수 있다.
3. 징계로 인하여 자격이 정지된 심판은 징계해제 후 3년이 경과한 후 재교육을 통하여 2급 심판 자격을 득할 수 있다.

대한보디빌딩협회 심판위원회 규정 중 국내 심판의 등급별 심사의 범위를 말하시오.

1. 1급 : 국내 심판 자격취득자로서 전국 규모의 경기대회에서 심판 및 지역 규모의 경기대회에 심판위원으로 지명받을 수 있다.
2. 2급 : 국내 심판 자격취득자로서 지역 규모의 경기대회에서 심판으로 지명 받을 수 있다.

대한보디빌딩협회 경기인등록규정 중 대학부의 등록 규정을 말하시오.

대학부는 「고등교육법」 제2조 제1호부터 제6호에 해당하는 학교에 재학중인 학생이 등록한다. 단, 생활체육목적으로 등록하는 20세 이상 선수의 경우 대학 재학중이더라도 본인의 소속단체에 따라 생활체육목적의 일반부로 등록이 가능하다.

대한보디빌딩협회 선수등록 및 활동의 제한을 받는 경우 중 3가지 이상을 말하시오.

1. 프로 및 유사단체 선수는 스포츠공정위원회 제31조 제2항에 따라 협회로부터 선수등록의 제한을 받는다. 단, 생활체육목적으로 등록한 선수의 경우는 예외로 한다.
2. 협회에서 인정하지 않는 단체가 주최하는 대회에 참가할 경우 스포츠공정위원회 제31조 제2항에 따라 협회로부터 선수활동의 제한을 받는다. 단, 생활체육목적으로 등록한 선수의 경우는 예외로 한다.

3. 부정한 방법으로 세계보디빌딩·피트니스연맹(이하 "세계연맹"이라 한다)이 인정하는 대회 및 세계연맹 그리고 세계연맹의 회원이 주최·주관하는 대회에 참가할 시는 스포츠공정위원회 제31조 제2항에 따라 협회로부터 선수등록의 제한을 받는다.

4. 세계연맹에서 인정하지 않는 단체가 주최·주관하는 대회에 참가한 선수는 국제대회에 참가할 수 없으며, 참가할 경우 세계연맹에 회부되어 세계연맹 정관에 따라 선수활동의 제한을 받는다.

대한보디빌딩협회 선수등록의 결격사유로 등록이 불가한 경우를 2가지 이상 말하시오.

1. 선수·심판·지도자·단체임원·선수관리담당자로서 스포츠공정위원회규정 제27조에 따라 제명의 징계를 받은 사람

2. 체육회관계 단체로부터 제명의 징계를 받은 사람

3. 자격정지 징계를 받고 그 처분이 종료되지 않은 사람

4. 강간, 유사강간 및 이에 준하는 성폭력의 죄를 범하여 학교폭력예방 및 대책에 관한 법률 제17조 제1항 제9호의 퇴학처분 조치를 받고 10년이 지나지 아니한 사람

5. 제14조 제1항 제4호 이외의 사유를 학교폭력예방 및 대책에 관한 법률 제17조 제1항 제9호의 퇴학처분 조치를 받고 5년이 지나지 아니한 사람

전국대회 클래식 보디빌딩 '결선'경기 진행 순서에 대하여 말하시오.

1. 선수 전원 입장

2. 선수 전원 라인업

3. 프론트 포지션 심사

4. 쿼터 턴 심사

5. 7개 규정 포즈 심사

6. 포즈다운

여자 보디피트니스 복장에 대한 규정을 말하시오.

1. 투명하지 않은 일반 비키니

2. 비키니의 색상, 섬유, 질감, 장신구 및 스타일은 선수 재량

3. 최소 대둔근의 1/2이상과 전면을 가리는 비키니. 끈으로 된 비키니 금지하며 비키니의 상태는 좋아야 한다.

4. 결혼반지, 팔찌 및 귀걸이를 제외한 장신구 금지. 또한 안경, 시계, 가발 사용 금지(인공 유방 확대술 제외)

5. 앞굽의 두께는 최대 1cm이며 힐의 최대 높이는 12cm

6. 머리 손질은 가능하지만 스타일을 지정할 수도 있다.

여자 보디피트니스 종목의 쿼터 턴 평가 요인을 말하시오.

심판은 비교심사를 통해서 선수들의 "전체적인 모습"을 심사하고 있다는 사실을 잊어서는 안 된다. 심판은 먼저 눈에 보이는 전반적인 선수의 체격을 평가해야 한다. 체격이 주는 일반적인 느낌을 시작으로 머리, 화장, 전반적인 근골격의 발달, 균형, 체격의 대칭적인 발달, 피부 및 피부색의 상태 및 무대 위에서의 자신감을 표현하는 능력, 침착함 및 우아함을 평가해야 한다. 보디피트니스는 선수의 노력과 다이어트를 통해 얻은 전반적인 근긴장의 정도를 평가할 것이다. 근육군은 신체지방이 적고 둥글며 단단하게 보여야 한다.

여자 피지크 규정포즈 프론트 더블 바이셉스 (Front Double Biceps)의 지도 요령에 대해 설명하시오.

전면 이두근과 전완근, 복직근, 비복근의 발달 정도와 상하균형미를 심사한다. 몸은 정면으로 서서 우(좌)측 다리를 바깥쪽으로 빼고 다리와 발은 일직선상에 두게 한다. 두 팔을 어깨 높이까지 올린 다음 팔꿈치를 구부리고 손과 손가락을 최대한 펴야 하며, 머리부터 발끝까지 가능한 한 많은 근육들이 수축될 수 있도록 지도한다.

여자 피지크 규정포즈 사이드 체스트(Side Chest)의 지도 요령에 대해 설명하시오.

대흉근, 상완삼두근, 대퇴부, 비복근과 균형미를 심사한다. 좌·우측 자신 있는 부분을 취하며, 좌(우)측 방향으로 약간 비틀게 서서 배는 안으로 집어넣고 좌(우)측 무릎은 구부리지 않은 채로 다리를 앞쪽으로 곧게 펴서 발을 바닥에 내려놓는다. 우(좌)측의 무릎은 살짝 구부리고 양팔은 신체 앞에 두어 팔꿈치와 손가락을 곧게 펴게 한 채로 손바닥이 아래로 보게 한 다음 양손을 같은 선상에 두거나 한 손을 다른 한 손 위에 올리게 한다. 이때 선수는 가슴 근육, 상완삼두근부, 대퇴사두근 및 비복근 특히 대퇴이두근부를 수축하도록 지도한다.

여자 피지크 규정포즈 백 더블 바이셉스(Back Double Biceps)의 지도 요령에 대해 설명하시오.

삼각근, 등 근육의 상하부, 햄스트링, 비복근과 균형미를 심사한다. 뒤로 돌아서서 프론트 더블 바이셉스와 마찬가지로 팔을 구부리고 손을 편 상태로 좌(우)측 발을 뒤에 위치한다. 팔 및 어깨 근육, 상체 및 하체, 대퇴 및 비복근을 수축하도록 지도한다.

남자 보디빌딩 결선 경기 후 시상식에서 실격처리되는 경우는 무엇인지 말하시오.

자신의 순위에 대한 불만을 드러내거나 또는 시상식이 끝나기 전에 무대를 떠나는 선수는 실격처리가 된다.

클래식 보디빌딩 경기 심사포즈에 대하여 말하시오.

남자 보디빌딩의 7가지 규정포즈에 쿼터 턴이 추가된다.

1. 프론트 포지션 (Front Position)
2. 쿼터 턴 라이트 (Quarter Turn Right)
3. 쿼터 턴 백 (Quarter Turn Back)
4. 쿼터 턴 라이트 (Quarter Turn Right)

남자 피지크 예선 및 다음 라운드의 경기복장(긴 반바지)의 기준은 무엇인지 말하시오.

1. 깔끔하고 단정한 투명하지 않은 느슨한 긴 반바지. 색상 및 섬유는 선수의 재량. 기하학적인 패턴은 가능하지만 문자가 새겨져 있거나 볼록한 장식은 가능하지 않음. 트렁크(trunk) 안쪽에 패드를 사용하는 것은 금지
2. 달라붙지 않는 신축성(라이크라)이 좋은 반바지
3. 개인 스폰서의 로고는 허용되지 않지만 제조사의 로고는 가능
4. 결혼반지를 제외한 신발, 안경, 시계, 팔찌, 목걸이, 귀걸이, 가발, 산란한 장식, 인공 모조품 등 사용 금지

남자 피지크 종목의 연기방식을 말하시오.

남자 피지크 개별 연기는 다음의 방식에 따라 진행된다.

1. 선수는 무대 중앙으로 걸어가고 멈춰선 후에 프론트 자세를 연기하며 추가적으로 심판을 바라보고 손을 주머니에 넣거나 엉덩이 부분에 올려놓는 포즈를 연기하며 (선택사항) 심판을 바라보며 마무리 한다.
2. 그리고 난 후 선수는 오른쪽으로 돌아 왼쪽 측면 자세를 연기한다.
3. 그리고 난 후 선수는 오른쪽으로 돌아 후면 자세를 연기한다.
4. 그리고 난 후 선수는 오른쪽으로 돌아 오른쪽 측면 자세를 연기한다.
5. 그리고 난 후 선수는 오른쪽으로 돌아 전면 자세를 연기한다.
6. 그리고 난 후 선수는 무대 한편으로 걸어가 줄을 선다.
7. 심판은 각 선수들이 움직일 때 어떻게 자신들의 체격을 표현하는지를 평가할 것이다. 선수들은 무대 위에서 걷는 동안에 자신들을 얼마나 우아한 방법으로 연기했는지에 대하여 평가를 받을 것이다. 움직임과 동작의 속도 및 우아함, 쇼맨십, 개성, 카리스마, 연기, 리듬감을 보여줘야 한다.

남자 보디빌딩 규정포즈 사이드 체스트(Side Chest)의 지도 요령에 대해 설명하시오.

대흉근, 이두근, 하체 및 비복근 발달 정도와 균형미를 심사한다. 좌·우측 자신 있는 부분을 취하도록 하고, 왼(오른)손을 오른(왼)손 위에다 놓고 오른(왼)쪽으로 향하도록 한다. 오른(왼)쪽 주먹을 쥐고 꺾으며 왼(오른)손은 오른(왼)손목을 잡아준다. 오른(왼)다리를 끌어 발 앞으로 착지한 후 가슴을 펴주고 오른팔을 힘껏 꺾어 주며, 오른(왼)팔 이두박근과 동시에 다리근육을 수축하도록 지도한다.

남자 보디빌딩 규정포즈 업도미널 앤 싸이(Abdominal & Thighs)의 지도 요령을 설명하시오.

복부 근육과 다리 근육의 발달 정도와 균형미를 심사한다. 자신의 편한 다리 한쪽을 앞으로 빼고, 복부 근육을 수축하기 위해 몸을 약간 앞쪽으로 굽혀주며, 손은 깍지 낀 채 머리 뒤로 올리는 동작을 취하도록 한다. 몸은 전체적으로 수축하되, 특히 이두근, 대퇴근, 광배근을 동시에 수축하도록 지도한다.

성폭력 관련

성폭력과 스포츠 분야에서 성폭력에 대해 설명하시오.

성폭력이란 상대방의 동의 없이 힘의 차이를 이용하여 상대방의 성적자기결정권을 침해하는 모든 성적행위를 의미한다.

스포츠 분야의 성폭력이란 스포츠와 관련된 모든 종류의 공간과 관계에서 발생할 수 있다. 동료나 선후배, 지도자와의 관계뿐 아니라 스포츠를 매개로 활동하는 모든 사람들 사이에서 발생할 수 있다. 또 여성과 남성 간에 발생하는 이성 간 성폭력뿐 아니라 동성 간 성폭력, 그리고 훈련장, 합숙소, 이동차량 등 스포츠 활동과 관련된 모든 공간영역에서 일어나는 성폭력을 포함한다.

성희롱, 성추행, 강제추행, 성폭행에 대한 개념을 각각 설명하시오.

1. 성희롱 : 성에 관련된 말과 행동으로 상대방에게 불쾌감, 굴욕감 등을 주는 행위
2. 성추행 : 성욕의 자극, 흥분을 목적으로 일반의 성적수치, 혐오의 감정을 느끼게 하는 행위
3. 강제추행 : 폭행 또는 협박으로 사람에 대하여 강제로 신체접촉을 하는 행위
4. 성폭행 : 상대방의 동의 없이 성관계를 강요하는 것으로 강간과 강간미수를 포함

성 그루밍이 무엇인지 설명하시오.

가해자가 피해자에게 호감을 얻거나 돈독한 관계를 만드는 등 심리적으로 지배한 뒤 성폭력을 가하는 것을 뜻한다.

스포츠폭력 발생 시 피해를 입은 사람에 대해 최우선적으로 대처하는 방법에 대해 말하시오.

선수에 대한 신체적, 정신적 안전보호 조치를 최우선으로 한다.

지도자나 대학생, 성인선수에 의한 폭력 및 성폭력 발생 시 처리절차는 무엇인지 말하시오.

사건발생 – 사건발생 알림 – 치료 및 증거 확보 – 사건조사 및 처리 – 치유 및 회복

스포츠 분야 성폭력 예방법에 대하여 4가지 이상 답변하시오.

성폭력 예방 정책을 수립해야 한다.
대상별 행동규범을 마련해야 한다.
성폭력 예방 교육을 실시해야 한다.
여성 지도자를 양성하고 지원해야 한다.
성폭력 예방과 대처를 위한 절차와 체계를 마련해야 한다.
성폭력 예방 정책이 잘 지켜지는지 모니터링하고 평가해야 한다.

스포츠 성폭력 대처방법 7가지 중 4가지 이상을 답하시오.

1. 지도하는 중에 실수로 다른 사람의 신체 일부를 만지게 되었다면, 그냥 지나치지 말고, 상대방에게 그 행위가 고의가 아니었음을 분명히 밝히고 사과를 한다.
2. 성폭력 피해를 입힌 사람은 피해를 입은 사람에게 사과를 하고 재발 행동을 하지 않는다.
3. 운동부 내에서 발생한 모든 성폭력 범죄(강간, 강제추행, 성희롱 등)에 관하여 즉시 관련(수사)기관에 신고해야 할 법적 의무가 있음을 명심해야 한다.
4. 피해 입은 사람의 이야기를 잘 들어주고, 성폭력 피해가 본인의 잘못이 아님을 인식시킨다.
5. 피해 입은 사람이 안전한 환경에서 지속적으로 활동을 할 수 있도록 분위기를 조성하고 문제해결을 위해 적극적으로 노력해야 한다.
6. 성폭력과 관련된 문제들을 해결하기 위해 최선의 노력을 다해야 한다.
7. 성폭력 발생 시 대처법을 인식해야 한다.

스포츠 성폭력 예방법 5가지 이상을 답하시오.

1. 훈련 시 다른 사람들에게 성적인 굴욕감 및 수치심을 주는 행위를 해서는 안 된다.
2. 훈련 중 마사지 등 신체접촉을 해야 할 경우 반드시 상대방에게 동의를 구한다.
3. 훈련 시 친밀감의 표현으로 다른 사람의 신체를 접촉해서는 안 된다.
4. 기술지도 시 신체를 접촉해야 할 경우 특별히 주의해야 한다.
5. 다른 사람을 격려하고자 할 때는 상대방의 엉덩이를 두드리는 등 민감한 신체 부위를 접촉하는 것보다는 하이파이브를 하는 편이 좋다.
6. 경기장 및 훈련장에서 외모에 대한 성적인 비유나 모욕적인 말을 하지 않는다.
7. 경기장 및 훈련장에서 성적인 농담이나 음담패설을 하지 않는다.
8. 훈련 중에 다른 사람의 신체 특정부위(가슴, 성기, 엉덩이 등)를 지속적으로 응시하거나 반복적으로 쳐다보는 행위를 하지 않는다.
9. 대회(전지훈련) 시 가능한 한 선수 보호자와 동행하도록 한다.
10. 모든 선수들을 공정하게 대해야 한다.
11. 성(性)과 관련된 추측성 오해를 일으키지 않도록 훈련 스케줄을 투명하게 공개해야 한다.
12. 성폭력 예방을 위한 훈련환경을 만들도록 노력해야 한다.

스포츠분야 폭력예방을 위한 행동중 지도자가 해야 할 행동규범을 5가지 이상 답변하시오.

1. 어떠한 이유로도 운동부 내 폭력을 용인하지 않는다.
2. 투명하고 정당한 절차에 따르지 않고 선수 퇴출을 강요하지 않는다.
3. 경기 출전을 빙자하여 협박하거나 선수에게 불이익을 주지 않는다.
4. 합리적인 이유 없이 선수를 집단에서 격리하지 않는다.
5. 운동선수가 감당할 수 없는 정도로 과도한 운동·훈련을 강요하지 않는다.

6. 개인의 잘못을 전체 집단에 적용하여 비난하지 않는다.

7. 욕설이나 모욕감을 주거나 개인의 명예를 훼손하지 않는다.

8. 암묵적으로 선배가 후배를 훈육하거나 처벌하도록 허용하지 않는다.

9. 학생선수의 수업 시간, 자유 시간, 귀가 시간을 임의로 조정하지 않는다.

10. 폭력이 발생하였을 때, 적극적으로 피해자를 지원하고 상급자나 상급기관에 보고하며 정해진 체계에 따라 처리해야 한다.

스포츠생리 및 기능

로책 상태란 무엇인지 설명하시오.

최대 근력을 발휘할 때 일시적으로 호흡을 멈추고 순간적으로 힘을 내는 상태이다.

위성세포란 무엇인가?

골격근 외측의 근섬유와 기저막 사이에 낀 방추형의 단핵세포이다. 근육의 성장과 재생에 중요한 역할을 하는데, 부상 또는 질환 등으로 근섬유가 손상되면 위성세포는 분열하여 근육의 재생을 가능하게 한다. 근력 훈련 시 위성세포는 기존의 근섬유에 더 많은 핵을 제공하여 근단백질을 합성하는 능력을 향상시킴으로써 근육 성장에 기여한다.

호흡교환율(RER)이란?

1. 이산화탄소 생성량에 대한 산소 소비량의 비율

2. 배출되는 이산화탄소의 양/소비되는 산소의 양 (VCO_2/O_2)

3. 호흡교환율의 값이 1에 가까워질수록 탄수화물을 에너지원으로 사용하는 비율이 커지는 것이고, 0.7에 가까워질수록 지방을 에너지원으로 사용하는 비율이 커지는 것이다.

응급처치(First Aid)가 무엇인지 설명하시오.

응급처치란 환자 발생 시 즉각적이고 임시적인 처치를 통해서 환자의 고통을 경감하고, 상처를 보호하고, 생명을 유지하고 더 나아가 행복한 삶을 유지하게 하는 것이다.

피하지방과 내장지방의 위치와 역할을 설명하시오.

1. 피하지방 : 피부 아래 발달한 지방층
    - 외부충격을 흡수하여 장기와 뼈를 보호
    - 체온유지

- 영양저장소의 역할

2. 내장지방 : 사람 몸의 장기 사이사이에 쌓인 지방

　 - 각종 성인병을 유발하는 요인으로 작용

기도폐쇄란 무엇이며, 응급처치 방법을 설명하시오.

음식물 등을 섭취하다가 기도가 막혀서 갑작스러운 호흡곤란 환자에게 기도폐쇄 소견이 보이면 즉시 응급처치를 시행하여야 한다. 환자가 기침, 청색증, 말하거나 숨쉬기 힘든 호흡곤란 등의 증상을 보이거나 자신의 목을 움켜잡는 징후를 보이면 환자에게 "목에 뭐가 걸렸나요?"라고 물어보아, 환자가 말을 하지 못하고 고개를 끄덕인다면 심각한 상태의 기도폐쇄로 판단하고 즉각적으로 처치를 해야 한다.

환자가 가벼운 기도폐쇄 증상을 보이면서 기침을 크게 하고 있다면, 환자의 자발적인 기침과 숨을 쉬기 위한 노력을 방해하지 않도록 한다. 그러나 심각한 기도폐쇄의 징후를 보이며 효과적으로 기침을 하지 못하는 환자를 발견하면 즉시 등 두드리기(back blow)를 시행한다. 등 두드리기를 5회 연속 시행한 후에도 효과가 없다면 5회의 복부 밀어내기(abdominal thrust, 하임리히법)를 시행한다. 성인 환자가 의식을 잃으면 구조자는 환자를 바닥에 눕히고 심폐소생술을 시행한다.

기도폐쇄의 유형으로 어떤 것이 있는지 설명하시오.

1. 혀 : 의식이 없는 환자는 연조직이 이완되어 혀가 기도 안으로 들어갈 수 있다. 혀는 기도폐쇄의 가장 흔한 원인이다.

2. 이물질 : 음식물에 의한 기도폐쇄를 일으키는 주요한 물체다.

3. 부종 : 중증의 알레르기반응(아나필락시스반응)과 자극제는 부종을 일으킬 수 있다.

4. 경련 : 갑작스럽게 물을 흡입하는 경우 목구멍에 경련이 일어날 수 있다.

5. 구토 : 과음으로 인한 취침 중 구토로 인해 기도가 막힐 수 있다.

초과산소소비량(EPOC)이란 무엇인가요?

운동 후의 피로회복과 에너지 생성을 위해 추가로 산소를 체내에서 소비하는 것.

빠른 운동 후 2~3분 동안 산소소비량이 급격히 감소하는 부분에서 산소를 공급하여 음식물이나 소량의 젖산을 유산소적으로 분해시켜 ATP를 합성해 일부는 근육에 저장하고, 일부는 즉시 분해하여 PC의 재합성에 이용된다. 느린 운동 후 20분 이상의 시간이 경과됨에 따라 산소소비량이 점차적으로 감소하는 부분으로 간에서 젖산을 포도당으로 전환시키는 데 필요한 산소소비량이다.

심폐소생술 시행 중 완전한 가슴이완이 필요한 이유에 대하여 설명하시오.

심장으로 혈액이 충분하게 공급되어 가슴 압박을 할 때 많은 양의 혈액을 뇌와 신체기관으로 보내기 위함이다.

자동심장 충격기의 패드의 부착위치를 설명하시오.

오른쪽 쇄골(빗장뼈) 아래에 패드 하나를 부착시킨다. 또 다른 패드는 환자의 왼쪽 젖꼭지 아래의 중간 겨드랑이 선 부분에 패드를 부착시킨다.

골격근의 세 가지 주요기능을 말하시오.

운동과 호흡을 위한 근수축

자세를 유지하기 위한 근수축

체온 유지를 위한 열 생산

골격근의 특성에 관하여 설명하시오.

1. 피자극성 : 다양한 자극을 받고 이에 반응한다.

2. 수축성 : 자극을 받은 후에 수축한다.

3. 이완성 : 능동 또는 수축 상태에서 길어진다.

4. 탄력성 : 수축 또는 이완 후에 원래 길이로 돌아간다.

체력의 개념을 설명하시오.

1. 행동체력(활동체력)과 방위체력으로 구분한다.

2. 행동체력(활동체력)은 근력과 근지구력, 신체의 조정력 등 신체활동을 지속적으로 유지하거나 조절할 수 있는 능력이다.

3. 방위체력은 물리화학적, 생물학적, 생리적 스트레스에 대한 저항능력이다.

신체에서 가장 큰 근육의 종류 세 가지와 그와 관련된 운동의 종류를 설명하시오.

1. 가슴(대흉근) : 벤치 프레스 등

2. 등(광배근) : 바벨 벤트 오버 로우, 덤벨 벤트 오버 로우 등

3. 허벅지(대퇴사두근, 대퇴이두근) : 스쿼트 등이다.

자동심장충격기(AED)란 무엇인지 설명하시오.

자동심장충격기는 심장의 리듬을 분석하고, 심장마비 시 심장에 제세동이라고 하는 전기충격을 주는 전기장치이다. 전기충격의 목적은 비정상적인 전기활동을 바로잡아 심전도 리듬과 펌프기능을 정상적으로 되돌리는 것이다.

심폐소생술 시행중 자동심장충격기가 도착 전 시행 순서에 대하여 설명하고, 도착하여 사용할 때, 자동심장충격기에서 "제세동 필요하지 않습니다"라고 했을 때, 최초반응자가 즉시 해야 할 행동에 대하여 설명하시오.

- 현장안전 확인 – 의식 확인 – 신고 및 도움요청(119 신고) – 호흡 확인(10초간) – 가슴압박(30회) – 인공호흡(2회) – 반복(가슴압박 30회 : 인공호흡 2회).
- 즉시 가슴압박을 시행한다.

자주 사용하는 트레이닝 용어

가동역[range of motion, ROM]
하나 또는 복수의 관절을 생리적으로 움직일 수 있는 범위를 말하며, 관절가동역이라고도 하고 운동범위, 운동가동범위라고도 한다. 대표적으로 각도(°)가 사용되는데, 예를 들어 '어깨관절의 굴곡은 180°, 신전은 60°' 등이다. 또 자신의 힘으로 움직일 수 있는 범위를 자동가동역(active-ROM), 자신의 힘이 아니라 타인의 도움을 받아 움직일 수 있는 범위를 타동가동역(passive-ROM)이라고 한다.

가로무늬근[cross-striated muscle]
근육을 현미경으로 봤을 때 가로줄 모양의 무늬가 있는 근육을 말한다. 근육은 가로무늬근인 횡문근과 가로줄 모양이 없는 평활근으로 나눌 수 있다. 기능적으로는 가로무늬근을 골격근으로 보며, 자신의 의지로 움직일 수 있으므로 수의근이라고도 한다. 심장을 움직이는 심근만은 예외로, 심장은 가로무늬근으로 되어 있지만 자신의 의지로 움직이거나 멈추게 할 수 없다. 평활근은 자신의 의지로 움직일 수 없으므로 불수의근이라고 하며, 내장 등의 근육이 여기에 속한다.

가족력[family history]
지금까지 가족들의 질병이나 신체적 특징 등에 관한 데이터를 말한다. 진료나 진단의 정보로서 없어서는 안 될 것으로, 특히 허혈성 심질환(협심증)이나 당뇨병 등의 대사성 질환 등 유전적인 요소가 큰 병의 예방적 발견에 도움이 된다. 물론 유전인자만으로 반드시 발병하는 것은 아니므로, 그 사람의 생활양식 등 후천적 인자를 더하면 이 질환들을 예방하는 데 도움이 될 수 있다.

갈락토오스[galactose]
탄수화물 열량소의 일종으로 단당류 중 하나이다. 포도당이나 과당과 아주 비슷한 분자 구조를 갖고 있으며, 포도당과 결합하여 유당이 된다. 뇌와 신경의 중요 구성성분인 갈락토리핀(galactolipine)의 재료이기도 해, 뇌의 성장기에 해당하는 영유아 시기에 아주 중요한 물질이다. 유아기는 모유에 포함되어 있는 유당에 의해 보급된다.

개방골절[open fracture]
복합골절이다. 골절 조각이 피부를 찢어 골절부와 외계 사이에 교통이 있는 경우를 말한다. 개방골절은 세포 감염의 위험도 수반하므로 세심한 주의가 필요하다. 환부를 수돗물로 잘 씻고 청결한 거즈로 싸 즉시 병원으로 후송한다.

개별성의 원칙[individualization principle]
트레이닝 원칙의 하나. 선수의 개인 체력 및 능력에 맞추어 실시하도록 한다는 원칙이다. 이것을 무시하면 트레이닝의 효과가 없으며, 오버 트레이닝에 빠지기 쉬운 위험이 있다.

건[tendon]
근육 말단부의 뼈에 부착된 강력한 결합조직으로, 아킬레스건이나 슬개건 등이 그 예이다. 특히 손가락이나 발가락의 건은 길고 가늘게 발달되어 있다.

계속성의 원칙[continuous principle]
트레이닝의 원칙 중 하나. 자극함으로써 향상되는 생리기능(근력, 지구력 등)은 그 자극을 중지하면 빠르게 저하된다. 때문에 항상 계속해서 장기간의 운동을 하지 않으면 그 효과를 기대할 수 없다.

건초염[tendovaginitis, peritendinitis]
근육의 말단 조직인 건은 그 힘을 유효하게 전달하고 지레의 지점이 되거나 원활하게 움직이도록 그 주위의 건초라고 하는 터널 모양의 조직 안을 통과하고 있다. 건의 과도한 사용이나 연령적 변화 등으로 이 터널에 염증이 생겨 건이 움직일 때 통증을 일으키거나 걸리는 것을 건초염이라고 한다. 손, 손가락, 발, 어깨 등에서 많이 나타난다.

과사용증후군[overuse syndrome]
스포츠 활동에서 신체의 특정 부위를 빈번하게 반복하여 사용한 결과 근육 건 부착부에 염증이 생겨 통증을 일으키는 상태이다. 스포츠 활동이 활발한 어린이에게 많이 나타나며, 야구의 '야구주,' 테니스의 '테니스주,' 수영의 '수영견,' '평영슬' 등이 있다. 이를 예방하기 위해서는 바른 자세, 웨이트트레이닝, 스트레칭 등이 중요하며, 치료는 안정이 제일이다.

과신전[hyperextension]
완전 신전위를 기본 사지 위치로 하고 그때의 각도를 0도로 한다. 사람에 따라서는 기본 사지 위치 이상의 신전, 즉 과신전이 가능하다. 소아나 여성 사이에 팔꿈치관절에서 관찰되는 일이 많은데, 15도 이내는 생리적이라고 여겨진다.

관절[joint]
뼈와 뼈의 연결부로, 그 사이에는 관절강이 있고 대부분은 가동성을 갖는다. 관절을 구성하는 뼈의 형태로 분류되어 구상관절(볼−소켓관절, 어깨관절이나 고관절), 타원관절(손목관절), 경첩관절(팔꿈치관절, 슬관절, 손가락관절), 차축관절(근위요척관절), 안상관절(수근중수관절) 등으로 나뉜다. 또한 뼈와 뼈의 연결에서 움직이는 것을 가동결합(관절 또는 활막성 연결), 움직이지 않는 것을 부동결합(섬유성 결합을 말하며, 인대결합, 연골결합, 골결합으로 나뉜다)이라고 한다.

그립[grip]
그립이란 쉽게 말해 바를 잡는 손의 모양을 말한다. 그립은 종목과 중량에 따라 달라지는데, 대부분은 오버(over)나 언더(under) 그립이며, 섬레스(thumbless) 그립, 리버스(reverse) 그립이 있다.

근육[muscle]
보디빌더 사이에 가장 뜨거운 관심사인 근육은 더 크게, 더 선명하게, 더 단단하게 만드는 방법에 대한 연구가 끝이 없다. 몸에 근육이 많을수록 신진대사가 빨라져 운동을 하지 않는 순간에도 지방 연소가 일어난다. 시간적 여유가 없다면 간단한 기구를 이용해 집에서도 저항운동을 할 수 있다.

글루타민[glutamine]
신체 내에서 자체적으로 글루타민을 형성하기도 하지만, 때로는 필요한 양을 충분히 공급하지 못하는 경우가 있다. L−글루타민은 단백질 통합, 혈당 조절, 회복, 면역기능 향상을 돕는다. 운동 직후 5g을 섭취하면 회복을 원활히 하고 통증을 줄일 수 있다. 첫 번째 먹은 후 6시간 이상 흐른 뒤 5g을 더 먹으면 흡수가 좋다.

근육통[muscle soreness]

평소 사용하지 않던 근육을 갑자기 과도하게 사용하거나 스포츠 선수들이 같은 근육만을 무리하게 사용할 때 주로 발생한다. 지나친 웨이트트레이닝으로 생기는 경우도 있다. 가벼운 근육통의 원인으로는 근육이 수축하여 그 대사산물인 젖산 등이 근육에 축적된 것을 들 수 있다. 이러한 경우는 간단한 근수축을 반복함으로써 혈액의 순환을 원활히 하면 개선될 수 있고 장애도 남지 않는다. 그러나 웨이트트레이닝, 특히 신장성 수축을 과하게 실시한 경우에 심한 장애를 일으키는 근육통이 생길 수도 있다. 이렇게 심각한 수준의 근육통은 근섬유나 결합조직의 미세한 단열에 의한 것이라고 생각되므로, 등척성 수축(정적 수축)이나 단축성 수축을 사용할 때 보다 주의할 필요가 있다.

글리세믹 지수[glycemic index, GI]

혈당지수라고 하는 'GI지수'는 최근 다이어트와 건강을 생각하는 사람들이 음식을 선택하는 데 있어 칼로리 이상으로 중요한 요소가 되고 있다. GI지수는 식품 섭취 후 체내 혈당이 얼마나 급격하게 올라가는가를 포도당을 100으로 잡아 다른 음식들을 비교하여 지수로 환산한 것으로, GI지수가 높은 음식일수록 급격한 혈당 상승을 가져온다는 의미이다.

급성 요통[acute low back pain]

돌발성 급성 요통으로 구미에서는 '마녀의 일격'이라고도 불린다. 심한 운동뿐만 아니라 바닥에 떨어진 펜을 줍는 등의 가벼운 동작에서도 갑작스럽게 허리에 통증을 느낀다. 그 원인은 정형외과적인 뼈·관절·근육에 의한 것이 많고 요추의 추간관절 염좌, 추간판 장애, 요추 주위의 근육이나 건·인대의 장애 등이 생각되고 있다. 응급처치로서 테이핑이나 무명으로 요부를 폭넓게 고정하고 전문병원으로 빨리 데려가도록 한다. 예방으로서는 복근·배근의 강화와 스트레칭, 올바른 자세의 지도 등이 중요하다.

길항근[antagonist]

어떤 동작과 반대 동작(굴신)을 길항 동작 또는 길항 작용이라고 하며, 이 작용을 하는 근육을 길항근이라고 한다. 팔꿈치 굴근인 상완이두근을 예로 들면, 신근인 상완삼두근이 상완이두근에 대해 길항근이 된다. 길항근과는 반대로 같은 기능을 하는 근육을 협력근이라고 한다.

노르아드레날린[noradrenaline]

아드레날린과 같이 혈압을 상승시키는 호르몬으로 아드레날린보다 혈압의 상승 작용이 강한 특징이 있다. 근력운동을 함으로써 소변 중 배설량이 증가한다. 부신수질 중에는 아드레날린의 1/4 정도가 존재하며, 총칭하여 카테콜라민이라고 한다.

단백질[protein]

보디빌더는 보통사람들보다 단백질을 더 많이 섭취할 필요가 있다. 단백질은 하루 총 칼로리의 25~40%를 차지해야 한다. 매끼 식사마다 소고기, 닭고기, 달걀, 유청 단백질, 생선 같은 완전 단백질을 먹도록 한다.

단백질 동화[protein anabolism]

아미노산이 결합하여 새롭게 단백질을 만드는 것을 말한다. 이 결합 방법은 세포에 있는 디옥시리보핵산(DNA)에 의해 결정된다. DNA의 주형 정보는 메신저 RNA에 의해 전사되어 거기에서 트랜스퍼 RNA에 의해 운반된 아미노산이 결합하는 것이다. 저단백 영양 상태에서 스포츠를 할 때에는 헤모글로빈의 분해가 이루어지므로 이 아미노산이 근단백 등의 합성에 이용된다. 운동성 빈혈은 이렇게 생기는 것이다.

당질[carbohydrate]
탄수화물이라고도 하며 곡류, 싹 등의 주성분으로, 주로 인체의 에너지원으로 이용되는 영양소이다. 하루에 섭취하는 에너지의 60% 정도를 차지하고 있다. 당질을 성질에 따라 크게 분류하면 전분이나 글리코겐 등의 다당류, 설탕이나 유당 등의 이당류, 포도당, 과당이나 갈락토오스 등의 단당류로 나눌 수 있다.

대순환[systemic circulation]
체순환이라고도 하며 심장의 좌심실에서 대동맥, 각 동맥과 모세혈관을 지나 전신의 체세포에 산소와 영양분을 공급하고 세포에서 이산화탄소와 노폐물을 받아 정맥과 대정맥을 거쳐 심장의 우심방으로 되돌아오는 순환을 말한다. 좌심실의 수축에 의해 순환이 이루어진다. 심장의 우심실→폐동맥→폐포→폐정맥→심장의 좌심방으로 순환하는 또 하나의 순환을 폐순환이라고 부른다.

대장[large intestine]
소화관의 최종부로 맹장, 결장과 직장으로 이루어져 있고 그 전체 길이는 약 1.5~1.7m나 된다. 식후 약 4시간이면 유동상 음식물의 작은 덩어리가 대장으로 들어가 연동운동에 의해 보내진다. 대장에서는 소화는 거의 이루어지지 않고 주로 수분이 흡수된다. 음식물이 직장으로 들어가면 척수의 작용으로 배설이 컨트롤 된다.

돌연사[sudden death]
사고와 외상 이외의 질환으로 단기간 안에 사망하는 것을 말한다. 그 중에는 영유아 돌연사 증후군, 청장년 급사 증후군 등 젊은 층에 나타나는 것도 있다. 스포츠 중에 일어나는 돌연사에서도 40대 미만에서는 원인 불명인 것이 많은데, 40세 이상에서는 대부분이 심혈관계의 병에 기인한다. 잠재적인 질환이 스포츠에 의해 발현되어 사망으로 이어지는 것을 방지하기 위해서는 메디컬 체크 등의 의학적 수단이 유효하다. 그와 동시에 최근 증가하고 있는 골프의 퍼팅 시 심근경색 등 스포츠를 즐기는 사람 자신의 지식과 자제를 필요로 하는 것도 있기 때문에 정확한 지식을 습득하지 않으면 안 된다. 또한 약물 복용과 관련이 있는 것도 있어 도핑의 금지약물에 의해 사망자가 나오는 경우도 있다.

락타아제[lactase]
젖당 분해효소로 소장 벽에서 작용한다. 성인이 되면 이 효소를 갖지 않는 사람도 있어 이러한 사람이 우유를 대량으로 마시면 젖당이 그대로 대장으로 가 설사를 일으키게 되는데, 이를 유당불내증이라고 한다.

러닝[running]
달리기를 의미하며 반복적으로 좌우 다리를 움직여 전진하는 운동을 말한다. 에어로빅 트레이닝의 대표적인 운동으로 많은 사람에게 인기 있는 스포츠이다. 보행분석에서 동시 입각이 없다는 점에서 워킹과는 구별된다. 심장 및 심폐기능의 향상과 함께 하반신의 근력 상승, 체지방 감소 등 다양한 피트니스 효과를, 그 양과 스피드에 변화를 줌으로써 가져오게 된다. 손목 시계만 있으면 어디에서든 간단하게 트레이닝 메뉴가 만들어지고 또한 실행할 수 있다. 웜업을 충분히 하고 바른 신발을 선택하는 것도 중요하다.

레시틴[lecithin]
대표적인 인지질로 인, 콜린 등의 공급원이다. 젖산, 항산화 등의 성질을 갖고 특히 젖산성 식품이나 약품의 가공과 배합 등에 이용되고 있다. 동식물 세포나 조직, 특히 뇌신경, 간, 혈액 등의 대사와 기능에 관여한다.

루틴[routine]
트레이닝에서 하는 모든 엑서사이즈(세트 수, 반복 수 등)를 총칭하여 루틴이라고 부른다. 프로그램 또는 트레이닝 스케줄이라고 부르기도 한다.

리놀레산[linoleic acid]
필수 지방산의 하나. 세포막이나 혈중 리포단백을 만드는 인지질의 구성성분으로, 결핍되면 여러 가지 장애가 일어난다. 불포화지방산으로 분류되고 식물성 유지에 많이 포함되어 있다. 혈중 과잉 콜레스테롤을 제거하는 작용이 있다.

리포단백[lipoprotein]
지질과 단백질 결합체의 총칭이다. 지질과 단백질의 조성에 따라 비중이 다르며, 카이로미크론, VLDL(초저비중), LDL(저비중), HDL(고비중) 및 VHDL(초고비중)로 분류된다. 지질의 체내 운송에 관여하고 특히 LDL 및 HDL은 콜레스테롤의 운송과 관련된다.

만성피로[coptosis]
피로가 회복되지 않은 상태에서 참고 운동을 하면 피로가 축적되며, 한층 장기화되면 만성피로가 된다. 이 상태를 회복시키려면 충분한 휴식을 취해야 한다.

목표 심박수[target heart rate]
운동부하시험을 할 때 엔드 포인트(end point)의 기준으로 이용되는 지표로, 목표 심박수에 도달한 시점에서 운동을 종료시킨다. 건강한 사람의 목표 심박수는 연령으로부터 산출한 최대 심박수의 80~90%가 많이 사용되고 있다. 젊은 사람은 약간 높게, 고령자는 약간 낮게 설정하는 것이 좋다. 또 운동을 처방할 때 유지해야 할 강도의 지표로서 목표 심박수라는 말이 사용되기도 한다.

무릎[knee]
과거 100kg 이상 거뜬히 스쿼트를 하던 시절은 가고 나이가 들수록 무릎의 부담이 커진다. 무릎을 보호하기 위해서는 스쿼트, 런지와 레그 프레스를 할 때 언제나 바른 자세를 유지해야 한다. 무릎 주위에 날카로운 통증이 느껴지면 라이스(RICE[Rest, Ice, Compression, Elevation]: 휴식, 얼음찜질, 압박과 부상 부위를 높이는 자세) 치료를 이용하고 의사의 진단을 받는다.

물[water]
운동 중 땀으로 빠져나간 수분의 양을 간과하지 말아야 한다. 체내 적정한 수준의 수분을 유지하기 위해서는 하루 종일 물을 마셔야 한다. 특히 운동 전후, 심지어 도중에도 틈틈이 수분을 공급하도록 노력한다. 미약한 탈수 현상조차 근육 경련, 피로와 메스꺼움을 일으킬 수 있다. 체중이 90kg이라면 하루에 최소 3리터의 물을 마셔야 한다.

미오신 필라멘트[myosin filament]
골격근은 근섬유가 다발이 된 것으로, 근섬유는 근원섬유와 근형질로 이루어져 있다. 근원섬유는 단백질인 다수의 굵은 필라멘트와 가는 필라멘트가 다발이 된 것으로, 굵은 필라멘트와 가는 필라멘트를 각각 미오신 필라멘트와 액틴 필라멘트라고 한다. 미오신 필라멘트가 액틴 필라멘트의 간격을 활주함에 따라 근육이 수축한다.

보디 이미지[body image]
일종의 이미지 트레이닝으로 현재 자신의 몸을 마음속에 그림으로써 약한 부분을 인식할 수 있다. 또 자신이 이상적으로 생각하는 육체를 마음속에 그림으로써 트레이닝에 활력을 불어넣을 수 있다. 트레이닝을 효과적으로 하기 위해서는 없어서는 안 될 정신적인 트레이닝이라고 할 수 있다.

분지사슬 아미노산[branched chain amino acid]
탄소가 갈라져 나간 구조를 갖는 아미노산으로 로이신, 이소로이신과 발린이 여기에 해당된다. 최근에는 중요한 에너지원으로서 연구가 진행되고 있다.

비타민[vitamin]
비타민 B1, B2, B3, B6, B12, 엽산 및 비오틴(Biotin: 비타민 B복합체의 결정성 비타민)은 체내에서 단백질, 탄수화물과 지방의 활용을 돕는다. 또한 산소를 운반하는 적혈구를 형성해 근육 성장을 보조하기도 한다. 특히 비타민 B6는 근육 조직과 호르몬의 단백질 흡수를 돕는다. 비타민 B군은 잡곡, 견과류, 유제품, 콩류와 동물성 단백질에 풍부하다. 비타민 E는 전립선암과 심장병을 예방해준다. 게다가 강도 높은 운동 후 발생하는 조직의 손상을 완화한다. 대표적인 식품은 아몬드와 콩류이며, 권장량은 15mg이다.

백근섬유[white muscle fiber]
근육은 근섬유가 몇 개 모여 형성되어 있고 근섬유는 염색에 의해 적근 및 백근섬유로 분류된다. 백근섬유는 미오글로빈이 적어 하얗게 보이고 해당 능력이 뛰어나며 수축이 빠르고 높은 파워를 발휘하나, 쉽게 피로해지고 수축은 단시간으로 한정되는 특성이 있다. 백근섬유는 생리학적으로는 FG섬유(fast glycolytic fiber) 또는 속근섬유(fast twitch fiber, FT)로도 불린다. 근육 중 백근섬유의 비율은 유전적으로 결정되며, 그 비율이 높을수록 순발력이 뛰어나다.

수용성 비타민[water-soluble vitamin]
물에 녹는 성질을 갖는 비타민으로 비타민 B1, B2, B6, B12, C, 니아신, 판토텐산 등이 여기에 속한다. 필요량 이상은 소변으로 배설되기 때문에 매일 필요량을 섭취하지 않으면 안 된다. 대부분이 체내에서 조효소로서 중요한 대사계에 관여하고 있으므로 운동에 종사하는 사람은 이 수용성 비타민들을 충분히 섭취할 필요가 있다.

서킷 트레이닝[circuit training]
신체 각 부위의 운동을 한 세트에 모두 실시하는 운동으로 보통 6~12가지 운동을 한 세트에 실시하게 된다. 강도는 평상시보다 낮은 강도로 실시하며, 보통 30분 이내의 짧은 시간에 끝나는 운동이다.

순환계[circulatory system]
혈액은 심장에서 산소가 많은 동맥혈이 배출되어 전신을 돌아 말초조직에서 산소와 이산화탄소의 가스 교환을 한 후 산소가 적은 정맥혈이 되어 심장으로 돌아온다. 이를 전신순환계(대순환)라고 하며, 되돌아온 혈액이 폐를 돌아 다시 산소가 많은 혈액이 되어 심장으로 돌아오는 루트를 폐순환계(소순환)라고 한다.

스태미나[stamina]

전신 지구력으로 어떤 강도의 운동을 장시간 지속할 수 있는 능력이다. 산소의 공급·이용을 지배하는 폐·심장·혈관·근육 등의 생리적 요소와 스킬·효율·의지 등에 의해 좌우된다. 일정 시간당 체내에 받아들일 수 있는 산소량(최대산소섭취량)과 젖산을 축적하지 않고 운동을 계속할 수 있는 운동 강도(무산소성 작업 역치) 등이 그 지표로 이용되고 있다.

스트레칭[stretching]

신장운동으로 유연성을 향상시키는 운동이다. 근육을 신장시키는 운동이며 근육·건·인대·관절의 통증이나 장애를 예방하는 것을 목적으로 한다. 방법으로는 다음의 3가지가 있는데, 어느 것이든 관절가동역을 넓혀 유연성을 높인다.

① 스태틱 스트레칭(정적 스트레칭): 목적 부위의 근육을 한계 가까이까지 신장시켜 수초 간 정지하는 스트레칭이다.
② 다이내믹 스트레칭(동적 스트레칭): 반동을 이용하는 스트레칭이다.
③ 파트너 스트레칭: 보조자와 페어로 하는 스트레칭이다.

현재로서는 스태틱 스트레칭이 안전하고 효과적인 것으로 여겨지는데, 근육을 부드럽게 하여 운동에 대한 준비를 갖추게 하고 나아가 활달하지 못한 일상생활에서 무리 없이 몸을 활달하게 움직일 수 있도록 해준다. 운동 전후에 스트레칭을 하면 유연성을 높이고 일반적인 스포츠 장애를 방지할 수 있다. 또한 유연성은 체력의 한 요소로서도 중요하다.

스티킹 포인트[sticking point]

웨이트를 들어 올릴 때 관절 각도나 주동근의 교체 등으로 가장 힘을 내기 어렵고 동작이 끊어지기 쉬운 곳을 말한다.

심박수[heart rate, HR]

1분간 심장이 박동하는 횟수이다. 성인은 안정 시 60~70회/분 정도로, 일반적으로 여성은 남성보다 많으며 또 운동 시나 식후 등에 많아진다.

심장 건강[heart health]

남성 5명 중 1명꼴로 70세 이전에 심장병으로 사망할 수 있다는 연구 결과가 있다. 이 위험지대에 들어가지 않는 최선의 방법은 운동뿐이다. 헬스클럽 안에서 벗어나 야외 활동으로 칼로리를 소모해도 좋다. 운동별로 시간당 열량 소모량은 다음과 같다: 농구공 던지기 367칼로리, 자전거 타기(12~14mph) 653칼로리, 장작 패기 490칼로리, 크로스컨트리 러닝 735칼로리, 하이킹 572칼로리.

심폐운동[cardio]

시즌기를 대비해 체지방을 줄이는 목적 이외엔 유산소 운동을 기피하는 보디빌더들이 많은데, 이는 아주 큰 실수이다. 심폐 기능이 건강해야 고된 운동 후 영양소와 호르몬을 근육에 원활히 제공하고 체내 독소를 배출할 수 있다. 주 3~5회 적당한 강도로 최소 30~45분 유산소 운동을 실시하도록 한다.

아미노산[amino acid]

단백질이 분해(가수분해)될 때 아미노산이 생성된다. 아미노기(–NH2)와 카르복실기(–COOH)를 구조로 갖는 화합물이 모두 아미노산이다. 단백질을 구성하는 아미노산은 약 20종류가 존재하며, 이는 미생물에서부터 식물과 동물에 걸쳐 지구상 생물의 모든 단백질에 공통적이라고 할 수 있다. 아미노산은 크게 두 가지로 나눌 수 있다. 체내에서 합성할 수 있는 것을 비필수 아미노산이라고 하며, 체내에서 합성할 수 없어 결국 체외에서 음식으로 섭취하지 않으면 안 되는 아미노산을 필수 아미노산이라고 한다(불가결 아미노산이라고도 한다). 또한 성상에 따라 사슬 모양의 모노아미노모노카르본산(그리신, 아라닌, 바린, 로이신, 이소로이신), 함유황 아미노산(메티오닌, 시스테인, 시스틴), 염기성 아미노산(리진, 히드록실신, 아르기닌, 히스티딘), 산성 아미노산(아스파라긴산, 글루타민산), 방향족 아미노산(페닐알라닌, 티로신, 트리프트팬), 히드록시 아미노산(세린, 스레오닌), 이미노산(프로린, 히드록시 프로린) 등 7종류로 분류된다.

아스파라긴산[aspartic acid]
비필수 아미노산, 요컨대 체내에서 합성이 불가능한 아미노산의 하나로 두 개의 카르복실기(-COOH)를 갖는 산성 아미노산이다. 칼륨, 마그네슘, 칼슘 등 미네랄의 흡수를 돕는 물질로도 뛰어나 미네랄 보급제로서 약품에도 이용되고 있다.

아이소키네틱스[isokinetics]
근수축 양식의 분류로 등속성 근수축 또는 등운동성 근수축이라고 한다. 요컨대 일정한 스피드로 근육을 수축시키는 운동을 말하며, 실제로 인체에서 이용될 때 관절의 운동 속도를 일정하게 하여 실시하는 운동을 말한다. 관절운동 속도를 설정하고 그 속도보다 빨리 움직이려고 하면 그것이 저항이 되어 설정 속도 이상의 동작 속도가 되지 않도록 하는 기계를 이용해 실시하기 때문에, 어떤 관절 각도에서도 항상 그 속도에서 최대의 근출력으로 트레이닝이 가능하다. 1960년대에 개발된 사이벡스(cybex)에 의해 컨트롤 된 스피드에서 트레이닝이 가능하게 되고, 최근에는 컴퓨터에 의해 복합적인 조정이 가능한 많은 기종이 있다.

아이소토닉스[isotonics]
근수축 양식의 분류로 등장성 근수축(isotonic contraction)이라고 한다. 일정한 저항(부하)에 맞서 근수축(관절운동)이 이루어지는 운동을 말하며, 이 양식을 이용한 운동 방식을 아이소토닉 엑서사이즈 또는 아이소토닉스라고 부른다. 또 근수축력보다 저항이 작기 때문에 근육의 길이를 짧게 하면서 장력을 발휘하는 것을 단축성 근수축 또는 구심성 근수축(concentric contraction)이라고 하며, 그 반대로 근력보다 저항이 커서 근육이 그 최대 수축력을 발휘하면서도 한층 잡아늘여져 근육의 길이가 길어지는 것을 신장성 근수축 또는 원심성 근수축(eccentric contraction)이라고 한다.

아이소메트릭스[isometrics]
근수축 양식의 분류로 등척성 근수축(isometric contraction)이라고 한다. 근육이 길이를 바꾸지 않고 수축하여 장력을 발생시키는 것으로, 움직이지 않는 것을 늘이거나 당기는 운동이 여기에 해당한다. 가슴 앞에서 양손을 합장하여 서로 미는 것도 잘 알려진 아이소메트릭스의 예이다. 이 방법으로 하는 운동을 아이소메트릭 엑서사이즈 또는 아이소메트릭스라고 한다. 특별한 기구를 필요로 하지 않아 손쉽게 할 수 있으나, 근력 향상의 효과가 훈련된 관절 각도만으로 한정되기 때문에 하나의 관절을 몇 개의 각도로 나누어 할 필요가 있다.

아이소메트릭 엑서사이즈[isometric exercise]
등척성 근수축(isometric contraction)을 이용한 근력 트레이닝법을 말한다. 손이나 발을 움직이지 않고 근육의 길이를 바꾸지 않으면서 힘을 발휘하는 운동으로, 실제로는 벽이나 기둥 등과 같이 움직이지 않는 것을 전력으로 밀거나 짧은 막대기나 천 조각 등과 같이 신축성이 없는 것을 당기는 운동이다. 최대 근력의 향상을 목적으로 할 때가 많다. 최대의 효과를 얻으려면 초보자는 최대 근력의 40% 이상의 강도, 최대 지속시간의 20% 이상의 시간, 주 3회에 1회 5~10세트로 하는 것이 좋다. 중급자에서 상급자는 최대 근력의 강도로 6~10초간 피로를 느끼지 않는 범위에서 가능한 많이 트레이닝을 하는 것이 좋다.

아연[zinc]
청백색의 부서지기 쉬운 금속 원소로 혈액, 간, 비장과 신장에 존재하며 인간의 성장에 필요불가결한 미량물질이다. 신진대사의 경우에 방사성 아연을 이용한 실험에서 간, 비장과 하수체에서 이용된다는 사실이 밝혀졌다. 부족하면 성장, 성기능이나 미각에 장애가 생기기도 하지만, 그 기능에 대해서는 아직 밝혀지지 않은 점이 많다. 굴은 정력제로 알려지기도 했지만, 굴을 비롯한 조개류는 아연을 다량 함유한다. 아연은 정액 생산에 영향을 줄 뿐만 아니라 전립선 건강, 지방 및 단백질 대사와 DNA 통합에 도움을 준다. 남성의 권장량은 11mg이다.

아킬레스건[Achilles tendon]
대퇴골 하단(내과 및 외과)에서 시작되는 비복근(내측 및 외측)과 경골 및 비골에서 시작되는 넙치근(가자미근)이 합류하여 하퇴삼두근이 되고, 그 말단부가 굵은 아킬레스건(종골건)이 되어 종골(발꿈치뼈)에 접합되어 있다. 하퇴삼두근은 족관절을 저굴(족저굴곡)시키는 주동근이고 무릎을 굴곡시키는 보조근육이다. 따라서 아킬레스건에는 저굴 시, 요컨대 발뒤꿈치를 들어 발끝으로 설 때나 보행이나 달리기에서 찰 때에 큰 힘이 작용한다. 또한 하퇴삼두근은 선 자세를 유지하는 데에도 중요하고 항중력 근육군의 하나로 여겨지며, 스포츠뿐만 아니라 일상생활에서도 사용되고 있다. 지나치게 사용하면 경직되어 아킬레스건염을 일으키기 쉽고, 또한 20세가 넘으면 건의 노화가 진행되어 탄력성이 저하되기 때문에 건염을 일으키기 쉽다. 충분한 준비운동, 특히 스트레칭이 탄력성을 유지하는 데 필요하다

안드로겐[androgen]
남성에서 제2차 성징의 발현을 촉진하는 호르몬의 총칭이다. 대부분은 테스토스테론으로 주로 고환의 라이지히 세포에서 합성된다. 그 외의 조직으로 정세관이나 부신피질 등에서도 합성을 한다. 사춘기와 함께 남성 호르몬의 분비가 항진되어 성기의 발육, 음모·겨드랑이 털 등 체모의 발생, 목소리의 저음화, 성욕 등의 남성적인 특징을 나타내는데, 성인 이후의 혈중 테스토스테론치는 그다지 변동이 없다.

안정시 심박수[heart rate at rest]
각성 시(잠에서 깨어 있는 것)에다 동시에 몸이 운동을 하고 있지 않은 안정 상태에서의 심박수를 말한다(기초 심박수). 젖먹이와 어린이는 80~100박/분으로 높은 수치를 나타내지만, 일반 성인은 60~80박/분이고 마라톤 선수 등 지구력이 뛰어난 사람은 한층 낮은 수치를 보인다.

액틴[actin]
근수축을 일으키는 단백질 중 하나이다. 근육을 세밀하게 해부해나가면 그 최소 단위는 근원섬유가 된다. 그것을 구성하는 근육 필라멘트에는 가는 것과 굵은 것 2종류가 있고 액틴은 그 가는 근육 필라멘트의 주성분이다. 근육의 수축은 가는 액틴 필라멘트가 미오신으로 이루어진 굵은 미오신 필라멘트와 겹쳐져 근육의 중앙부로 끌어당겨지는 과정으로 설명되며, 이때 필요한 에너지는 ATP가 ADP와 무기인산으로 분해되어 얻어진다. 이것을 헉슬리(Huxley)의 활주설(sliding theory)이라고 한다.

영양흡수[delivery]
보충제 산업이 급속도로 발전하면서 근육 내 영양소 흡수율이 높아져간다. 다양한 정보를 통해 영양소 흡수 과정이 보다 더 직접적인 제품을 비교 선택한다. 입자가 미세할수록 근육 발달에 더욱 확실한 효과를 나타낼 것이다.

오버 트레이닝[over-training]
근매스(근량) 발달에 문제가 있거나 피로, 통증, 과민 등이 빈번하다면 과도한 훈련이 원인일 수 있는데, 이런 경우에 부상을 당하기도 쉽다. 보통 아마추어 선수들은 훈련양이 많을수록 좋다고 생각하는 경우가 많다. 가령 이두근을 더 키우고 싶을 때 매일같이 덤벨을 들곤 한다. 그러나 오버 트레이닝은 부상만 부를 뿐이다. 각 주요 부위는 주 1~2회만 훈련하는 게 바람

직하고, 근육조직은 휴식할 때 성장하므로 지나친 훈련은 무의미하다.

요힘빈[yohimbine]
FDA가 유일하게 승인한 성기능 장애 치료제. 아프리카에서 자라는 요힘빈 나무껍질에서 추출한 약물이다. 동화성 기능이 뛰어난 보충제로 알려져 있고 체지방을 태우는 발열 효과가 우수하다. 권장량은 하루 약 5mg씩 2회이며, 다른 발열 보충제 또는 항우울제를 복용 중이라면 사용하지 않는다.

유니래터럴[unilateral]
사람들은 대부분 양쪽 팔다리를 동시에 훈련한다. 양팔을 동시에 이용하는 바벨 오버헤드 프레스를 예로 들 수 있다. 그러나 잘못된 기술을 이용하거나 유난히 한쪽이 더 발달한 경우에는 균형미가 깨지고 부상을 입기도 한다. 이런 문제를 해결하기 위해 가끔씩 한 번에 한쪽만 따로 훈련해 취약한 부위를 보완한다.

워킹운동[walking exercise]
적당한 페이스로 계속 걸으면 심폐기능의 향상에 훌륭한 효과를 얻을 수 있다. 또한 다리, 허리, 상체 등 전신을 단련시킬 수 있다. 이 운동은 장기간 운동을 하지 않은 사람이 천천히 운동을 시작하고 싶을 때 적당하다. 일반적으로 걷기에서는 체중의 1.1~1.2배 정도, 조깅에서는 3~6배 정도, 스피드 달리기에서는 6~9배 정도의 하중이 다리에 가해진다. 따라서 다리에 장애가 있는 사람이나 지금까지 운동 경험이 전혀 없는 사람은 하중이 적은 워킹운동부터 시작하는 것이 안전하다.

위약[placebo]
약의 효과는 약에 대한 선입관이나 심리 효과에 따라서도 좌우된다. 이것을 위약(플라시보) 효과라고 한다. 약리 효과가 없는 유당 등을 진짜 약과 같은 모양으로 만든 것이 위약이다.

유산소 에너지[aerobic energy]
유산소성 기구에 의해 공급되는 에너지이다. 안정 시나 저강도의 운동 시 등 조직으로의 산소 공급이 충분할 때 사용된다. 세포의 미토콘드리아 안에서 주로 포도당과 지방이 분해되어 이 에너지가 만들어진다. 1리터의 산소에 의해 4.7~5.0kcal의 유산소 에너지가 발생하기 때문에 유산소 운동 중의 산소섭취량에서 소비에너지양을 추정할 수 있다.

유연성[flexibility]
관절이 그 가동범위를 움직이는 능력을 말한다. 어떤 관절운동을 할 때 주동근이 수축하고 길항근이 충분히 신장하는 것이 필요한데, 경직된 근육, 건이나 인대는 그 길항근이 신장하는 것을 제한하여 관절의 가동범위를 좁힌다(유연성의 저하). 몸의 유연성을 평가하는 방법으로는 일반적으로 체전굴(윗몸 앞으로 굽히기) 테스트를 이용하고 있다.

인터벌 트레이닝[interval training]
무산소 운동과 유산소 운동을 교대로 반복함으로써 양쪽의 운동 능력을 높이는 트레이닝법이다. 무산소 운동의 강도와 지속시간, 유산소 운동의 종류와 시간, 세트 수 등에 의해 트레이닝의 강도가 바뀐다. 웨이트를 이용한 인터벌 트레이닝법과 달리기를 중심으로 한 인터벌 트레이닝법의 두 가지가 있다.

인대 파손[ligament injury]
인대는 교원섬유 다발로 이루어지며 건과 마찬가지로 강인하고 다소 탄력성이 있다. 그러나 외력에 의해 관절의 생리적 운동범위를 넘는 운동 또는 본래의 운동 방향 이외의 운동이 강제되었을 때 인대는 국소적으로 이상긴장이 초래되어 단열된다. 손상 정도에 따라 부분단열과 완전단열로 나뉘고 압통, 운동통과 관절 불안정성을 주증상으로 한다.

웨이트트레이닝[weight training]
중량을 사용하는 트레이닝 방법이며 일반적으로 근력, 근파워, 근지구력 등의 근육 능력을 향상시키기 위해 덤벨이나 바벨을 이용하여 실시한다. 목적에 따라 많은 방법이 있는데, 대표적인 것으로 스쿼트나 벤치 프레스 등이 있다. 웨이트트레이닝은 바른 자세와 바른 방법으로 실시하지 않으면 근육이나 관절을 상하게 할 위험성이 있기 때문에, 이를 방지하기 위해 많은 트레이닝 머신이 개발되어 있다.

웜업[warm up]
주운동을 하기 전에 몸과 정신의 준비를 갖추는 운동을 말한다. 주운동에 필요한 신체기능, 특히 심장이나 근육 등의 운동 능력을 사전에 높여두는 것을 그 목적으로 한다. 가벼운 스트레칭을 통해 근육이나 관절의 유연성을 높이거나 가벼운 조깅으로 심박수를 높여 근육의 온도를 높인다. 운동생리학적으로는 ① 전신의 근육, 인대와 관절의 기능을 높여두는 것, ② 운동에 필요한 혈액이나 산소를 전신에 내보내기 위해 신체기능을 높여두는 것, ③ 지금부터 운동을 하겠다는 정신적인 마음의 준비를 하는 것 등 운동을 하기 위한 준비 행위를 가리킨다. 외상을 예방하고 갑자기 심한 부담을 주지 않기 위해서도 반드시 필요하다. 또 주운동을 종료한 후에도 운동에 의해 받았던 자극을 갑자기 정지시키지 말고 천천히 마무리해야 한다.

장경인대[iliotibial tract]
대퇴근막 외측 대퇴부의 별명으로 상당히 강인한 인대이다. 대퇴근막장근에서 이행하여 경골의 외측과에 부착되어 있다. 장거리 러너는 장경인대와 대퇴골 외측상과의 골융기 사이에 마찰이 반복되어 장경인대염을 일으키는 일이 있다. 남성에게 많고 또 O자 다리의 사람에게 많은 장애이다.

전거근[serratus anterior]
들쭉날쭉한 톱니를 연상시키는 윤곽을 갖는 가슴 측면에 있는 얇은 근육이다. 상위 8~9개의 늑골에서 생겨나 견갑골에 부착된다. 다른 근육과 협력하여 견갑골의 복잡한 동작을 가능하게 한다. 전거근은 견갑골의 내측연에 넓게 분포하는데, 작용은 상부, 중부 및 하부에서 달라진다.

전해질[electrolyte]
수중에 녹였을 때 이온이 되어 전류를 전달하는 물질이다. 체액 중에는 나트륨, 염소, 칼륨, 수소, 중탄산, 인산, 단백질 등의 전해질이 존재하며 각각의 체액마다 일정하게 유지된다. 이 조절은 신경계와 내분비계에 의해 이루어진다.

정리운동[cooling down]
트레이닝의 마지막에 실시하는 가벼운 체조나 스트레칭이다. 정리운동을 하면 근육 내 피로물질의 대사가 촉진되어 근육의 회복이 빨라지는 동시에 부상의 예방에도 큰 역할을 한다.

정크 푸드[junk food]
에너지원만 되고 다른 영양소를 거의 포함하지 않은 식품을 말한다. 주로 설탕과 유지를 원료로 한 식품으로 엠프티(empty) 식품이라고도 한다. 대표적인 것으로 탄산이 들어간 청량음료수(무가당), 스낵 과자(포테이토칩), 인스턴트 면류 등이 있다.

조건반사[conditioned reflex]
반사는 원래 인간이 선천적으로 갖고 있는 것인데, 생후 학습에 의해 획득되는 것으로 조건반사가 있다. 파블로프의 개 실험은 특히 유명하다. 개에게 종소리를 듣게 한 후 먹이를 주면 종소리만으로도 구강 내에서 타액이 생긴다. 스포츠 활동에서 보이는 빠른 동작은 이 조건반사에 의한 것이 많다. 예를 들어 야구선수는 빠른 볼이 왔을 때 무의식적으로 그것에 얼른 손을 내밀어 잡아 1루로 송구한다. 이 동작은 하나씩 머리 안(대뇌)에서 생각하여 지령을 내려서는 도저히 시간이 맞지 않는다. 그래서 같은 패턴을 몇 번이나 반복 연습함으로써 일련의 행동을 '조건반사화'하는 것이라고 판단하고 있다.

조깅[jogging]
원래의 의미는 천천히 걷기이며, 달리기나 레이스 등보다 스피드가 늦고 경보가 아니라 건강을 목적으로 하는 달리기 운동이다. 특히 호흡이나 심박수를 일정하게 유지할 수 있어 개인의 페이스를 확보하기 쉽고, 간단하게 할 수 있어 에어로빅 운동의 대표적인 것으로 널리 실시되고 있다.

지구력[endurance]
지구력이란 어떤 행동을 지속할 수 있는 능력을 말하는데, 피로에 대한 저항력이기도 하다. 지구력은 어떤 근육(근군)이 운동을 지속하는 '근지구력'과 전신의 호흡순환 기능을 지속하기 위해 계속 사용하는 '전신지구력'으로 크게 두 가지로 나눌 수 있다.

지방[fat]
좋거나 나쁘거나 지방은 크게 불포화지방산과 포화지방산으로 나눌 수 있다. 어떤 것이 불포화고 포화인지 알아야 구분해서 먹을 것이 아닌가? 지방은 농도가 가장 진한 에너지원으로 1g당 9칼로리에 해당한다. 몸에 좋은 불포화지방산은 지용성 비타민 운반, 신경섬유 격리, 체내 기관 보호, 체조직 윤활제, 세포막 형성 등의 역할을 한다. 올리브유, 견과류, 어류 지방 등이 불포화지방산에 해당한다. 육류를 조리하기 전에 불필요한 기름만 제거하고 계란 흰자와 노른자의 비율을 3~4:1로 조절해 지방 섭취율을 하루 총 칼로리의 약 20%로 유지한다.

콜라겐[collagen]
체내 단백질의 1/3을 차지하며 연골, 피부, 건 등의 결합조직 성분으로 중요한 기능을 하는 섬유성 단백질이다. 뼈를 끓여내면 젤라틴이 나오는데, 이는 콜라겐의 변성물이다.

크로스컨트리 트레이닝[cross-country training]
들판, 초원, 언덕, 삼림 등 자연 지형을 이용하여 달리는 트레이닝이다. 경기장에서 하는 트랙 레이스나 도로에서 하는 마라톤 등과 구별되는 경기로서도 확립되어 있다. 겨울 동안 다리와 허리를 강화하고 지구력을 양성하기 위해 자주 이용된다. 또한 포장도로와 달리 부드러운 풀밭 등을 달리기 때문에 무릎 등에 장애가 적고 탄력이 있어 탄력성이 길러지며 교통사고 위험성이 적은 등의 이점이 많아 구미에서는 일반인에게도 인기 있는 스포츠가 되었다.

트레이닝의 주기화[training cycle]
트레이닝은 계속해서 실시해야 효과가 나타난다. 그러나 피로한 근육이 회복할 시간도 필요하므로 트레이닝에 따라서는 1일 혹은 2일 간격의 훈련이 적당하다.

트리펩티드[tripeptide]

단백질의 아미노산은 각 아미노산 사이에서 서로 이웃한 잔기의 카르복실기와 아미노기가 결합하는 펩티드 결합에 의해 서로 결합한다. 이렇게 만들어진 고분자를 펩티드라고 하며, 3개의 아미노산으로 만들어진 것을 트리펩티드라고 한다.

특수영양식품[special nutrition food]

이러한 식품의 하나는 비타민이나 미네랄, 아미노산 등의 영양 성분을 보급할 수 있는 강화식품이며, 쌀(B1, B2), 식빵(B1, B2, Ca, 리진), 된장(A, B1, B2, Ca) 등 10종이 대상이다. 이 외에 특별용도식품이 여기에 포함된다. 이는 유아용, 임산부용, 병자용 등 특별용도에 적합한 식품이다. 환자용으로는 저염식품, 저단백식품, 무유당식품, 간장병 식조제 조합식품 등 전부 11종의 식품이 있다. 영양개선법 제12조에 규정되어 있고 인정된 식품에는 특수영양식품의 허가증표를 붙이도록 되어 있다.

패시브 스트레칭[passive stretching]

타인의 힘을 빌려 스트레칭을 하는 것으로 '타동적 스트레칭'이라고도 한다. 액티브 스트레칭(자동적 스트레칭)은 혼자서 하는 것이므로 긴장 때문에 근육을 충분이 다 뻗을 수 없을 때도 있다. 패시브 스트레칭(파트너 스트레칭)은 2명이 하기 때문에 가동역의 한도까지 할 수 있다는 이점이 있다. 반동을 주거나 강하게 지나치게 밀면 장애를 일으키므로 천천히 주의해서 실시한다.

편평족[flat foot]

사람의 발 부분은 뼈, 인대, 근육, 건 등에 의해 특수한 아치 구조를 하고 있다. 특히 내측의 아치는 '장심'이라고 불리며, 이 부분의 아치가 망가져 발바닥이 편평하게 되어 있는 것을 흔히 편평족이라고 한다. 아치 구조는 신체의 스프링 역할을 하며, 보행이나 주행 시의 착지-하중-킥의 흐름을 부드럽게 한다. 이 때문에 편평족인 사람이 오래 걸으면 피로해지기 쉽다. 치료로서는 장심이 높은 인솔(족저판)을 이용하거나 발바닥의 스트레칭(대나무를 밟는다)을 한다. 내측 아치가 높아진 것을 요족(하이 아치), 횡아치가 낮은 것을 개장족이라고 한다.

프로그램[routine]

운동 환경은 자주 바꿔준다. 계속 똑같은 프로그램을 반복하는 훈련자들이 많은데, 한 가지 자극에 익숙해지면 근육은 성장을 멈춘다. 세트 수, 반복 수, 운동 종류, 기술, 휴식 간격 등을 정기적으로 변경하면 슬럼프뿐만 아니라 만성적인 부상도 예방할 수 있다.

프리 시즌[preseason]

실제 경기·시합의 기술이나 동작에 부합되는 트레이닝을 하는 준비기간이다. 근육이 최대한의 가속력을 낼 수 있도록 트레이닝 프로그램을 짜고 실제 경기에 대비한 트레이닝을 한다. 경기기간은 경기 중을 인 시즌, 종료 후를 오프 시즌, 경기 전을 프리 시즌이라고 부르며, 각각에 맞는 컨디셔닝을 실시한다.

플라이오메트릭 트레이닝[plyometric training]

플라이오메트릭스를 이용하여 스피드나 점프력의 강화를 목표로 하는 트레이닝이다. 대표적인 예로 연속하여 허들을 뛰어넘는 트레이닝 등이 있다. 이때 중요한 것은 착지 순간에 사이를 두지 말고 바로 다음 점프로 이행해야 한다는 점이다. 이렇게 하면 무릎에 흡수되지 않고 탄성 에너지를 발생시킬 수 있다.

혈압[blood pressure]

고혈압은 심장병을 일으키는 주된 위험요인이다. 다행히 운동은 심신의 스트레스와 긴장을 완화해 혈압을 안정시키는 데 도움을 준다. 웨이트트레이닝을 비롯한 모든 운동은 심폐기능을 강화한다. 운동을 꾸준히 하면 심박수가 일정해지고 혈압이 정상 수준으로 유지된다.

황체호르몬[luteal hormone]

난소의 황체에서 분비되는 호르몬이다. 임신 준비 상태를 만드는 생리적 작용을 하며, 여성의 월경주기에서는 난포호르몬과 대조적인 분비주기를 보인다. 배란에 이어 황체가 형성되고 황체호르몬이 분비된다. 그에 따라 자궁 점막 분비를 촉진해 '분비기'가 된다. 수정이 이루어지지 않으면 황체의 축소와 함께 황체호르몬의 분비가 감소하여 '월경'이 시작된다. 이 호르몬의 작용으로 기초 체온이 약간 상승하고 호흡중추 자극 작용도 촉진된다.

효소[enzyme]

생체에 존재하는 단백질성 촉매이며 '생체 촉매'로 작용한다. 결국 생체 내의 물리적 조건(농도, 온도, pH 등)을 토대로 화학 반응을 진행시켜 조직 내의 영양소 분해나 각종 대사를 수행한다.

흉추[thoracic vertebra]

척주를 구성하는 일부로 경추의 아래쪽으로 이어져 12개의 추골로 구성된다. 흉추는 늑골과 접하는 관절면을 이루며, 가장 아래쪽 2개의 늑골을 제외하고 추체와 횡돌기 2군데에서 늑골과 관절을 형성한다. 추체는 아래에 위치할수록 커진다. 이는 체중을 지탱한다는 점에서 보면 합리적이다. 또 극돌기의 경사가 제5~제8흉추에서 급격하게 아래쪽으로 돌출해 있어, 이 부분에서는 굴신운동이 제한된다.

1회 박출량[stroke volume]

펌프로서 심장의 능력을 나타내는 지표 중 하나로 심장이 1회 박동(수축)에 의해 내보내는 혈액의 양을 ml로 표시한다. 1회 박출량은 안정 시에는 60~80ml이며, 격렬한 운동을 하면 2배 정도까지 증가한다. 일반적으로 운동을 하면 에너지원이나 산소의 공급을 위해 몸 안에 흐르는 혈액이 증가할 필요가 있어 펌프로서 역할을 하는 심장이 1회 박출량과 심박수를 증가시켜 대응하는 것이다.

10RM법[10 repetition maximum method]

10RM이란 10회밖에 들어 올릴 수 없는 최대부하(중량)를 말한다. 과거의 데이터에서 최대거상횟수에 의해 최대근력에 대한 운동 강도가 추정된다. 10RM의 경우에 약 70% Max에 상당한다. 이 중량을 이용하여 웨이트트레이닝을 하는 것을 10RM법이라고 한다. 최대근력을 측정하지 않아도 적정한 부하량을 얻을 수 있으므로 웨이트트레이닝에서 자주 이용된다. 근력 트레이닝에서는 과부하의 원칙에 따라 10회보다 많이 들어 올릴 수 있게 되면 다시 10RM이 되는 부하를 구해 프로그램을 다시 짜나간다.

24시간 리듬[circadian rhythm]

체내에서 매일 분비되는 호르몬 등은 하루 중에 그 양이 끊임없이 변화한다. 이것을 24시간 리듬이라고 한다. 예를 들어 어떤 호르몬은 아침에 그 분비가 피크에 달하고 그 후 그 양이 감소한다거나 하는 등 리듬이 각각의 호르몬에 고유하게 나타난다.

BMR[basal metabolic rate, BMR]

기초대사량이다. 소화활동도 없고 각 조직의 기초적인 대사만이 이루어지는 상태에서의 최저 에너지 소비량이다. 식사 12~14시간 후 모로 누운 상태에서 정신적으로도 편안한 상태일 때 측정한다.

ICE[ice compression elevation]

일반적인 급성 외상(타박, 염좌, 골절 등) 시 응급처치로 이용되는 수단을 말한다. I(ice)는 냉각을 말하며 환부 전체를 냉각한다. 물과 얼음을 넣은 양동이에 환부를 대거나 나일론 자루에 얼음을 넣어 아이스 팩을 만들어 환부에 얹는 등의 방법이 일반적이다. 냉각 시간은 각각 20분 정도이다. C(compression)는 압박을 말하며 신축 붕대로 환부를 체간에서 먼 쪽부터 너무 꼭 끼지 않도록 감아올린다. E(elevation)는 위로 올리는 것을 말하며 환부를 심장보다 높은 위치로 유지한다. 이러한 일련의 처치들로 손상부의 내출혈을 최소화하고 붓는 것을 억제한다.

IU[international unit]

비타민이나 호르몬 등의 효력을 나타내는 단위를 말한다. 비타민 A의 효력을 표시할 때 사용되는 경우에 1IU(1 국제단위로 읽는다)라는 것은 비타민 A의 결핍을 일으키는 흰쥐에게 체중이 하루에 3g 증가하도록 준 피검물(어떤 일정량의 비타민 A를 첨가한 먹이)에 포함된 비타민 A의 양을 나타낸다.

HDL 콜레스테롤[high density lipoprotein cholesterol]

혈액 안의 혈장 내 지방과 단백질의 복합체 중 단백질이 많고 콜레스테롤이나 중성지방이 적으며 고비중인 것을 HDL이라고 하며, 여기에 포함되는 콜레스테롤을 고비중 리포단백 콜레스테롤이라고 한다. HDL은 말초에서 간으로 콜레스테롤(동맥경화의 원인 중 하나)을 운반하는 역할을 하기 때문에 HDL 콜레스테롤을 '양성(좋은) 콜레스테롤'이라고도 한다. HDL의 생합성시에는 어떤 종류의 운동이나 여성 호르몬이 관계하고 있다. 폐경 전의 여성은 여성 호르몬의 분비량이 많기 때문에 HDL 콜레스테롤치가 높고 동맥경화에 의한 질환의 위험이 적다. 하지만 폐경 후에는 남성 수준까지 HDL 콜레스테롤치가 저하된다.

LDL 콜레스테롤[low density lipoprotein cholesterol]

저비중 리포단백이다. LDL은 HDL(고비중 리포단백)과 1:2의 비율로 존재하고 간에서 생성되거나 음식물에서 섭취한 콜레스테롤을 전신의 세포막과 성호르몬의 원료로 하기 위해 운반한다. 과잉의 LDL은 혈관벽에 콜레스테롤을 옮긴다. 이 LDL은 많아지면 혈관에 콜레스테롤이 침착되기 쉬워 동맥경화성 질환을 초래할 우려가 있어 '악성(나쁜) 콜레스테롤'이라고 불리기도 한다.

RM[repetition maximum]

어떤 일정한 저항(부하)을 이용하여 관절운동을 할 때 연속해서 할 수 있는 최대 횟수 혹은 최대 반복 횟수이다. 웨이트트레이닝에서는 그 저항치인 중량이나 횟수를 결정하는 것이 중요한 의미를 갖는데, 최대 근출력(최대 관절운동력)의 몇 퍼센트를 이용하고 있는가에 따라 그 효과가 달라진다. 최대로 가까운 값, 요컨대 2~3RM(2~3회 반복할 수 있는 무게)이라는 무거운 저항에서는 근출력이 향상되고, 최대의 1/2, 요컨대 20RM(20회 반복할 수 있는 무게) 정도에서는 근지구력이 향상된다. 각각의 목적에 따라 저항력을 결정하는 것인데, 그때 RM을 이용하면 간단하고 안전하다. 1RM은 1회만 움직일 수 있는 중량으로 최대 출력에 가깝고, 10RM은 10회 연속하여 반복할 수 있는 중량이며 1회의 출력은 최대 출력의 75~70% 정도로 판단하면 될 것이다.

ST섬유[slow twitch fiber]

근섬유를 선택하여 전기 자극을 가하면 수축하는 것을 볼 수 있는데, 이 수축 방식(능력)에 근거하여 근섬유를 크게 두 가지 타입으로 분류할 수 있다. 그 중 자극 후에 천천히 수축하고 큰 장력은 발휘하지 않으면서 반복 자극에 대한 지구성이 높은 타입의 근섬유를 ST섬유 또는 지근섬유라고 부른다. 그에 비해 자극 후에 빨리 수축하고 큰 장력을 발휘하지만 반복 자극에 대해 지구성이 낮은 근섬유를 FT섬유 혹은 속근섬유라고 부른다. 인체에는 이 두 가지 근섬유가 섞여 있다. 또한 염색 표본에서 진하게 염색된다고 하여 지근을 적근, 엷게 염색된다고 하여 속근을 백근이라고 부르기도 한다.

웨이더 훈련기술 원칙(WEIDER-Training Principle)

1. 주기 훈련(cycle training principle)

근육에 항상 동일한 자극만을 가한다면 근육은 어느 순간 타성에 젖는다. 성장하기 위해서는 새로운 자극이 필요하며, 이는 중량, 반복 수, 세트 수, 훈련방법의 변화를 통해 이루어진다. 주기 훈련이란 이처럼 근육이 자극을 경험할 수 있도록 주기적으로 훈련방법에 변화를 주는 것을 말한다. 1개월마다 혹은 3개월마다 근력 위주의 훈련, 근매스 성장을 위한 훈련, 대회 준비를 위한 훈련 등으로 변화를 주어야 한다.

2. 분할 훈련(split system training principle)

웨이트트레이닝 시 신체 근육 무리 중 한 부위에서 세 부위 정도를 운동하게 되는데, 이처럼 신체 부위를 분할하여 훈련하는 것을 말한다. 간단하게는 상체와 하체로 나눠 번갈아하는 분할이 있으며, 밀기 운동(가슴, 어깨, 삼두), 당기기 운동(등, 이두, 복근)과 하체로 나누는 3일 분할도 있다. 이런 식으로 4일 분할, 5일 분할 등으로 나누어 운동하게 되는데, 초보자의 경우 3일 분할이 적당하다.

3. 이중 분할 훈련(double spilt training principle)

보통 보디빌딩 선수들이 하는 방법으로 하루에 두 번 오전과 오후에 훈련을 실시하는 것을 말한다. 1회 운동 시의 시간이 단축되는 만큼 좀 더 강도 높은 훈련이 가능하다.

4. 근육 혼돈 훈련(muscle confusion training principle)

주기 훈련과 비슷한 목적을 위해 사용되는 훈련으로 근육에 오랜 시간에 걸쳐 동일한 자극만을 주면 근육이 특정 자극에 길들여짐으로써 성장이 정체되는 것을 방지하기 위함이다. 주기 훈련과의 차이점은 주기 훈련이 근력, 근매스, 대회 준비 등의 목표에 따라 훈련에 변화를 주는 것에 초점을 맞춘다면, 근육 혼돈 훈련은 새로운 자극을 위한 충격요법의 측면이 강하다.

5. 점진적 과부하 훈련(progressive overload training principle)

근육 성장은 기본적으로 과부하에 대한 적응 과정에서 이루어지는데, 처음에는 50kg의 바벨을 10번밖에 들지 못하더라도 훈련을 계속하면 15번을 들 수가 있을 것이다. 우리의 신체가 그 중량에 맞춰 성장하기 때문이다. 이러한 시점에서는 좀 더 무거운 중량을 선택하여 훈련해야 한다. 즉 10번 정도밖에 들 수 없는 60kg의 바벨을 이용하면 근육이 다시 이에 맞춰 성장하는 것이다. 근육 발달을 위해서는 좀 더 무거운 중량이 효과적이다.

6. 세트 시스템 훈련(set system training principle)

신체 부위에 한 가지 운동으로 한 번의 세트만 하던 초기 보디빌딩과는 다르게 대부분의 한 부위 운동에 2~5세트를 한다. 즉 가슴운동 시 벤치 프레스 3세트, 덤벨 프레스 3세트와 펙덱 플라이 3세트를 결합하는 것이다. 이처럼 각 운동 부위의 세트 수를 여러 번으로 늘리는 것은 운동하고 있는 부위의 근육에 최대한의 스트레스를 주어 근육 성장을 유도하기 위함이다.

7. 슈퍼 세트 훈련(super set training principle)

슈퍼 세트는 두 가지 운동을 교대로 연속해서 하는 것을 말하는데, 이때 두 가지 운동은 일반적으로 반대되는 신체 부위가 된다. 예를 들어 가슴과 등, 이두근과 삼두근, 대퇴사두근과 햄스트링을 번갈아하는 것이다. 가슴과 등을 슈퍼 세트로 할 때에는 플랫 벤치 프레스와 랫 풀다운을 연속적으로 하게 되는데, 이것이 1세트가 된다. 이렇게 상반된 근육을 번갈아 운동하면 한 부위가 훈련되고 있을 때 다른 부위는 휴식을 취하게 된다. 특히 팔 부위(이두근과 삼두근) 훈련 시 많이 사용한다.

8. 컴파운드 세트 훈련(compound set training principle)

휴식 없이 같은 부위에 두 가지 운동을 바꿔가며 실시하는 운동이다. 슈퍼 세트가 서로 다른 부위의 두 가지 운동이라면, 컴파운드 세트는 동일한 부위의 두 가지 운동이라는 차이점이 있다.

9. 트라이 세트 훈련(triset training principle)

휴식 없이 같은 부위에 3가지 운동을 바꿔가며 실시한다. 근육을 빠르게 펌핑 하게 하며, 3가지 다른 각도에서 근육을 공격하기 때문에 주로 근육의 모양을 만드는 훈련방법이다. 어깨를 예로 들면 밀리터리 바벨 프레스 10회, 사이드 래터럴 레이즈 10회 및 벤트오버 래터럴 레이즈 10회 반복을 연속적으로 하는 것이다. 이렇게 하면 어깨 근육의 앞, 중간 및 뒤 세 부분을 균형 있게 발달시키고 근지구력 요소를 강조함으로써 신체를 더욱 강하게 해준다.

10. 자이언트 세트 훈련(giant set training principle)

세트 사이에 쉬는 시간을 거의 없게 하여 한 근육 무리에 연속적으로 4~6가지 운동을 실시한다. 주로 근육의 모양을 다듬고 균형을 만들기 위하여 사용하는 방법이다. 신체적·정신적으로 힘이 들고 인내력이 요구되는 훈련으로, 중급자 이상에서 사용해야 효과가 있고 부상을 방지할 수 있다. 정체기에 빠졌을 때 근육에 충격을 주기 위함이고 대회를 준비하는 시점에 주로 활용한다.

11. 교차 세트 훈련(staggered set training principle)

교차 세트는 종아리, 전완근, 복부 같이 작고 발달이 더딘 부위를 가슴이나 다리 등의 대근육 운동 세트 간 휴식 사이에 훈련하는 방법이다. 상대적으로 자주 훈련해야 하는 종아리와 복부를 따로 시간을 내어 훈련하지 않음으로써 전체 훈련시간을 단축해주며, 훈련 시 신체 긴장도의 유지 측면에서 필요하다.

12. 휴식-정지 훈련(rest pause training principle)

근력의 증가에 매우 효과적인 난이도 높은 훈련방법이다. 1회 반복이 가능한 중량의 80~90% 중량으로 2~3회 반복 후 30~45초 정도 휴식을 취하고, 다시 2~3회 반복 후 40~60초쯤 쉬고, 다시 2회 반복 후 60~90초 휴식을 취한 다음, 1회 또는 2회 반복을 한다. 이러한 반복 과정이 1세트가 된다. 이는 최대 중량에 가까운 무게로 7~10회 반복을 할 수 있는 테크닉으로, 높은 난이도의 훈련인 만큼 근력과 근매스 증가에 효과적이다. 무거운 중량을 사용하므로 파트너의 보조가 필요하다.

13. 근육 우선 훈련(muscle priority training principle)

훈련을 시작할 때와 끝낼 시점에서 신체의 힘과 정신적 집중력은 아무래도 차이가 난다. 힘이 있을 때 가장 취약한 부분부터 운동을 하는 것이다. 가슴과 어깨 근육을 훈련한다고 할 때 가슴이 약한 경우에는 가슴 훈련을 먼저 하고 어깨를 한다. 이는 약한 부위에 보다 높은 강도의 훈련을 할 수 있도록 하는 것이다.

14. 선피로 훈련(pre-exhaustion training principle)

고립 및 단순관절운동을 먼저 한 세트하여 근육 무리를 미리 지치게 한 후 곧바로 다중관절운동을 한 세트 하는 것이 선피로 훈련이다. 가슴을 훈련한다면 덤벨 플라이를 먼저 한 세트 한 후 플랫 벤치 프레스를 한다. 대퇴사두근을 훈련한다면 레그 익스텐션을 먼저 한 세트 한 후 스쿼트를 한 세트 한다. 다중관절운동 시 보조적으로 사용되는 근육 무리에 더 큰 자극을 주기 위해 사용되며, 펌핑감이 매우 뛰어나다. 근력의 증가보다는 근매스의 증가를 위해 사용한다.

15. 피라미드 훈련(pyramiding training principle)

피라미드 훈련은 점차 무게를 높여가는 훈련방법이다. 플랫 벤치 프레스를 예로 든다면 첫 세트에는 15회 반복할 수 있는 비교적 가벼운 중량을 사용하고 두 번째 세트에 12회, 세 번째 세트에 8회, 마지막으로 5회 반복을 할 수 있는 무거운 중량으로 올려나가는 것이다. 이는 갑작스럽게 무거운 중량으로 훈련하였을 때의 부상 가능성을 줄일 수 있을 뿐만 아니라 다양한 부하의 자극을 신체에 줄 수 있다.

16. 디센딩 세트 훈련(descending set training principle)

근육 자극을 최대한으로 끌어올리기 위한 방법으로 실패지점에 이른 후 곧바로 2차 근육 실패지점을 만들어낸다. 예를 들어 덤벨 컬에서 15kg의 중량으로 6~8회 반복의 실패지점에 이른 후 곧바로 12kg 정도의 덤벨로 바꾼 다음 3~4회 반복의 실패지점까지 이르는 것이다. 근육에 강력한 자극을 주게 되지만 오버 트레이닝이 될 수 있다.

17. 본능 훈련(instinctive training principle)

여러 훈련 원칙들 중에서 자신에게 가장 적합한 방법들을 발견하고 이를 결합시키는 것이다. 사람마다 각 훈련방법에 따라 근육의 반응은 차이를 보이며, 자신에게 가장 이로운 훈련은 오랜 경험을 통해 자신만이 찾아낼 수 있다. 이는 운동의 종류, 반복 수와 세트 수 모두에 해당된다. 누군가 효과를 본 프로그램이라고 해도 자신에게도 마찬가지의 효과를 가져다주지는 못하는 경우도 있다.

18. 고립 훈련(isolation training principle)

구분 훈련이라고도 한다. 운동 시 신체는 여러 근육을 동시에 사용한다. 이두근 훈련을 위해 바벨 컬을 할 때 상완이두근은 물론이고 전완근과 상완삼두근도 함께 작용하기 마련이다. 벤치 프레스 역시 흉근뿐만 아니라 삼각근과 상완삼두근도 작용하고 또 길항근으로서 상완이두근이 작용을 하게 된다. 이때 훈련하는 부위의 독립적인 모양을 형성시키려면 해당 운동 부위를 최대한 고립시켜야만 한다. 예를 들어 컨센트레이션 컬을 하면 바벨 컬보다 더 상완이두근을 고립시킴으로써 이두근의 모양을 두드러지게 한다. 마찬가지로 덤벨 플라이는 벤치 프레스에 비해 흉근을 더 고립시키게 된다.

19. 양질 훈련(quality training principle)

기존의 훈련방법을 그대로 유지하면서 세트 사이의 휴식시간을 점차적으로 줄이거나 반복 횟수를 늘려나가는 방법이다. 경기 전 근육의 선명도를 높이고 혈관을 선명하게 해주는 데 효과적이다.

20. 치이팅 훈련(cheating training principle)

'속임수'라고도 불리는 방법으로 실패지점에 도달했을 때 근육에 가해지는 자극을 증가시키기 위해 몸의 반동 등을 이용하여 2~3회 더 반복하는 것이다. 바벨 컬을 하면서 실패지점에 이르렀을 때 살짝 몸의 반동을 이용하거나 컨센트레이션 컬 동작 시 다른 손을 이용해 2~3회 더 반복하는 것이다.

21. 계속 긴장 훈련(continuous tension training principle)

너무 빨리 훈련함으로써 근육의 활동을 감소시키는 것에 비해 천천히 올바른 자세를 유지하면서 훈련하여 근육에 계속적인 긴장을 유지하며, 근섬유의 최대 사용을 가져온다.

22. 강제 반복 훈련(forced rep training principle)

세트 끝에 혼자 힘으로는 도저히 반복을 추가할 수 없을 때 파트너의 도움을 받아 근육 실패지점을 넘어서 2~3회 반복을 더 하는 훈련이다. 근육에 매우 큰 자극을 가할 수 있으나, 자주 사용하면 역효과가 난다. 10세트의 훈련을 하면서 1~2세트 정도만 사용한다.

23. 번스 훈련(burns training principle)

세트의 막바지에 이르러 동작의 범위를 짧고 빠르게 실시하는 것으로 2~3회의 반복을 추가할 수 있게 해준다. 예를 들어 벤치 프레스 훈련 시 실패지점에 도달했을 때 바를 중간 정도로 내리면 2~3회의 반복을 더 할 수 있다.

24. 플러싱 훈련(flushing training principle)

일반적인 훈련방법으로 한 부위의 근육을 성장시키기 위해 해당 근육에 자극을 주는 운동 3~4가지를 집중해서 하는 훈련이다. 선택한 훈련을 마치기 전에는 다른 부위는 하지 않는다. 즉 가슴운동을 할 때에는 벤치 프레스와 덤벨 프레스, 덤벨 플라이, 케이블 크로스오버 등의 운동을 차례로 한다. 이를 통해 혈액을 운동 부위에 집중적으로 분출시키는 것이다. 이와 상반되는 훈련으로는 슈퍼 세트가 대표적이다.

25. 부분 반복 훈련(partial reps training principle)

완전 동작 범위로는 충분히 자극을 받지 못하는 근육 부위를 위해 무거운 중량을 이용하여 동작 범위의 일부분만 실시하는 방법이다. 이를 통해 완전 동작 범위 시와는 다른 힘을 근육에 전달하게 된다. 평상시보다 과부하를 사용함으로써 전체 근력을 신장시키는 효과가 있다

26. 역중량 훈련(reverse gravity training principle)

바벨 컬 훈련 시 평소보다 30~40% 무거운 무게로 훈련한다면 들어 올리는 것은 어렵지만 내리는 동작은 가능하다. 벤치 프레스를 할 때에도 밀어 올리는 동작보다 내리는 동작에서 더 많은 중량을 사용할 수 있다. 역중량 훈련은 이를 이용한 훈련으로 평소보다 무거운 중량을 사용하여 바벨 컬의 올리는 동작이나 벤치 프레스의 밀어 올리는 동작은 파트너의 도움을 받고 내리는 동작은 스스로 하는 훈련을 말한다.

근육 이름

– 주요 근육 이름을 영어, 한자어와 한글명으로 정리하였습니다.

A

Adductor longus	장내전근	긴모음근
Adductor magnus	대내전근	큰모음근
Anterior deltoid	전면삼각근(전삼각근)	앞어깨세모근

B

Biceps brachii	상완이두근	위팔두갈래근
Biceps brachii(long head)	상완이두근(장두)	위팔두갈래근(긴갈래)
Biceps brachii(short head)	상완이두근(단두)	위팔두갈래근(짧은갈래)
Biceps femoris	대퇴이두근	넙다리두갈래근
Brachialis	상완근	위팔근
Brachioradialis	상완요골근	위팔노근

D

Deltoid	삼각근	어깨세모근

E

Erector spinae	척추기립근(척주기립근)	척추세움근
Extensor carpi radialis brevis	요측수근신근	짧은노쪽손목폄근
Extensor carpi radialis longus	장요측수근신근	긴노쪽손목폄근
Extensor carpi ulnaris	척측수근신근	자쪽손목폄근
Extensor digitorum longus	장지신근	긴발가락폄근
Extensor digitorum	지신근	손가락폄근
Extensor pollicis brevis	단무지신근	짧은엄지폄근
Extensor pollicis longus	장무지신근	긴엄지폄근
External oblique	외복사근	배바깥빗근

F

Finger extensors	수지신전근	손가락폄근
Finger flexors	수지굴근	손가락굽힘근
Flexor carpi radialis	요측수근굴근	노쪽손목굽힘근
Flexor carpi ulnaris	척측수근굴근	자쪽손목굽힘근
Flexor digitorum superficialis	지굴근	얕은손가락굽힘근
Flexor pollicis longus	장무지굴근	긴엄지굽힘근

R

Rectus abdominis	복직근	배곧은근
Rectus femoris	대퇴직근	넙다리곧은근
Rhomboid major	대능형근	큰마름모근
Rhomboids	능형근	마름모근

S

Sartorius	봉공근	넙다리빗근
Semimembranosus	반막양근	반막모양근
Semitendinosus	반건양근	반힘줄모양근
Serratus anterior	전거근	앞톱니근
Soleus		가자미근
Spinalis	극근	가시근
Spinalis thoracis	흉극근	등가시근
Splenius capitis	두판상근	머리널판근
Subscapularis	견갑하근	어깨밑근
Supraspinatus	극상근	가시위근

T

Tensor fasciae latae	대퇴근막장근	넙다리근막긴장근
Teres major	대원근	큰원근
Teres minor	소원근	작은원근
Tibialis anterior	전경골근	앞정강근
Transversus abdominis	복횡근	배가로근
Trapezius	승모근	등세모근
Triceps brachii	상완삼두근	위팔세갈래근
Triceps brachii(lateral head)	상완삼두근(외측두)	위팔세갈래근(가쪽갈래)
Triceps brachii(long head)	상완삼두근(장두)	위팔세갈래근(긴갈래)
Triceps brachii(medial head)	상완삼두근(내측두)	위팔세갈래근(안쪽갈래)
Upper trapezius	상승모근	위등세모근

V

| Vastus lateralis | 외측광근 | 가쪽넓은근 |
| Vastus medialis | 내측광근 | 안쪽넓은근 |

W

| Wrist extensors | 손목 신근 | 손목폄근 |
| Wrist flexors | 손목 굴근 | 손목굽힘근 |

모든 운동은 신체를 아는 것으로부터!!

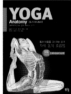
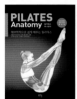

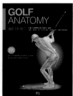

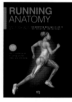

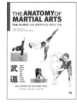
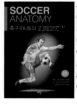
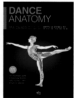
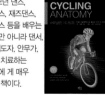

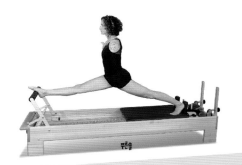

필라테스 지도자와 교습생을 위한 교과서

엘리 허먼의
필라테스 리포머
ELLIE HERMAN'S PILATES REFORMER

100개 이상의 리포머 동작 수록
· 단계적이고 체계적으로 구성된 동작 사진 수록
· 올바른 호흡법 및 구체적인 동작 요령 설명
· 운동 효과 및 재활 적용 사항 서술
· 특별 조언 및 이미지 형상화
· 레벨별 동작 별도

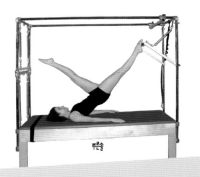

필라테스 지도자와 교습생을 위한 교과서

엘리 허먼의
필라테스 캐딜락
ELLIE HERMAN'S PILATES CADILLAC

35개 이상의 캐딜락 동작 수록
· 단계적이고 체계적으로 구성된 동작 사진 수록
· 올바른 호흡법 및 구체적인 동작 요령 설명
· 운동 효과 및 재활 적용 사항 서술
· 특별 조언 및 이미지 형상화

필라테스 지도자와 교습생을 위한 교과서

THE PILATES WUNDA CHAIR

필라테스
운다 체어

해부학적으로 배우는 기구 필라테스 체어

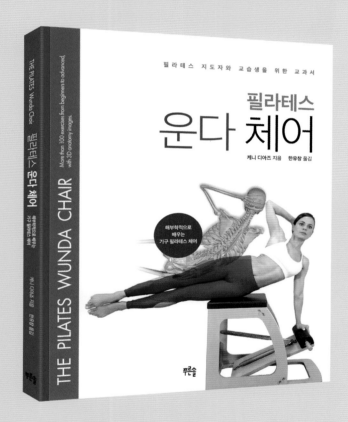

100개 이상의 필라테스 체어 동작 수록

· 체계적으로 구성된 동작 사진 및 3D 해부 그림 수록
· 운다 체어를 스트레칭 도구로 사용하는 방법 소개
· 운동 프로그램의 설계 원칙과 사례 제시